천장관절 기능부전과 이상근증후군

Sacroiliac Joint **Dysfunction** ***and*** **Piriformis Syndrome**

천장관절 기능부전과 이상근증후군

김명준 외 옮김

Sacroiliac Joint Dysfunction *and* Piriformis Syndrome

The Complete Guide for Physical Therapists

Paula Clayton

영 문 출 판 사

■ 옮긴이 (가나다 순)

김명준 경동대학교 물리치료학과 교수
김양래 경동대학교 물리치료학과 교수
김윤환 군장대학교 물리치료과 교수
김효철 원광디지털대학교 한방미용예술학과 교수
백형진 대한예방운동협회 협회장
서현규 대구보건대학교 물리치료과 교수
성기석 경희대학교 체육대학원 산학협력중점 교수
양회송 청암대학교 물리치료과 교수
엄기매 여주대학교 물리치료과 교수
채정병 마산대학교 물리치료과 교수
최운호 대한정형도수물리치료학회, Pelvic Girdle 강사
최율정 대한정형도수물리치료학회, Pelvic Girdle 강사

Sacroiliac Joint Dysfunction and Piriformis Syndrome

The Complete Guide for Physical Therapists by Paula Clayton

『천장관절 기능부전과 이상근증후군』은 다양한 과학, 사회예술분야를 연결하는 교육과 문화적 전망을 개발한 목적으로 설립된 비영리교육법인인 토착예술(Native Arts)과 과학연구학회의 후원을 받아 심신과 자연의 관련한 문헌을 출판하여 배포한다.

천장관절 기능부전과 이상근증후군

2020년 11월 12일 초판인쇄
2020년 11월 19일 초판발행

지은이 : Paula Clayton
옮긴이 : 김 명 준 외
발행인 : 박 병 조
발행처 : 도서출판 영문출판사
등 록 : 1987년 12월 21일 제2-419호
주 소 : 서울시 강남구 삼성동 69-1
전 화 : (02) 514-5590, 776-5590
팩 스 : (02) 756-8943
E-mail : yeongmunsa@empas.com
홈페이지 : www.ymsbook.net
정 가 : 30,000 원
ISBN 978-89-7224-485-1 93510

※ 파본은 교환해 드립니다.

목차 / Contents

6 장

엉치엉덩관절(천장관절)의 기능부전-치료법 (Sacroiliac Joint Dysfunction-Treatment)

7 장

이상근증후군(Pirifirmis Syndrome)

부록

도구를 이용한 연부조직 가동술(IASTM)

Dr. Gerry Ramogida의 머리말

연부조직 치료에 대한 치료법은 지난 10년 동안 크게 성장하였다. 아마도 크게 성장한 분야는 스포츠와 운동 선수를 케어하는 곳이다. 다양한 연부조직 매니플레이티브(active-release techniques, soft-tissue release, myofascial release, and dry needling) 치료법은 운동선수의 회복, 성과 향상 또는 부상 예방에 도움이 될 수 있는 치료사의 "도구상자(Tool Box)"에서 주요 수단이 되었다.

연부조직 치료의 성장은 연부조직 건강이 운동선수의 성공을 좌지우지하는 영향력을 감안할 때 놀라운 일은 아니다. 연부조직에는 중추신경계가 움직임을 조정하고 필요한 힘을 생성하는데 의존하는 많은 감각 기관 및 시스템(골지힘줄기관, 근육의 근방추 및 관절의 기계 수용체)의 존재 때문일 수 있다.

만약 연부조직이 최적으로 움직이고, 늘어나고, 수축하고 "감지"하지 않는다면, 우리는 최적의 운동 조절, 조정 및 결과물을 기대할 수 없으므로 최적의 성능을 기대할 수 없다. 최고의 재활 프로그램은 열약한 연부조직 상태가 보상할 수 없다. 그러므로 최적의 운동 프로그램은 최적의 운동 단위 활성화와 힘 생성을 위해서는 건강한 연부조직이 필요하다. 우리는 Carla와 Antonio Stecco, Tom Meyers, H. van der Wall과 같은 개인들의 연구를 통해 주동근, 길항근의 기능적 사슬과 근막 그룹이 여러개의 지지띠, 근육사이막, 뼈 사이막, 근막 확장을 통해 직접 연결됨을 알게 되었다. 실제로, Stecco의 연구에 따르면, 근육에서 근골격계 조직의 40% 이상이 뼈에 닿는곳(insertion)으로 끝나지 않고 앞서 언급한 연부조직 구조와 혼합된다. 이러한 사실을 감안할 때, 정확한 평가 및 진단, 적절한 연부조직 치료 개입의 선택은 스포츠 환경에서 운동 선수의 요구를 충족시키는데 가장 중요하다.

"Paula Clayton(저자)은 그녀의 전체 커리어를 경기장에서 일하였으며, 처음에는 연부조직 치료사, 최근에는 물리치료사로 지냈다. 연부조직 치료사(수년 동안 프리미어 리그 축구 및 럭비, 영국 육상 선수단, 올림픽 및 세계 챔피언십에서 수 많은 운동선수를 도왔다.)로서 그녀의 업적을 감안할 때, 그녀가 물리치료사가 되기 위해 학교로 돌아왔을 때 나는 매우 놀랐다. Paula가 오랜 세월에 걸쳐 기술을 얻는데 필요한 만큼의 시간과 노력을 바쳤다면, 많은 사람들이 각자의 스포츠의 정점에 도달하도록 도와 주었다. 나는 새로운 풀 타임 학업의 도전을 상상할 수 없었다. 그러나 Paula는 항상 그렇듯이 뛰어나게 학업을 잘 수행하였다. 그녀의 광범위한 학문의 지식과 비교할 수 없는 경험을 감안하였을 때, 이 책은 스포츠 환경에서 일할 때 치료사가 필요로 하는 모든 것을 모아 놓았다."

천장관절 기능부전과 이상근증후군: 물리치료사를 위한 안내서 "어떻게" 접근하기 보다는 "왜" 접근해야 하는지에 대한 방식. 나는 종종 가르칠 때 말한다. 치료를 시작할 때 이유에 대답할 수 없다면, 대답을 얻을 수 있을 때까지 아무것도 하지 말아야 한다.

3년 동안 영국 운동선수단에서 Paula와 함께 지내며 2012년 런던 하계 올림픽에 이르렀을 때, 우리 선수단은 총 30%에서 한 자릿수 퍼센트(부상으로 인해 선수가 시합에 참여할 수 없는 비율)로 빈도가 감소했다. 이 퍼센트의 하락은 팀에게 꾸준히 증가하는 메달의 숫자가 3년 동안 주요 경기를 통해 이르렀을 때만큼 인상적이었다. 이 결과는 우연히 발생하지 않았다. 많은 것들이 Paul와 같은 개인을 통해 영국선수단들에게 가져온 노력과 전문적 지식 때문이었다.

이 책을 당신의 스킬 향상에 도움이 되는 안내서로 사용하고 궁극적으로 더 나아가 좋은 치료사가 될 것이다. 우리가 스킬에 더 숙련된 사람일수록 더 낳은 결과를 얻을 수 있을 것이다. 지역사회 기반의 팀에 속해 있든 올림픽 연맹에 속해 있든 상관 없다. 반복해서 운동선수들을 큰일을 하도록 도와주며 우리는 배우게 되고, 진정한 성공은 한 번만 일어나지 않고 지속되기 때문에 이것이 진정한 숙달의 표시이다. 숙달의 진정한 지표는 반복이다.
Paula Clayton은 이러한 유형의 숙달을 달성했다.

Dr. Gerry Ramogida는 캐나다의 많은 국가 대표에서 활동한 국제적으로 인정된 카이로프랙터이다. 그는 2012년 영국 육상 선수단의 "대표" 퍼포먼스 닥터였다. Ramogida는 현재 밴쿠버의 Fortius Sport 와 Health에서 카이로프랙틱 담당 이사로 일하고 있으며 세계 운동선수 협회와 세계 캐나다 의료 책임자로 일하고 있다.

Neil Black의 머리말

영국 스포츠 학회(English Institute of Sport; EIS)의 영국 육상에서 11년 동안(2003년 부터) Paula와 매우 긴밀하게 협력한 결과, 나는 여러 분야의 학문적으로 이루어진 팀의 모든 구성원들에 대해 분명한 이해와 전적으로 존중을 가지고 있는 실무자를 만나는 경우가 거의 없다는 것을 발견했다. Paula는 언제 하지 않아야 하는 것을 이해하는 매우 독특한 기술을 가지고 있다. 그녀는 고도로 숙련된 평가 및 기술을 보여주며 진단 및 치료 계획에 크게 기여함을 보여 주었다. 그녀는 기능적 및 특별한 기술적 움직임 패턴에 대해 실질적인 이해를 바탕으로 성능 향상에 전체적으로 기여할수 있었다. 모델 전문가로서, Paula는 다양한 종목의 동료들인 코치와 운동선수들에게 큰 존경을 받고 있다; 그녀의 개인적으로 전문적인 기술, 헌신 및 정직함과 매사에 경청하고 지지하는 자세를 매우 소중하게 여긴다. 파울라는 지난 3번의 올림픽주기(올림픽 및 세계 챔피언십 포함) 동안 대부분을 시니어 캠프 및 대회에 참석하여 의료계의 주요 멤버로 활동하면서 모든 수준에 전체적으로 큰 기여를 했다.

현재 시중에 나와있는 많은 책들은 단일 테크닉을 보여주지만, Paula는 부상, 기능장애 및 회복을 해결하는데 사용할 수 있는 그녀의 모든 "도구상자"(Tool Box)를 공유하려고 노력했다. 최신 문헌을 신중하게 사용하고 평가 및 치료 기술에 대한 자세한 설명을 통해, 이 책은 학생 및 새로이 자격을 갖춘 실무자, 또는 숙련된 실무자 등 모두를 위한 책이 될 것이다.

이 책은 독자들에게 충분한 지식을 얻을 수 있을 것이다. 여기에 기술된 지식들은 임상적으로 관련이 있고 효과적 일뿐만 아니라 기본 원리들이 현재의 연구에 의해 뒷받침된다는 지식을 알 수 있을 것이다. 오늘 이 책을 선택하면, 일반 대중과 운동 인구 모두에게 물리치료테크닉을 사용하여 퍼포먼스에 영향을 주는 결과를 제공할 수 있을 것이다.

Neil Black은 영국 선수단의 퍼포먼스 이사이다. 2004년 11월부터 영국 육상 경기단의 물리치료사로 활동했으며, 2007년 12월부터 스포츠 의학과 과학 책임자로 활동했다. 그리고 1992년 패럴림픽 게임 이후 영국 선수단 관리기구 및 운동선수 및 대부분의 선수권 대회에 협력하였다.

추천 서문 (Preface)

이 책을 당신과 공유할 수 있는 특권을 허락해 주셔서 감사하다. 나는 성공적인 결과를 얻기 위해 철저하게 필요한 모든것을 포함시키려고 노력했다. 나는 사람들을 돕기 위해 연부조직 테크닉을 사용하여 운동선수 및 환자 모두에게서 찾고 있는 결과를 얻고 평가 과정에서 목표를 달성하였다.

나는 프리미어 리그와 챔피언쉽 축구에서 4년, 영국 스포츠 연구소와 영국 육상에서의 경력이 치료사로 거의 12년을 포함하여 수년간 퍼포먼스에 영향을 미치는 연부조직 치료 분야에서 일해 왔다. 이 기간 동안 영국다이빙을 통해 영연방 경기대회 그리고 3번의 올림픽 대회(아테네, 베이징, 런던) 그리고 수많은 세계 및 유럽 선수권의 트랙및 필드를 일부로 전세계를 여행하며 의료팀으로 지내면서 놀라운 경험을 하였다.

나는 엘리트 스포츠 활동을 남편 Rick과 함께 영국의 슈롭셔에 있는 클레오버리 모르티머의 심장부에서 성공적으로 스포츠 부상 클리닉을 운영하고 있다. 2013년부터 2015년까지(버스터햄셔로 이전) 버밍엄 대학교에 있었으며, 새로이 헤로게이트에 새로운 클리닉을 추가 운영하고 있다.

나는 두가지 스포츠 치료 학위 프로그램을 가르쳤고, 대학원생들에게 수업을 하였으며 또한 많은 저널 기사를 썼다.

나는 부상 치료 및 관리에 있어 축구협회(FA) 졸업장, 스포츠 상해 매니지먼트 석사 및 물리치료 석사 외에도 수많은 연부조직 치료 자격을 보유하고 있다. 또한 프리미어리그와 챔피언쉽 축구 클럽 및 국가 선수관리기관에서 물리치료사 및 연부조직 마스터 클래스를 제공하였다. 그리고 나의 회사를 통해 국가 및 국제적으로 연부조직 치료사로 치료할 수 있다.
www.stt4performance.com.

나는 스포츠마사지 협회(SMA, 연부조직 치료사 협회)와 5등급 멤버이며, 이사이자 보드 멤버이다. 또한 공인된 물리치료사 협회원, 건강관리 직업위원회 그리고 스포츠 및 운동 의학 회원이다.

일하는 동안 나는 정기적으로 접근하여 내가 사용하는 기술을 가르칠 준비가 되었는지를 물었다. 그래서 나는 여러 코스를 개발했으며, 이제는 회사 STT4Performance를 통해 제공한다. 이 과정은 스포츠 국가 관리 기관 (NGBs) 및 자격을 갖춘 치료사를 대상으로 한다. 또한 소개된 기술을 다루는 단계별 지침이 포함된 책을 작성하는데 관심이 있는지 묻고 싶다. 여러 가지 이유로 도달하는데 오랜 시간이 걸렸지만 마침 "모든 조건을 충족시키는 상점" 즉, 책을 만들게 되어 매우 자랑스럽다. 첫 장부터 마지막장까지의 결과를 보기를 바란다.

나는 다음 페이지에서 평가 치료 기술 및 프로세스를 자세히 설명할 때 "선수"를 정기적으로 언급하지만 이러한 기술은 일반 대중과 함께 작업할 때 매우 효과적이다.

나는 근거 중심의 치료를 위해 노력하는 치료사들의 위해 관련 연구를 인용하려고 노력했다. 나는 다음의 인용문을 귀하와 공유하고 싶다.

> *"외부 임상적 증거는 개인의 전문 지식에 정보를 제공할 수는 있지만, 대체할 수는 없다. 또한 외부 임상적 증거가 환자에게 적용되는지 여부와 결정이 임상 결정에 어떻게 결정하는 것은 전문적 지식이다."*
>
> (Sackett et al., 1996)

체계적인 데이터 구축, 고품질의 경험적 증거의 적용을 통해 많은 발전이 이루어졌고 생명이 구해졌지만, 최근 임상 치료의 초점이 환자에서 인구 하위 그룹으로 무의미하게 이동했다는 징후가 있었다."(Greenhalgh et al., 2014).

실제 근거 중심에 근거한 의학은 다음의 질문과 함께 개별 환자를 위해 최우선으로 관리한다. "이러한 상황에서 즉 병이나 상태에서 이 환자를 위한 최선의 조치는 무엇일까?"(Huntley et al., 2012; Greenhalgh et al., 2014).

재능 있는 치료사는 항상 특정 치료의 한계를 뛰어 넘을 잠재력을 가지고 있다. 치료 기술 자체가 결과를 얻는 것이 아니라 치료 전문가의 기술이 만든다.

나의 소원은 이 책을 통해 다른 사람들을 도울 수 있도록 하고 매일 적합한 테크닉을 연습하는 것이다. 이러한 테크닉의 결과가 표준화될 때까지 수년간의 노력과 테스트를 통해 발전해 왔다. 그러나 이것들은 단지 테크닉이다. 해부학적 및 기능적 지식이 사용하려는 테크닉을 지속적으로 지원할 수 있어야 하며, 지속적으로 평가, 중재 및 재평가를 수행해야 성공적인 테크닉을 재현하거나 성공하지 못한 테크닉에 몇 가지 결과를 조치를 취할 수 있어야 한다.

나는 오늘의 근막 연구자들에 대해 무한한 존경심을 표하며, 당신은 Andry Vleeming, Robert Schleip, Carla Stecco, Tom Myers 등에 의해 크게 영향을 받은 작품을 보게 될 것이다.

이 책에 포함된 치료 제안을 진행하기 전에, 구조들이 제대로 기하지 않아 통증과 운동범위 또는 보행의 범위가 변할 때 신체에서 일어나는 일에 대해 생각해본다. 그리고 신체가 이 기능장애에 어떻게 적응을 하는지 상기해보아라. "천장관절 또는 이상근이 어떻게 이런 식으로 되었는가?" 그리고 생체역학적 이상과 같은 일차적 또는 이차적 적응이었는가? 최근 보행 훈련의 증가, 최근의 발목 염좌, 골반 또는 하지 통증, 어깨 또는 흉추 기능부전 등? 이라는 질문을 스스로에게 던져 본다.

연부조직 테크닉은 치료사마다 조금씩 다르다. 내가 당신과 공유하려고 하는 것이 가장 효과적인 것이다. 나는 다른 기술을 버리거나, 현재의 테크닉 연습을 변경하도록 권장하고 싶지 않다. 다만 이러한 도구를 통해 필요한 결과를 얻지 못하는 경우, 고려해야 할 도구 상자 아이디어에 대한 추가 도구로 소개하고 싶다.

역자서문

"**Paula Clayton**(저자)의 커리어 대부분은 운동선수를 위한 경기장에서 이루어 졌으며, 스포츠물리치료사로서 영국에서는 매우 알려진 유명한 운동선수 전문가이다. 그녀는 처음부터 연부조직 치료사였으며 전공한 물리치료학 지식으로 스포츠 현장에서 더욱 발전시켰다. 오랫동안 프리미어 리그 축구 및 럭비, 영국 육상 선수단, 올림픽 및 세계 챔피언십에서 수 많은 운동선수를 도왔다.

그녀는 스포츠 기술향상과 부상예방에는 최적의 연부조직에 대한 성능과 운동조절을 강조했다. 최고의 재활프로그램은 최적의 운동단위 활성화와 건강한 연부조직이 필요하다고 했다.

특히, 천장관절 기능부전과 이상근증후군에 대하여 "어떻게" 접근하기 보다는 "왜" 접근해야 하는지에 대한 방식으로 그녀의 모든 "도구상자"(Tool Box)를 공유하고자 노력하려 했다. 사실 연부조직 치료법은 최근 10년에 걸쳐 매우 활발하게 증거를 기반으로 하는 책들이 많이 출간이 된 것이 특징이라고 할 수 있다. 스포츠 선수들은 정상인에 비하여 근력의 성능으로 보면 매우 우수하다. 그러나 과도한 운동과 누적된 피로는 손상과 부상을 가중시키고 있다. 사실 운동선수는 구조적인 기관에 문제만 없으면, 대부분이 연부조직의 문제라고 할 수 있다.

따라서 연부조직의 점진적이고 적절한 자극, 과중한 운동으로 생기는 근섬유 손상들이 피로에서 얼마나 회복을 잘 할 수 있느냐와 잘 유지하는 것이라고 볼 때 연부조직의 치료는 좀 더 체계가 필요하다고 본다. 이것은 바로 운동선수의 성공을 좌우하는 중요한 일이기 때문이다. 따라서 중추신경계와 근방추, 골지건기관 그리고 척수수준의 반사와 패턴발생장치(pattern generator)의 기능을 잘 발달시켜야 한다는 것이다.

이 책은 연부조직 기능에 관심이 있거나, 스포츠 선수에 도움을 주고자 하는 사람이 보면 많은 도움이 될 것이다. 기본적인 원리와 증거를 기반으로 하는 내용으로 경험적 임상이 바탕이 된 지식이 소개되고 있다.

물리치료는 분명히 의학이면서, 과학과 운동학을 기반으로 하는 설명이어야 하며, 이를 토대로 퍼포머스 분석이 필요하다는 것을 잘 보여주고 있다. 따라서 천장관절과 고관절의 오묘한 운동에 관련이 있는 이상근의 다양한 접근이 독자에게 많은 도움이 되었으면 한다.

끝으로 이 책이 번역출간되는데 도움을 주신 영문출판사 박병조 사장님과 직원분들께 감사드린다.

경동대학교 물리치료학과 교수 **김명준**

이 책을 사용하는 방법

1. 착색 상자(문헌에서 색으로 표기된 상자)에는 자세한 해부학 또는 연구 사실과 같은 추가 정보가 들어 있다. 이 섹션을 반드시 읽어야 하는 것은 아니지만 시간이 된다면 커피 한 잔을 마시며 읽을 것을 권장하고 싶다. 이 상자에는 당신이 갈망하는 질문에 답변이 될 수 있는 정보가 들어 있다.

2. 모든 치료 전에 철저한 평가를 수행했는지 확인한다.

- 주관적인 평가에는 빨간색 그리고 노란색 깃발에 포함시킨다.
  - 빨간색 깃발(더 심각한 병리를 나타냄)
    - (1) 끊임없는 지속적인 통증
    - (2) 야간 통증
    - (3) 갑작스럽고 설명할 수 없는 체중 감소
    - (4) THREADOC [1]
  - 노란색 깃발(심리사회적)
- 임상적 추론을 사용하여 어떤 조치를 취해야 하는지 결정하라.
- 평가에서 결과 측정값을 선택하라.
- 치료 또는 당신의 치료를 시행하라.
- 재평가 하라.

3. 모든 치료는 근막 테크닉으로 시작하여 더 깊은 심부 조직에 쉽게 접근할 수 있도록 표면 통증유발점을 줄이거나 제거해야 한다. 그리고 치료중인 부위에 영향을 받는 전체적인 조직에 접근을 해야 한다. 이 방법으로 치료하면 영향을 끼치는데 걸리는 시간이 줄어든다. 이 테크닉들은 깨끗하고 마른 손으로 진행한다. 만약 환자가 바디 로션을 사용한 경우 시작하기 전에 이를 제거해야 한다.

4. 이 책의 테크닉은 다음과 같이 조합되어 있다.

- 근막이완술(MFR), 다양한 이름으로 많이 기재되어 있다.
- 도구를 이용한 연부조직 가동술(IASTM)
- 트리거 포인트 지압요법(VAS[2] 6/10에서 2/10으로 트리거 포인트 통증이 줄어들 때까지 대기)
- 연부조직 이완(STR) 핀(pin)과 스트레치 잠금장치
  - 횡단면
  - 근위부
  - 원위부
- 능동 조직 이완술(active tissue release)–핀과 자발적 움직임
- 근에너지 기법(MET)
  - 고유수용성 신경근 촉진(PNF)의 스트레칭과 유사하지만 실제 PNF와 다름
- 건침(자격을 갖춘자만 가능)
- 동적 테이핑

5. 이러한 기법들이 모두 필요한 것은 아니다–재평가 결과 아무런 변화가 없을 경우에만 추가 기법을 활용하면 될 것이다. 나는 계속 성장하는 "도구상자"에 다양한 기술을 포함했다.

6. 변화를 주게 되면 계속 같은 영역으로 돌아올 수 없다. 나는 과잉 치료를 특히 싫어하며 많은 운동선수가 훈련을 준비하지 못하게 만든다.

7. 통증 회피를 위한 통증을 유발하지 않도록 해야 한다. 그래야 조직이 육체적으로 회피하지 않고 심부에 도달할 수 있을 것이다. (2장 근막 참고)

- 조직이 가라 앉을 때, 선수들의 불편감이 6/10(VAS)에 도달하면 알려준다.
- 선수들의 불편함이 "감소했다"거나 2/10(VAS)에 도달할 때까지 이 자세를 유지하라.
- 적절한 움직임을 추가하고, 만약 괜찮다면; 움직임 시 불편감 수준이 6/10으로 상승하면 이전 자세를 유지하라. 그런 다음 불편감이 진정되면 다음 움직임으로 넘어가라.
- 타겟은 모든 표피나 때로는 심부 트리거 포인트들일 수 있다. 스트레칭 또는 움직임을 활성화하기 전에 확인한다.
- 이 조직이 해결되면 원 지점에서 가까운 지점으로 이동할 수 있으며, 해당 영역(또는 관절 주변)의 모든 조직을 다룰 때까지 반복해야 한다.

---

1. T; 갑상선, H; 심장, R; 류마토이드, E; 간질, A; 천식, D; 당뇨, O; 골관절염, C; 암
2. 시각적 분석지표 (VAS; Visual Analogue Scale)

8. 나는 “건조” 근막과 연부조직 테크닉, 특히 관절주변 부위와 손이 닿지 않는 곳에 IASTM을 사용한다. 그러나 더 전체적으로 반응을 찾고 싶을 때 다음과 같이 한다.

- 나는 Kinnective™ 장비를 사용한다. 왜냐하면 나는 동일한 장비보다 더많은 테크닉을 사용할 수 있다. 그리고 나의 손에 좋은 촉감을 준다.
- 나는 또한 Kinesiotech 완화제를 사용한다. 왜냐하면 나는 꽤 많은 노력을 기울였지만 때로는 결과가 엉망이 였다.

9. 나는 검증되었으며 또한 보험에 적합한 건침 테크닉에 대하여 추가하였다. 더 많은 내용들이 있지만, 이 책에는 내가 주로 사용하는 방법들이다. 나는 건침에 의지하는 경향이 있다.

- 모든 연부조직 치료가 완료되고 재평가 시 건침 중재를 요구할 수 있다.
- 직접적인 도수 테크닉으로 해당 부위가 너무 아플 때(트리거 포인트 때문에) 건침적용 가능
- 해당 부위가 특히 유착이 심한 경우, 조직의 과잉치료 및 손상을 피하기 위해서 건침적용 가능

10. 건침을 사용 시, 다음의 두 가지 방법을 번갈아 가며 적용한다.

- 피스톤 타입의 방법(문제가 되는 트리거 포인트 확인)
- 근막 와인딩기법(전체적인 영역에 영향을 미침)
- 퀵 인 그리고 아웃(Gunn 테크닉 방법과 유사) 전기침술(고주파 구조로 이완을 촉진)

11. 나는 타겟 연부조직에 근에너지 테크닉을 사용한다. 추가적으로 조직의 확장성을 촉진하기 위해 보조로 건침을 사용한 후 관절의 움직임에 향상시킨다.

12. 나는 다재 다능하며 탄성-반동한 동적 테이핑을 사용한다. 결과는 내가 치료하는 선수와 나뿐만 아니라 모두에게 눈에 띄는 결과를 나타내었다.

- 치료 세션에 IASTM을 포함한 경우, 완화제를 제거할 무엇인가가 있어야 한다.

13. 이 책의 마지막 장에는 가동술, 스트레칭, 강화운동 조언이 있으며, 이는 홈 엑서사이즈 프로그램으로 적용하여 환자에게 제공할 수 있다. 마지막 장이 완전한 것은 아니다. 많은 책들과 유투브 클립이 더 자세히 다루고 있으니 참고한다.

- 나는 정기적으로 Rehabmypatient 라는 프로그램을 사용한다. 환자들에게 우리가 함께하는 업무를 용이하게 하기 위해 환자에게 운동의 사진, 비디오 등을 이메일로 보낼 수 있다.

감사의 말 (Acknowledgments)

최초의 TherapyExpo(2013)에서 나에게 다가와 이 책을 쓸 준비가 되어 있는지 물어보신 Jon Hutchings에게 감사 드리며, 함께 계시며 나를 격려해 준 John Gibbons에게 감사를 표한다.

항상 나를 위해 함께 하며, 과잉성취자인 아내를 "관리"할 능력이 있는 나의 남편 Rick 고마워. 단 한 번도 내가 하는 일에 대해 이유를 묻지 않았으며, 항상 "좋아, 어떻게 하고 싶어?" 라고 나를 맞이하며 나의 인생과 새로운 아이디어에 함께 신나하며 지내왔지. 고마워. 나의 남편 Rick, 내가 말로 할 수 있는 표현보다 더 당신을 사랑해.

"과잉성취자(Overachiever)"의 정의

야심차고, 주도적이며, 최선을 다하고 동기 부여를 받은 사람. 뇌를 오버드라이브 상태로 유지하거나 남들보다 한 걸음 앞서 나아가 일하는 사람. 높은 기대감과 집중력을 가진자.

과잉성취자들은 높은 열망을 갖고 있으며 "큰 꿈을 가지다"라고 말한다. 그들의 할 일 목록에는 항상 많은 것들이 있으며, 미래의 책, 사업, 프로젝트 및 개선에 대한 풍부한 아이디어를 가지고 있다. 그들은 매 순간 가치 있고 노력에 투자할 수 있는 소중한 기회라고 생각한다.

항상 우리는 한 팀으로 세상을 여행하며 엄마를 지지해 준 나의 세 아이들 Scott, Adam, 그리고 Britt, 고마워. 나는 생일과 특별한 날을 놓치곤 했지만, 너희들은 엄마를 죄책감을 느끼게 만든 적이 없어 항상 지칠줄 모르고 나를 지원해줘서 고맙다. 내가 여행을 많이 다닐 때 Britt은 5~6살이 였다. 그때 Britt은 항상 격려의 포옹과 함께 "우리는 괜찮아요. 그냥 몇 주 밖에 안되잖아요" 라며 놀라게 해줘서 고마워, 너희 모두가 자랑스러워.

꿈을 이루게 격려해주신 나의 부모님 Heather 그리고 Ray Stott에게 감사드린다. 또한 나의 꿈의 남자를 만나기 위해 19살 때 카나리아 제도로 이사할 수 있게 해주셔서 감사드린다.

항상 나에게 사랑스러운 큰 형 Steve Stott에게 감사하다. 좌절하고 이해하지 못했을 때 화내지 않고 많은것들을 가르쳐 줘서 감사하다. 또한 우리의 여행에서 Thistlegorm 난파선에 갇혔을 때 나를 구해줘서 감사하고 환도 상어와의 만남을 포착해 주어서 감사하다.

동적 테이핑을 저술해주신 Ryan Kendrick에게 감사드린다.

부록: 도구를 이용한 연부조직 가동술을 작성하는데 도움을 주신 Donna Strachan에게 감사드린다.

사진 촬영에 도움을 주신 Sophie Cook과 사진을 촬영해주신 Liz Vanegas de Quickenden에게 감사드린다.

마지막으로, 나에게 영감을 주시거나 지지해주신 많은 분들께 감사드린다. 너무 많은 사람들이 언급하겠지만 이름이 지정된 것은 아니다:

Alison Rose (roomy), Rone Thompson (roomy),
Pierre McCourt, Angela McNaughton,
Neil Black, Bruce Hamilton 박사,
Paul Dykstra 박사, Robin Chakraverty 박사,
Gerry Ramogida, Denise Plimmer & Amanda Stott.

참고문헌(References)

Greenhalgh T, Howick J, and Maskrey N (2014) Evidence-based medicine: a movement in crisis? *British Medical Journal* 348(4): 3725–3725

Huntley AL, Johnson R, Purdy S, Valderas JM, and Salisbury C (2012) Measures of mulitmorbidity and morbidity burden for use in primary care and community settings: a systematic review and guide. *Annals of Family Medicine* 10(2): 134–141

Sackett DL, Rosenberg WMC, Gray JAM, Haynes RB, and Richardson WS (1996) Evidence-based medicine: what it is and what it isn't. *British Medical Journal* 312: 71–72

1 장 해부학적 용어

Anatomical Terminology

자세와 방향을 나타내는 용어
(Terms to Describe Position and Direction)

Anterior/ventral	몸의 앞쪽으로
Posterior/dorsal	몸의 뒷쪽으로
Proximal/superior	몸의 특정 부분에서 가까운
Distal/inferior	몸의 특정 부분에서 먼
Caudad	꼬리쪽을 향한–'distal/inferior'와 유사
Cephalad	머리쪽을 향한–'proximal/superior'와 유사
Deep	다른 구조물들 아래에 있는
Superficial	다른 구조물들 위에 있는
Lateral	몸의 중심선에서 떨어져 있는
Medial	몸의 중앙으로 향하는
Palmar	손바닥 쪽
Plantar	발바닥 쪽
Prone	얼굴이 밑을 향하여 엎드려 있는
Supine	얼굴이 위를 향하여 누워 있는
Flexion	몸의 두 부분의 각도가 감소하는
Extension	몸의 두 부분의 각도가 증가하는
Adduction	중앙 쪽으로 신체 한 부분을 움직이는
Abduction	중앙에서 먼 쪽으로 신체 한 부분을 움직이는
Horizontal abduction	어깨가 90°로 구부리는, 몸의 앞 쪽에서 멀리 횡단면에서 움직이는
Horizontal adduction	어깨가 90°로 벌어지는, 몸의 중앙으로 횡단면에서 움직이는

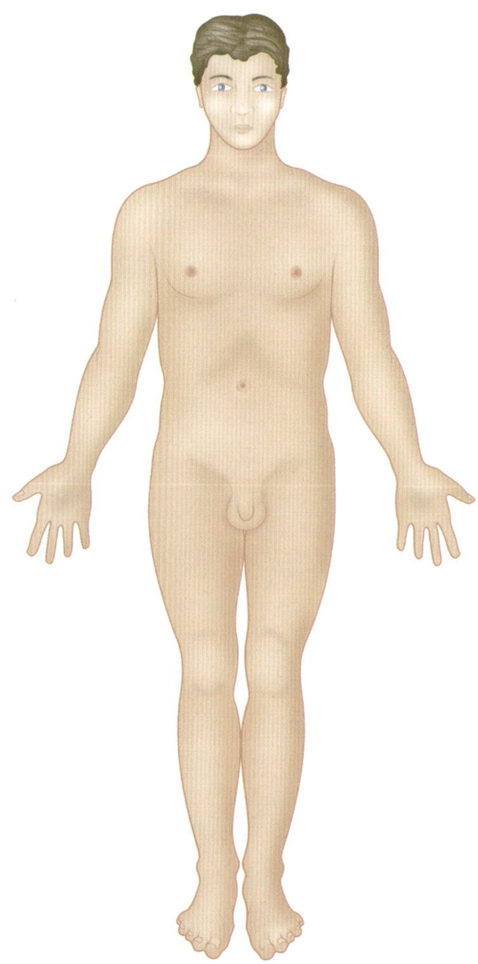

그림 1.1: 일반적으로 신체 부분과 움직임을 설명하기 위한 해부학적 자세

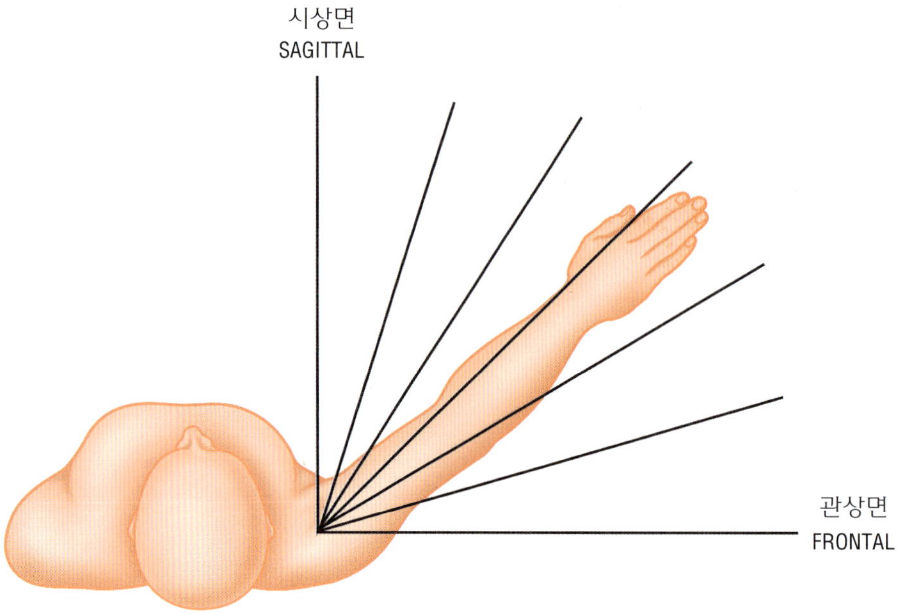

그림 1.2: 견갑골 면

Scapular plane	시상면과 앞면 사이의 중앙으로부터 거의 30° (그림 1.2 참고)
Internal/medial rotation	몸의 중심 쪽으로의 회전
External/lateral rotation	몸의 중심 쪽에서 멀어지는 회전
Circumduction	굴곡, 신전, 내전, 외전이 결합된
Anterior translation	몸의 앞쪽을 향한 신체와 그 관련된 부분의 움직임
Posterior translation	몸의 뒤쪽을 향한 신체와 그 관련된 부분의 움직임

용어 (Glossary)

Agonists	주동근 신체 부위를 움직이기 위해 수축하는 근육
Antagonists	길항근 특정 움직임에 반대로 작용하는 근육
Synergists	협력근 정상 범위 안에서 힘이 작용하도록 특정 움직임에서 주동근의 역할을 도와주거나 과도한 움직임을 제어하는데 작용하는 근육
Ipsilateral	동측/같은쪽
Contralateral	반대쪽/맞은편
ASIS	위앞엉덩뼈가시
AIIS	아래앞엉덩뼈가시
PSIS	위뒤엉덩뼈가시
Rx	재활
Cx	경추
Tx	흉추
Lx	요추
ROM	운동범위
Overpressure	장벽인 통증 없는 수동적 운동 가동범위의 마지막 신축
Crook lying	무릎을 굽힌 채로 발바닥은 지면에 닿게 하여 누운 자세

시각적 분석지표(VAS) 통증 크기

시각적 분석지표(VAS)는 통증이 없는 단계부터 환자가 느끼는 극심한 통증의 단계까지 통증의 양과 관련이 있다.

환자는 그들이 느끼는 현재 상태를 그림에 동그라미를 치거나 선 위에 표시를 한다(그림 1.3 참고).

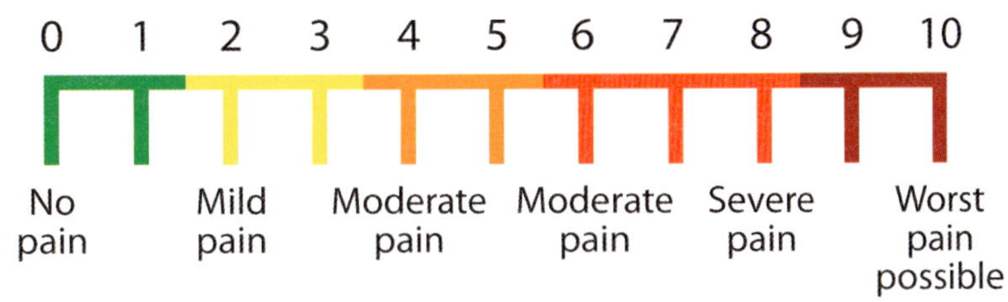

그림 1.3: *시각적 분석지표*

움직임의 면(Planes of Motion)

"**면**(plane)"이라는 용어는 인체를 2차원적 단면으로 나타낸다. 또한 면은 신체 또는 신체부위를 가상의 선을 통해 나누어 보여준다(그림 1.4 참고).

- 시상면은 신체를 수직으로 앞에서부터 뒤로 잘라서 오른쪽과 왼쪽 부분으로 나누는 선을 말한다.
- 관상면은 신체를 앞과 뒤로 나누어 수직으로 자른 선을 말한다. 시상면의 오른쪽 각도에서 위치하여 본다.
- 수평면은 수평으로 신체를 위와 아래로 나눈다. 시상면과 관상면 오른쪽 각도에서 위치하여 본다.

뼈대근육(골격근)의 구조와 기능

뼈대근육(골격근)(신체 또는 수의근)은 거의 사람 몸무게의 40%를 차지하고 갈라지지 않는 선 모양의 섬유들로 구성되어 있으며 느슨한 성근 조직에 의해 둘러 쌓여 있고 결합되어 있다. 근육이 수축할 때 단축될 수 있는 각도는 근육 안의 섬유의 배열에 달려있다. 그러나 모든 움직임은 근섬유 배열과 상관없이 근육이 단축함으로 인해 야기된다. 골격근의 주된 기능은 수축과 단축을 통해 움직임을 만들어내고 결과적으로 관절을 관련 뼈의 위치변화를 위해 잡아당긴다. 인대는 근막확장을 통해 골막에 혼합된다(부착물).

골격근 구조개요

골격근의 기능단위는 근섬유이다(그림 1.5a 참고). 근육은 많은 개별 섬유로 구성되는데, 길이는 몇 밀리미터에서 30센티미터(12인치), 폭은 10에서 100마이크로미터에 이르는 다핵을 가진 가늘고 긴 원통형 세포들이다. 섬유의 세포질은 **근형질**이라고 하는데 이는 **근초**(근섬유를 싸고 있는 엷은 막)라고 하는 세포막 안에 캡슐화되어 있다. **근내막**이라고 알려진 이 섬세한 막은 각각의 개별 섬유를 둘러싸고 있다.

근육섬유는 ***근육다발막***으로 덮인 묶음이나 다발로 무리지어 있다(그림 1.5b 참고). ***근육 섬유 다발***은 스스로 함께 묶여 있고, 전체 근육은 **근외막**이라고 하는 근막집에 감싸져 있다. 이 근육막들은 한 부착물에서 다른 부착물까지 근육 전체 길이에 걸쳐 있다. 전체 구조는 **근건 단위**로 참고되기도 한다.

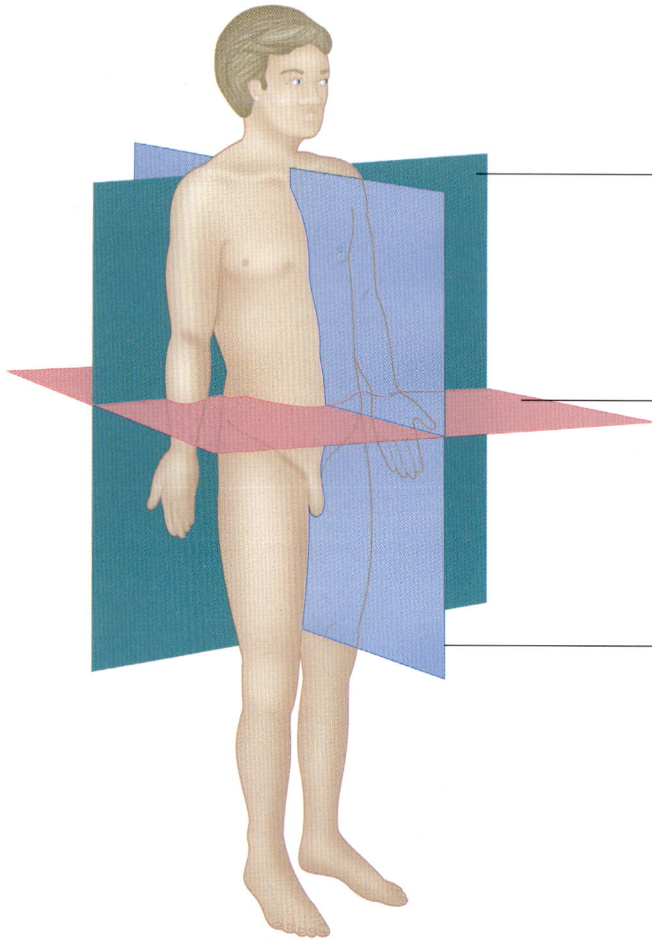

그림 1.4: *자주 사용되는 움직임의 면*

근원섬유(Myofibrils)

전자현미경을 통해 섬유 전체 길이에 연속되어 있는 **근원섬유**의 수축성 요소들을 구별할 수 있다. 근원섬유는 액틴, 마이오신, 티틴, 그리고 그것들을 결합시키는 다른 단백질들을 포함한 긴 단백질들로 구성되어 있다. 이 단백질들은 근세사라고 불리는 두껍고 얇은 가닥으로 조직되어 있는데 이것은 근섬유분절이라 불리는 근원섬유 단면의 길이를 따라 반복된다. 근육은 두꺼운(**마이오신**) 미세섬유와 얇은(**액틴**) 미세섬유들이 서로 미끄러지듯 움직이며 수축한다. 근원섬유는 두 종류의 서로 다른 근세사의 중첩에 의해 발생되는 밝고 어두운 띠를 번갈아가며 드러나고 근육미세섬유의 특징적인 교차작용을 만들어낸다. 밝은 띠는 등방성 띠로 불리고 얇은 액틴 근세사로 이루어져 있다. 어두운 것은 비등방성 띠라고 불리며 두꺼운 마이오신 근세사로 이루어져 있다. 세 번째 연결 미세섬유는 끈끈한 단백질 **티틴**으로 만들어지는데 이것은 인체 조직 중 세 번째로 풍부한 단백질이다. 마이오신 미세섬유는 배의 노처럼 미세섬유로부터 나오는 노와 같은 연장선을 가지고 있다. 이러한 확장은 액틴 미세섬유 위에 고정되며, 두 유형의 미세섬유 사이에 "교차"라고 기술되는 것을 형성한다. 이 교차는 삼인산 아데노신 에너지(ATP)를 이용하여 액틴 가닥을 서로 잡아당긴다.[1] 따라서 손가락의 맞물림처럼 밝고 어두운 미세섬유 세트가 점점 겹쳐져 근육의 수축이 발생한다. 액틴 마이오신 미세섬유의 한 세트를 **근섬유분절**이라고 한다.

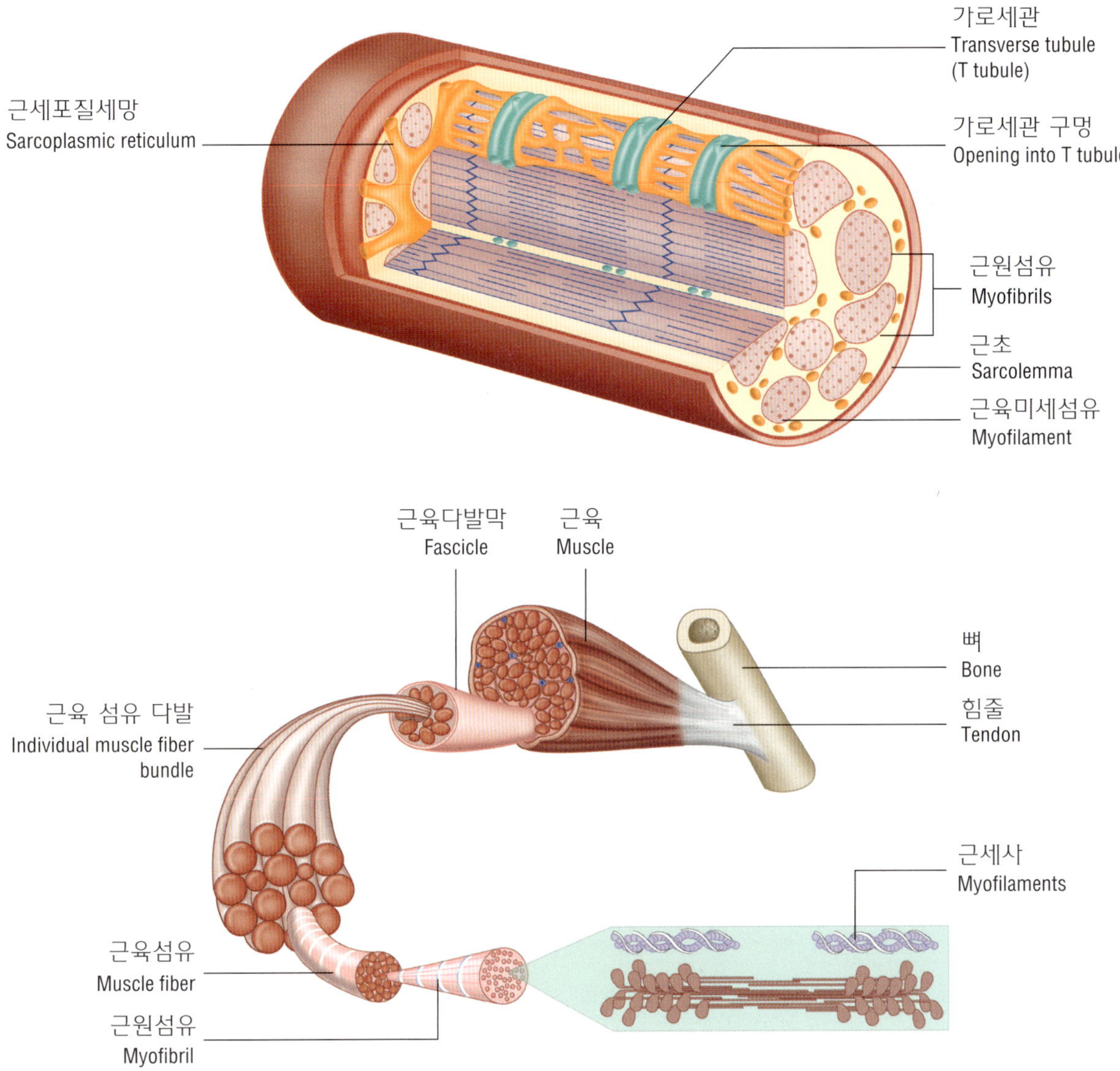

그림 1.5: *(a) 각 골격근 섬유는 하나의 원통형 근육세포로 근육 조직의 단면이다. (b) 근육 조직의 횡단면*

1. 일반적으로 근육 기능을 설명하는 가설로서 Hanson과 Huxley의 미세섬유 활주 이론에 의한 설명이 받아들여진다(Huxley와 Hanson, 1954). 근섬유는 근육에 저장된 칼슘 이온의 방출을 일으키는 신경 자극을 받는다. 근육의 연료인 ATP의 존재에서 칼슘 이온은 액틴과 마이오신 필라멘트와 결합하여 정전기(자기장) 결합을 형성한다. 이 결합은 근섬유의 단축을 야기하고 그 섬유들의 수축 또는 긴장도를 증가시킨다. 신경 자극이 멈추면 근 섬유가 이완된다. 이러한 요소들 때문에 필라멘트는 수축되지 않은 길이 즉, 휴면 상태의 긴장도로 되돌아간다.

깃근/섬유의 형태 (Pennation / Fiber Orientation)

근육은 근골격의 배열에 따라 다양한 모양을 하고 있다. 이러한 다양성의 이유는 근육의 위치 및 작용과 관련하여 최적의 역학적 효율을 제공하기 위함이다. 신경다발의 가장 일반적인 배열은 평행, 날개형, 수렴, 원형이라고 설명할 수 있는 근육 모양을 만들어내며, 각각의 형태는 추가적인 하위 범주를 갖는다. 다양한 모양은 그림 1.6에 설명되어 있다.

평행근(Parallel)

이 배열에서 신경다발은 근육의 긴축에 평행하게 놓인다. 넙다리빗근(봉공근, sartorius muscle)은 신경다발이 근육의 길이에 걸쳐 연장되는 끈 근육의 한 예이다. 근육 힘살이 확장되어 있고 양 끝단에 인대가 붙어 있는 근육으로는 위팔두갈래근(상완이두근, biceps brachii muscle)이 있다. 이러한 종류의 근육의 변형은 양쪽 끝에 두터운 힘살이 있고, 가운데에는 힘줄이 있다. 이러한 근육을 지층이라고 한다.

깃근(Pennate)

날개 모양의 근육은 깃털의 구조처럼 짧은 다발들이 힘줄에 비스듬히 붙어 있기 때문에 그렇게 이름 붙여졌다. 반깃모양근(반우상근, unipennate muscle)처럼 힘줄이 근육의 한쪽에서 발달한 경우 다리에 있는 긴발가락굽힘근(장지굴근, flexor digitorum longus muscle)이 그 예이다.

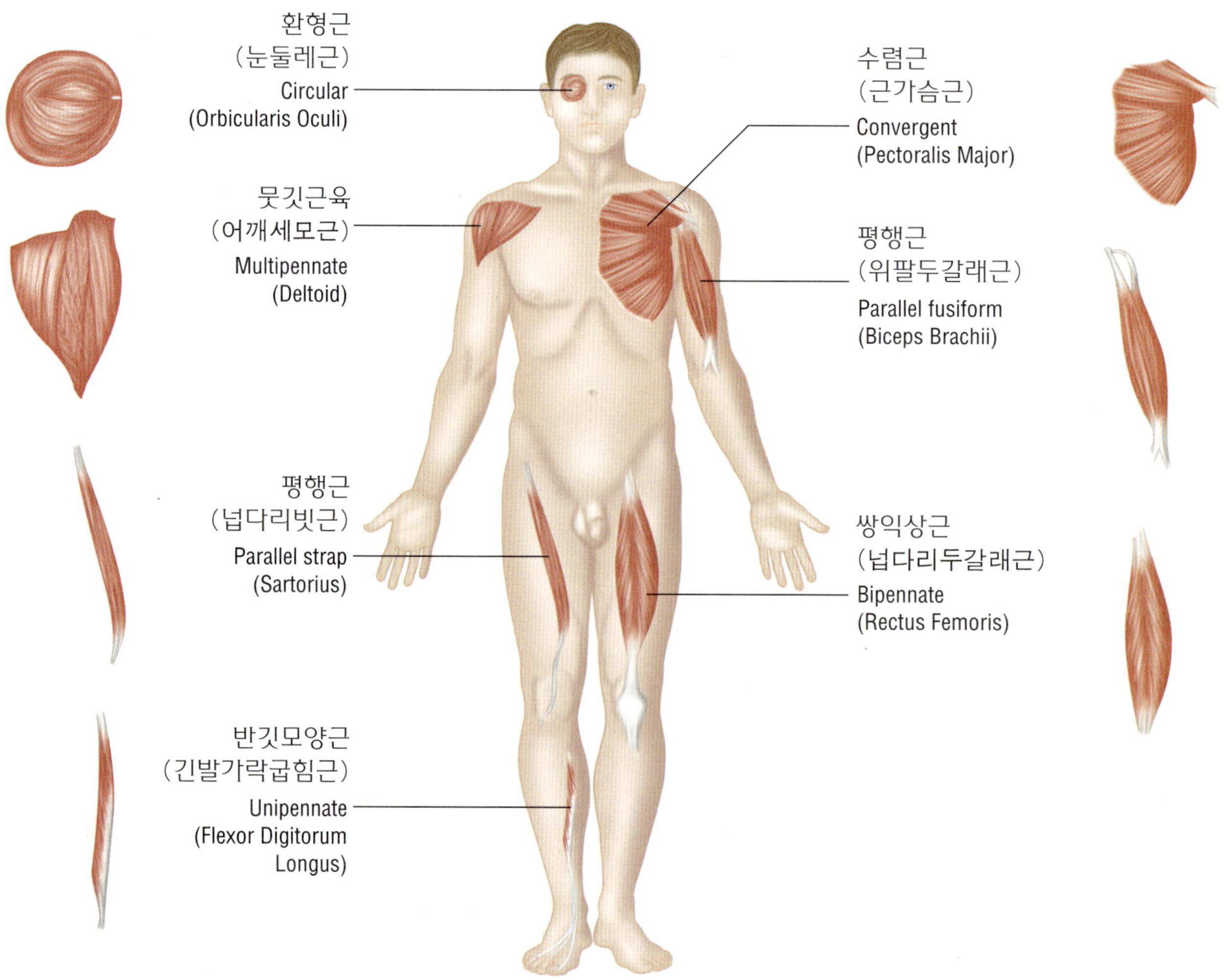

그림 1.6: 근육의 모양들

힘줄이 가운데에 있고 섬유가 양쪽에 비스듬히 붙어 있으면 쌍익형태라고 하는데 그 좋은 예가 넙다리곧은근(대퇴직근, rectus femoris muscle)이다.

여러 방향에서 비스듬히 붙어있는 섬유(다수의 깃털을 나란히 닮은 섬유)로 근육에 많은 힘줄의 침입이 있는 경우, 근육은 뭇깃근육(다우상근, multipennate muscle)이라고 하는데 가장 좋은 예가 어깨세모근(삼각근, deltoid muscle)의 중간 부분이다.

수렴근(Convergent)

근다발이 하나의 힘줄을 향해 모여 삼각형을 이루는 넓은 기원을 가진 근육을 융합근이라고 한다. 큰가슴근(대흉근, pectoralis major muscle)이 대표적인 예이다.

환형근(Circular)

근육 다발들이 동심원의 고리로 배열되었을 때, 이를 원형 근육이라고 한다. 신체의 모든 항문조임근(항문괄약근, anal sphincter)이 이 근육 유형에 해당한다.

이 유형의 근육들은 수축함으로써 닫히고 구멍을 둘러싸고 있다. 눈둘레근(안륜근, orbicularis oculi muscle)이 그 예이다.

신경조직(Nerve tissue)

신경조직은 뉴런으로 구성되어 있다. 신경은 신경 자극을 전달한다. 뉴런은 세포체, 축색돌기, 그리고 수지상 조직으로 구성되어 있다. 축색돌기는 세포체에서 나오는 길고 얇은 철사와 닮아있다. 수지상 조직은 세포체 쪽으로 자극을 전달하는 짧은 돌출 섬유이다.

축색돌기는 수초라고 불리는 외피를 가질 수 있다. 이 지방막의 지름은 길이를 따라 간격을 두고 제한된다. 수초의 제한은 랑비에르의 결절이라고 불린다. 이 외피를 가진 축색돌기는 골수 섬유로 알려져 있는 반면, 그렇지 않은 축색돌기는 수초가 없는 섬유로 불린다. 그러한 섬유는 대부분 자율신경계에서 발견된다. 모든 축색돌기는 신경막이라고 불리는 외부 덮개를 가지고 있지만 이것은 척수 바깥의 신경에서만 발견된다.

신경계는 하루 24시간 모든 몸의 세포에 신호를 보내고 있다. 척수에서부터 발가락까지 연결하는 신경은 0.5미터 또는 그 이상이 될 수 있다. (보통 요추 1번과 요추 2번 사이에서 끝난다.) 신경은 새끼손가락처럼 두껍거나 실처럼 얇을 수도 있다. 사실 현미경으로 보아야만 보일 수도 있다.

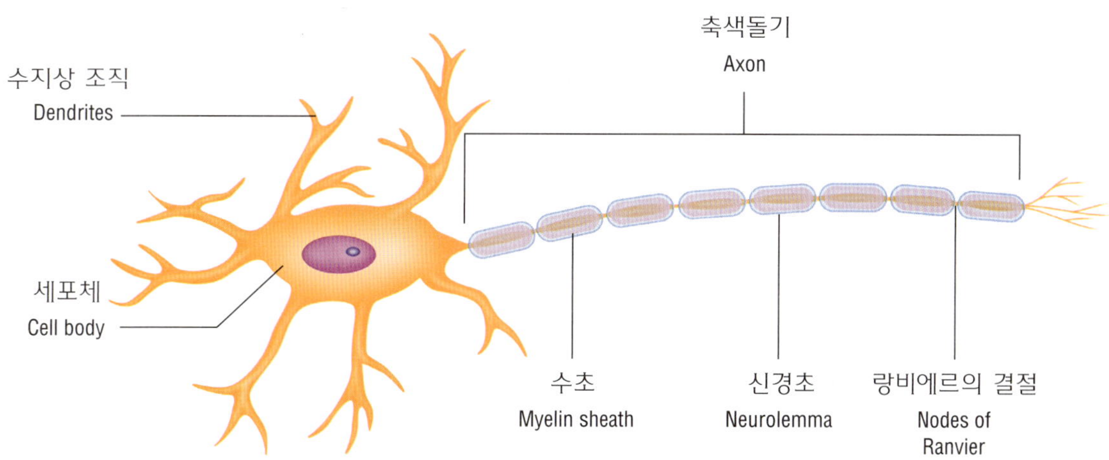

그림 1.7: 신경조직과 신경 세포

궁둥신경(Sciatic nerve)

궁둥신경은 인체에서 가장 길고 넓은 신경이다. 궁둥신경은 L4에서부터 S3를 통과하는 등 아랫부분에서 시작되어 아래쪽으로 궁둥구멍근(이상근, piriform muscle)까지 깊게 지나간다. 궁둥신경은 넙다리두갈래근(대퇴이두근, biceps femoris muscle), 반막근(반막형근, semimembranous muscle), 반힘줄근(반건형근, semitendinosus muscle)에 신경을 분포시킨다. 진정한 궁둥신경 손상은 감각의 변화, 무감각, 약화, 심지어 사지를 타고 물이 흐르는 느낌까지 포함한다. 통증의 근원과 정도에 따라 미약한 통증에서부터 심한 통증까지 나타날 수 있다.

궁둥신경 통증은 보통 척추의 L5 또는 S1 레벨에서 발생하며 한쪽에서만 발생한다. 통증은 발까지 이어질 수 있고 정상적인 동작을 지연시킬 수 있지만, 자연스러운 치유로 인해 이러한 통증은 소멸되고 더욱 중앙 쪽의 통증이 나타날 수 있다. 특히 원인을 알 수 없는 미해결 만성 통증은 의사나 1차 의료팀에서 주목되어야 한다.

골반과 오금오목(슬와오목, popliteal fossa) 사이의 중간쯤에서 궁둥신경과 온종아리신경(총비골신경, common peroneal nerve)으로 나뉜다.

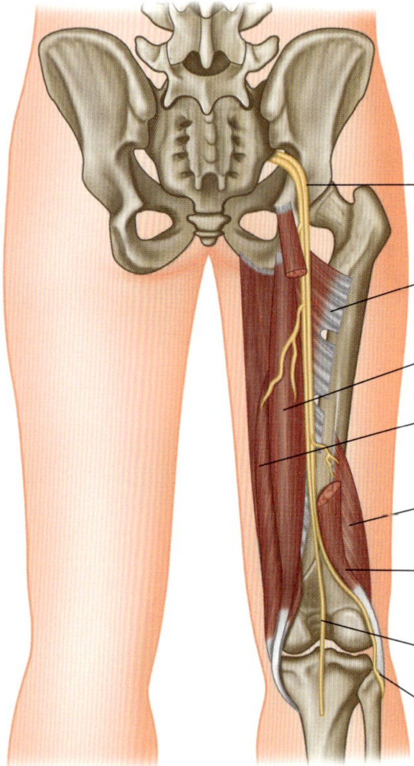

그림 1.8: 궁둥신경(좌골신경, sciatic nerve)

근막(Fascia)

더 자세한 정보는 2장: 근막 참고.

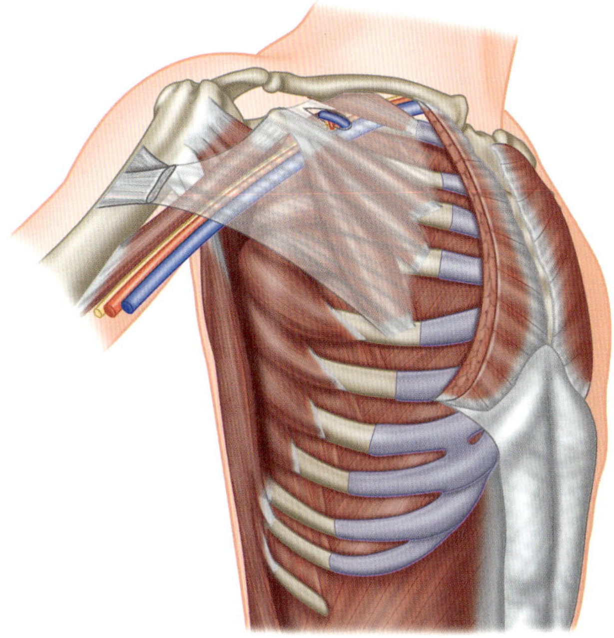

그림 1.9: 근막집(*The fascia sheath*)

자세(Posture)

자세는 아주 작은 활성 근육의 수축과 함께 수많은 기전(근육의 탄성, 코어 근육, 신경계의 높은 통제력)에 의해 조절되는 균형을 유지하려고 하는 몸의 방법이다. 이는 효율적인 움직임에 필수적이다.

몸의 균형을 잡으려고 할 때 이러한 작은 조정 작용은 눈에 띄지 않고 최소한의 노력으로 이루어진다. 서 있거나 앉거나 쪼그리고 앉았을 때, 몸은 중력에 대항하여 스스로를 지탱하기 위해 계속 변동을 주며 균형을 유지하기 위해 전체적으로 긴장된 구조를 효과적으로 움직이고 상호작용을 한다.

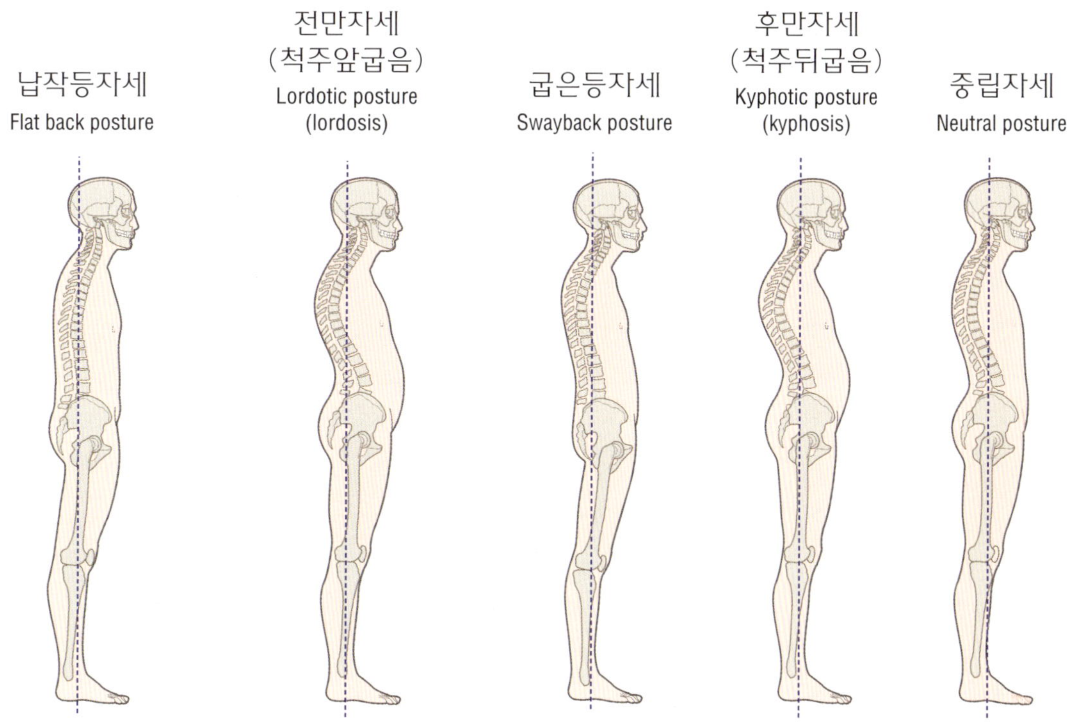

그림 1.10: 자세(Posture)

보행(Gait)

보행은 하지를 번갈아 움직이는 작용과 팔과 몸통의 일련의 리드믹하게 교대로 움직이는 동작을 결합한 두발 운동 형태이다. 한쪽 다리는 지면에 남아 있어 추진을 억제, 지지 및 용이하게 하고, 다른 쪽 다리는 앞으로 나아가기 위한 단계를 만든다.

1. **디딤기** (발은 지면에 있고, 보행의 60%에 기여한다.)
   - 발을 평평하게 굽힘
   - 발을 평평하게 하여 중간을 통과
   - 중간에서 뒤꿈치까지
   - 뒤꿈치를 떼고 발가락을 뗌
2. **흔들기** (발은 지면에 닿지 않고 보행의 40%에 기여한다.)
   - 중간 가속
   - 중간 감속

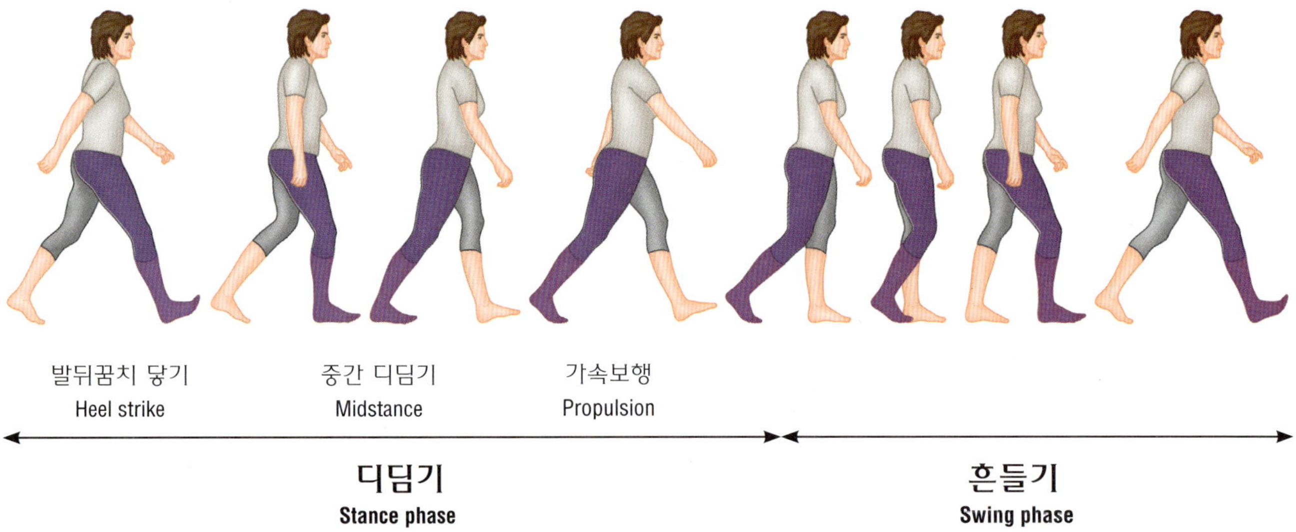

그림 1.11: 보행 과정의 디딤기(Stance)와 흔들기(Swing phases)

트렌델렌버그 보행(Trendelenberg Gait)

트렌델렌버그 보행은 엉덩관절(고관절, hip), 외전근[중간볼기근(중둔근, gluteus medius muscle)과 작은볼기근(소둔근, gluteus minimus muscle)]의 약함과 그에 따른 안정화 효과 상실에 기인한다.

보행의 서있는 자세 단계에서 이러한 현상은 측면의 골반이 아래로 기울어지거나(골반 안정성 상실) 몸통이 더 약한 쪽으로 기울어지는 보상할 때, 골반을 수평으로 유지하려고 하면서 나타난다(관상면). (예: 왼쪽 다리로 서 있을 때 오른쪽 엉덩이가 떨어지면 트렌델렌버그 보행 현상이다.)

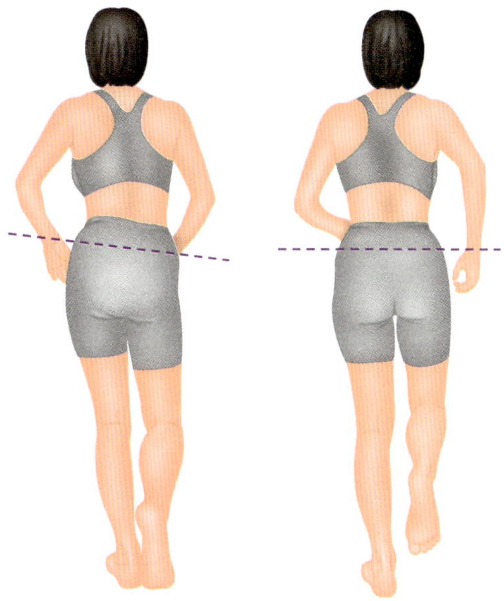

그림 1.12: 트렌델렌버그 보행(Trendelenberg Gait)

전굴과 후굴 (Nutation and Counternutation)

엉치엉덩관절(천장관절)에서 움직임이 매우 제한적이라는 것은 자세히 문서화되어 있다. 이 두 가지 주된 움직임은 시상면에서 엉치뼈가 엉덩뼈와 함께 움직일 때 발생한다. **전굴**(*Nutation*)은 엉치뼈가 엉덩뼈와 비교하여 앞으로 회전할 때 관절 하중에 대비하여 발생하는 때를 말한다(인접군 위치). 그림 1.13a 참고. **후굴**(*Counternutation*)은 엉덩뼈와 비교하여 엉치뼈가 뒤로 회전하는 경우를 말한다. 그림 1.13b 참고.

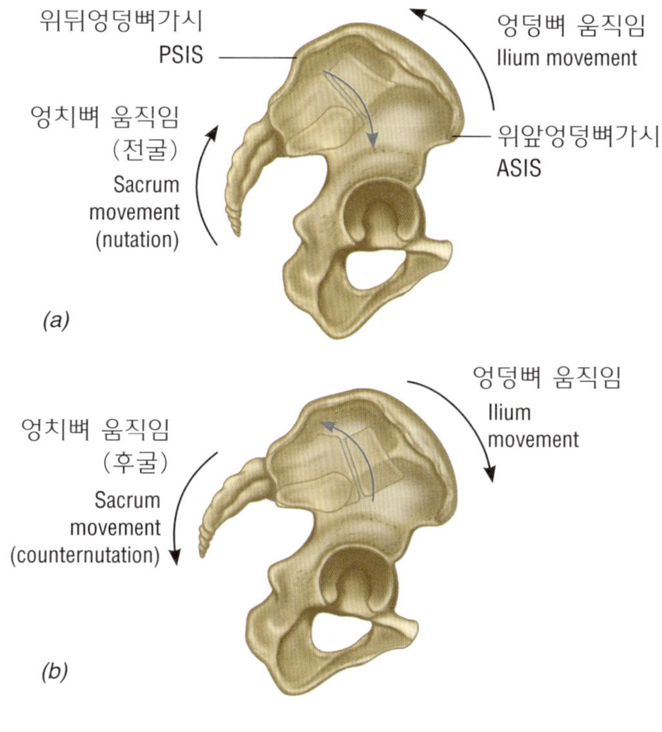

그림 1.13: (a) 후방 골반 회전과 엉치뼈 전굴, (b) 전방 골반 회전과 엉치뼈 후굴

골반 경사(Pelvic Tilts)

골반 전방경사는 위앞엉덩뼈가시(전상방골극, ASIS)가 해부학적 위치보다 낮게 위치하고 위뒤엉덩뼈가시(후상장골극, PSIS)가 더 높게 위치할 때를 말한다.(일반적으로 짧은 엉덩관절[고관절, hip] 굴곡근과 느슨해진 엉덩관절 신전근, 요추 전만의 심화로 인해 발생한다.) 그림 1.14a 참고.

골반 후방경사는 위앞엉덩뼈가시(ASIS)가 해부학적 위치보다 높게 위치하고 위뒤엉덩뼈가시(PSIS)가 더 낮게 위치할 때를 말한다.(일반적으로 짧아진 엉덩관절 신전근, 특히 큰볼기근, 그리고 느슨해진 엉덩관절 굴곡근, 요추전만 감소로 평평한 등을 만들면서 발생한다.) 그림 1.14b 참고.

골반 측방경사는 골반 한쪽이 다른 한쪽에 비해 올라갔을 때를 말한다. (일반적으로 척추측만증이 있거나 다리 길이 차이가 있을 때 발생한다.)

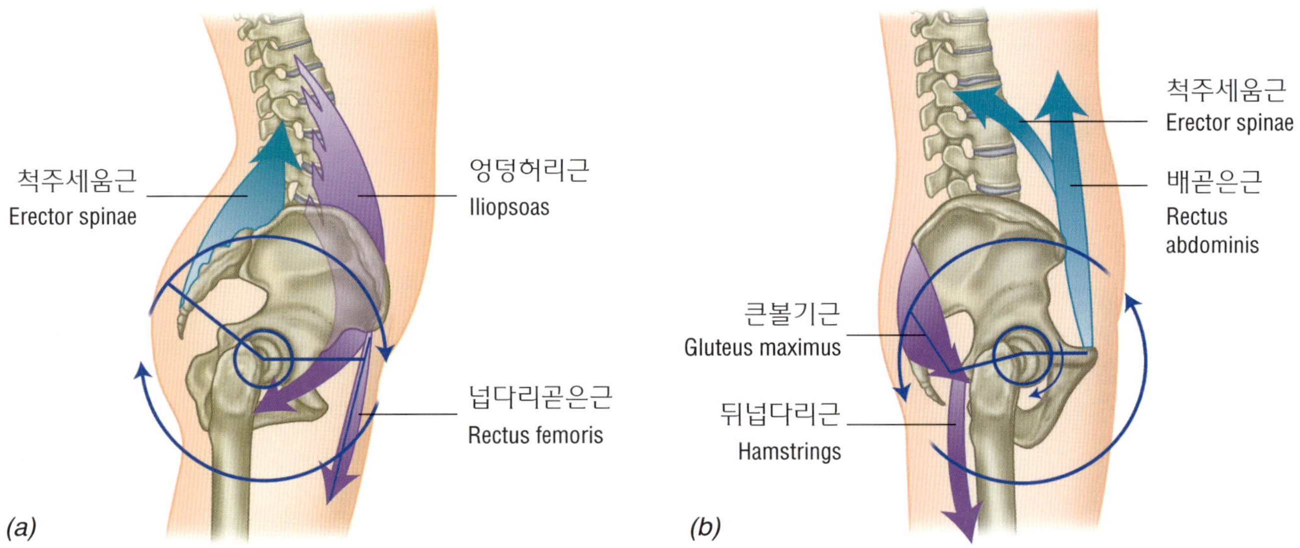

그림 1.14: 골반경사. (a) 전방경사 골반 방향 (b) 후방경사 골반 방향

참고문헌(Reference)

Huxley H and Hanson J (1954). Changes in the cross-striations of muscle during contraction and stretch and their structural interpretation. *Nature* 173(4412): 973–976

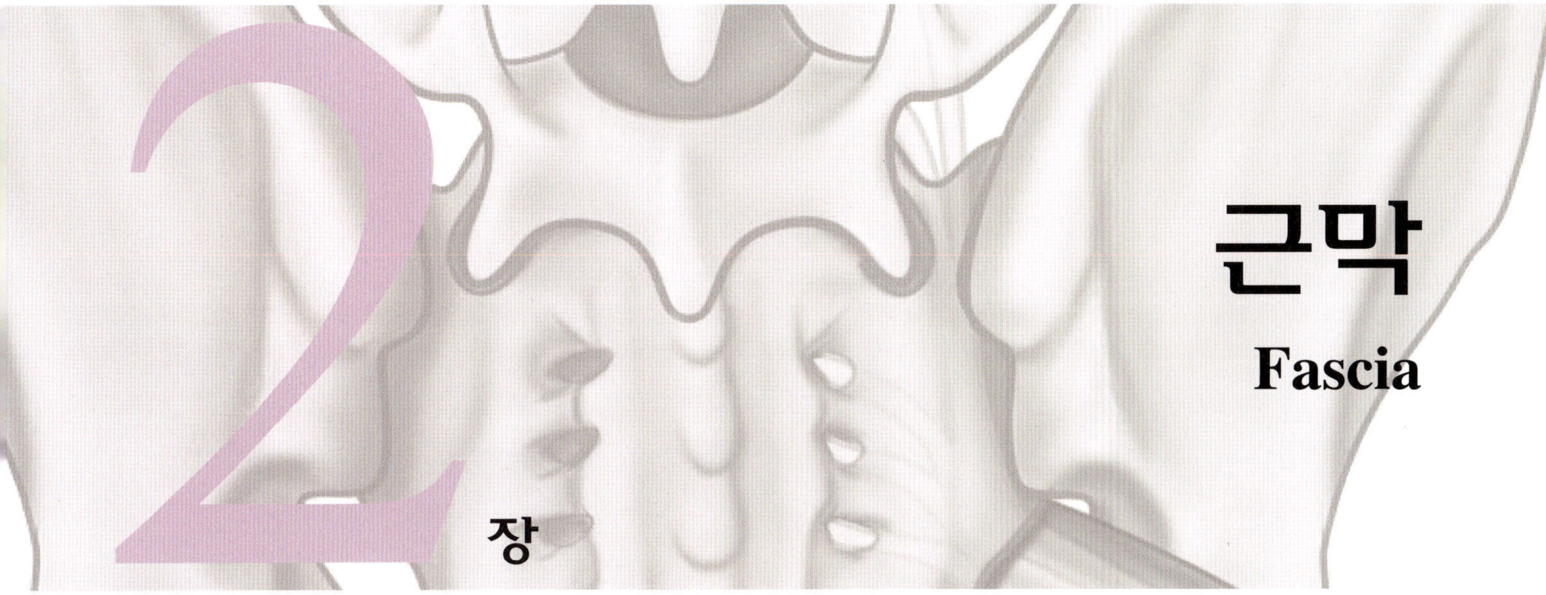

2장 근막

Fascia

이번 장에서 논의할 내용은 조금은 지루할 수도 있지만, 우리가 사용하는 기술들의 효과에 대해 이해하기 위해서 무척 중요하다.

근막(Fascia)은 다음과 같이 정의한다:

> 인체를 둘러싸고 있는 결합조직시스템(connective tissue system)을 구성하는 연부조직으로서..... 효과적으로 전신 장력 전달 시스템의 일부로 인식되는 네트워크이다. (Schleip et al., 2012)

> 살아있는 인체에서 매끄러운 융합으로 보여진다. 한 부분이 움직이면 인체 전반에 걸쳐 반응이 나타난다. 기능적으로 이러한 반응을 전달해주는 유일한 조직이 결합조직이다. (Schultz and Feitis, 1996)

근육이 힘줄을 통해 골격의 뼈들에게 충분한 힘을 전달하는 경우는 매우 드물다. 실제로 근육은 수축력의 대부분을 근막판(fascial sheet)으로 전달한다(Findley, 2011). 큰볼기근(대둔근, gluteus maximus muscle)과 같은 근육(근육의 닿는 곳이 아니라)은 넙다리근막긴장근(대퇴근막장근, tensor fasciae latae muscle)에 85%의 힘을 전달한다. 근육들은 또한 인접한 근육들에 측면으로 힘을 전달한다. 경우에 따라서는 근육이 생성하는 힘의 거의 50%가 힘줄이 아닌 축방향의 힘으로 작용한다. 이러한 힘은 팔다리로 협력근과 길항근 모두에 전달된다. 따라서 이 힘들은 각각의 관절을 강화시킬 뿐만 아니라 주변의 관절들에게도 영향을 미칠 수 있다(Findley, 2011).

근막의 구성 (Components of Fascia)

일반적으로 근막은 두 가지 형태로 나뉜다: 고 콜라겐, 인장 강도 및 강성을 제공하는 치밀결합조직(dense deep connective tissue), 그리고 성근결합조직(areolar connective tissue)이다. 치밀결합조직에는 두 가지 유형이 있다: 치밀결합조직(그림 2.1a 참고), 섬유들이 조직(힘줄, 인대, 건막, 근육사이막)에 작용하는 힘(predominant force) 선을 따라 평행하게 배열되어 있다.

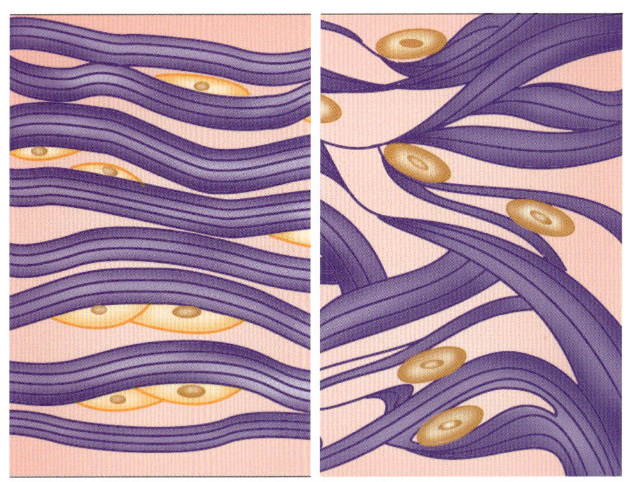

(a) (b)

그림 2.1: (a) 치밀결합조직의 구조 (b) 불규칙 치밀결합조직의 구조

불규칙 치밀결합조직(dense irregular connective tissue)(그림 2.1b를 참고)은 다양한 방향에서 오는 힘이나 예측하지 못하는 힘을 조직이 견딜 수 있도록 그물망(mesh-like) 형태를 하고 있다.

섬유와 가닥이 드문드문 배열된 성근결합조직(areolar connective tissue)(그림 2.2 참고)은 치밀결합조직(dense connective tissue) 층들 사이에 유연한 층을 만들어 구조물들이 서로 움직일 수 있도록 한다.

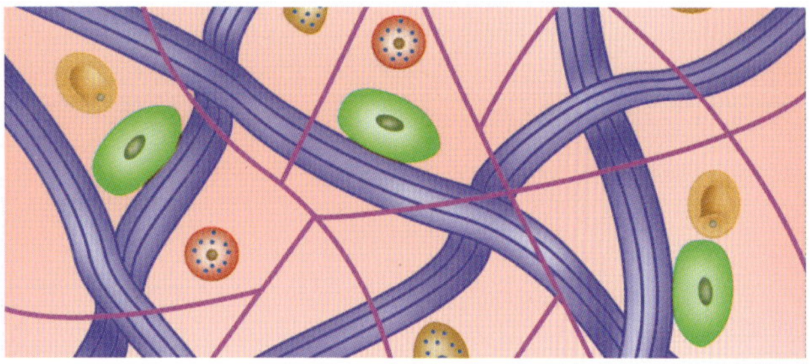

그림 2.2: *유리결합조직, 예: 성근조직*

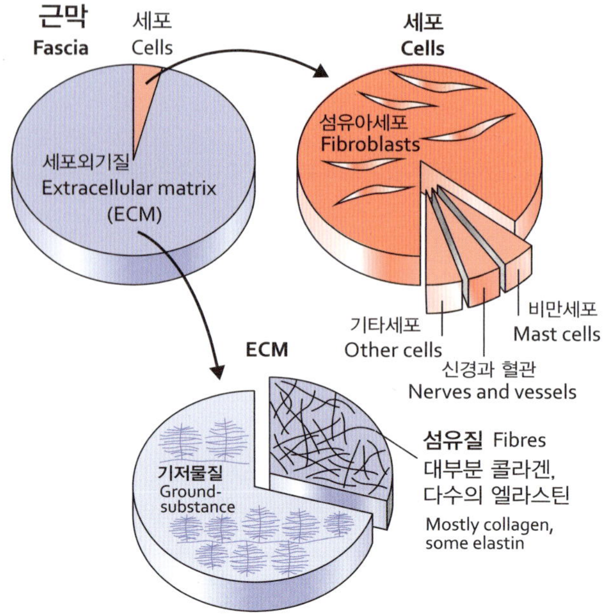

그림 2.3: *근막의 구성. 근막의 기본 성분은 세포(주로 섬유아세포)와 세포외 기질이다. 또한 세포외 기질은 섬유질과 수분이 많은 기저물질을 포함하고 있다.(일러스트 출처 fascialnet.com)*

세포외기질(ECM)은 자신의 점탄성을 지속적으로 변화시키는 동적 복합체(dynamic complex)로 알려져 있다. 이는 생리적인 또는 기계적인 요구의 변화에 적응하고, 당 단백질 및 프로테오글리칸으로 이루어진 젤라틴 성질을 가진 기질 물질(gelatinous ground substance)로 구성되어 있으며, 보다 단단한 섬유 단백질에 의해 얽혀있다(Schleip and Baker, 2015)(그림 2.3 참고). 또한 세포외기질은 기계적 완충 시스템 역할을 하며, 세포외기질의 수화 작용(hydration)은 세포외기질의 역학적 성질에 영향을 줄 수 있다(Schleip and Baker, 2015).

세포외기질에 존재하는 프로테오글리칸(글리코사미노글리칸[GAGs])이라고 하는 다당류로 결합된 세포 외 단백질은 기계적 강도(mechanical strength)와 압축 저항성(resistance to compression)을 가지고 있다고 알려져 있다. 이 글리코사미노글리컨들(Glycosaminoglycan, GAG)은 음전하를 띠기 때문에 (물을 끌어들이는) 친수성의 성질을 가진다. 조직이 적절한 수분조절과 전해질 균형을 유지하는 것은 치료사들에게 있어서 중요하다. 근막이 움직이고 미끄러지는 기능은 평행 콜라겐(parallel collagen)과 탄성섬유(elastic fibers)의 해부학적인 배열과 히알루론산(hyarulonic acid; HA)의 존재라는 두 가지 특징을 바탕으로 설명되어 왔다(Stecco et al., 2011).

Stecco 등에 따르면(2011), 히알루론산의 생합성(biosynthesis)과 분비(secretion)는 근막세포(fasciacyte)가 담당한다. 더 큰 히알루론산 분자를 만드는 중합(Polymerization)과 더 작은 히알루론산 분자로 분해하는 해중합(depolymerization)은 치료할 때나 운동할 때와 같이 열이 날 때 근막이 젤(gel)과 유체(sol) 상태 사이에서 변화할 수 있도록 한다(Schleip, 2003).

수화 작용(hydration), 즉 (조직의 미끄러짐을 위해 중요한) 윤활(lubrication)은 콜라겐 섬유가 교차결합(cross-links)과 유착을 형성하는 것을 방지함으로서 운동손실과 그로 인한 부상을 줄이는데 반드시 필요하다는 것을 이해해야 한다. 기본적으로 만약 부상이나 외상을 당할 때 기질물질(ground substance) 내에 수분함량이 부족하다면 우리 몸은 그 물질에 작용하는 힘을 효율적으로 흡수하고 분산시킬 수 없다. 스포츠의학에서 사용하는 치료용 스킨 테이핑(therapeutic skin taping)의 알려진 상당한 효과들은 정상 관절 기능에서 각 피부가 움직일 때, 수분이 증가(amplification)하는 것에 의해 부분적으로 설명할 수 있다(Schleip and Baker, 2015).

움직임과 하중이 근막조직에 영향을 주듯이 부동성(immobilization)도 마찬가지다. 고정은 조직의 탄력성과 주행능력(gliding ability)을 감소시켜서(섬유 배열이 무질서해지고 다방향 교차 결합이 형성됨) 조직 유착을 유발한다(Jarvinen et al., 2002)(그림 2.4 참고). 마찬가지로, 기능적 또는 구조적 장애가 존재하는 경우, 근막의 연속성이 손상되어 근막 네트워크(myofascial network)에서 긴장을 초래한다.

근막 조직의 약 3분의 2가 물로 이루어져 있다는 사실은 매우 중요하다. 느슨한(Loose) 결합조직은 15리터(약 32 파인트)의 사이질액(interstitial fluid) 중 대부분을 차지하며, 신진대사 활동 세포(metabolically active cells)로의 영양 전달을 조절한다(Reed and Rubin, 2010).

스트레칭이나 부분 압박과 같이 기계적 부하가 가해지는 동안 스펀지를 쥐어짜듯이 상당한 양의 물이 스트레스가 더 많이 가해지는 조직에서 밀려난다(Schleip et al., 2012). 수분이 빠져나간 부분은 국부적으로 혈관뿐만 아니라 주변 조직에서 오는 새로운 액체로 다시 채워진다. 스펀지 같은 결합조직은 적절한 수화작용이 부족할 수 있다.

근막조직은 외부에서 힘을 가하면 그 부위에 새로운 수분을 공급할 수 있다(Chaitow, 2009). 건강한 근막에서, 세포외에 존재하는 물의 대부분이 결합수(bound water) 상태로 존재하며, 자유수(bulk water)와는 달리(Pollack, 2013), 결합수의 행동은 액정(liquid crystal)과 유사한 특징을 지닌다. 염증, 부종, 자유종말(free radicals)이나 노폐물의 축적과 같은 많은 병리들은 기질물질(ground substance) 내에 있는 자유수(bulk water)가 더 많은 쪽으로 이동하는 경향이 있다. 신체의 어느

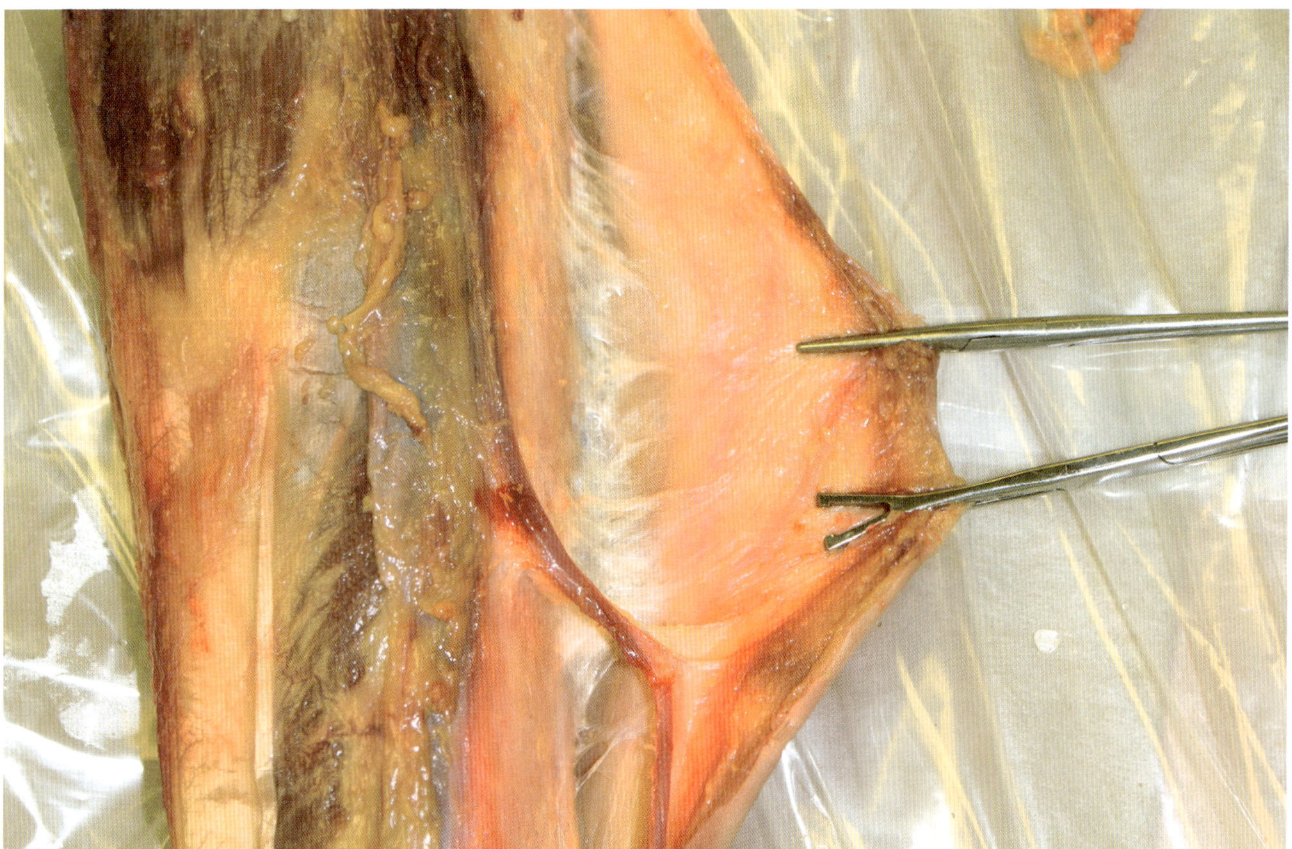

그림 2.4: *부동성은 조직의 탄력과 활공 능력을 감소시켜 조직 부식을 초래한다(John Sharkey의 이미지 제공, 2008).*

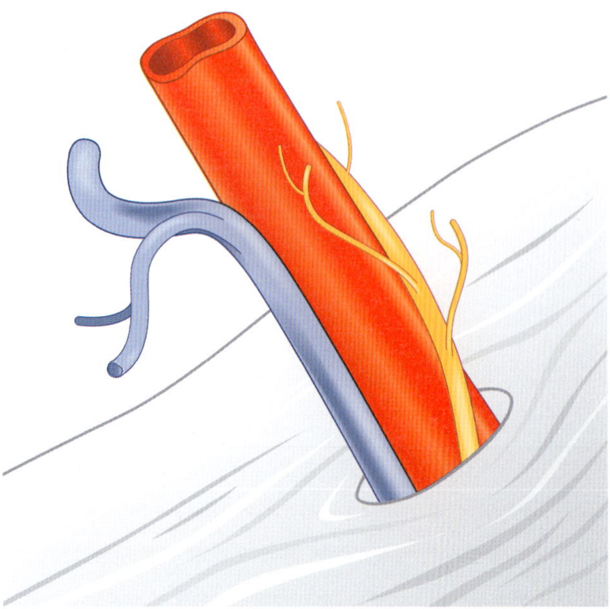

그림 2.5: 표면 막은 동맥, 정맥, 그리고 신경과 같은 구조들에 의해 천공될 것이다. (핸드 스프링 출판에 의해 허용된 마사지 융합[Fairweather와 Mari, 2015]을 통해 재현된 삽화)

결합조직이 (마치 폼롤러를 사용하거나 스트레칭할 때처럼) 스펀지같이 압착되어 다시 수분흡수가 되면, 자유수(bulk water)의 일부는 결합수분자(bound water molecules)로 대체되어 기질물질(ground substance)이 더 건강한 물로 채워질 수 있다(Schleip et al., 2012; Pollack, 2013).

근막과 관련 구조가 전단력의 변화에 적응할 수 있는 능력은 손상을 최소화하고 다양한 범위의 힘들을 부드럽고 효율적으로 전달되도록 한다(Schleip et al., 2006). 또한 근막은 구획을 만들어 근육힘줄뼈 부착부위(enthesis, 힘줄이나 인대를 감싸는 근막이 뼈를 둘러싼 골막 안으로 삽입되는 지점)에 응력이 집중되는 것을 막고, 근육활동과 고유수용(몸의 자극으로부터 발생하는 운동 및 공간 방향의 무의식적 인식)을 조절한다(van der Wal, 2009).

자유신경종말과 피막신경종말 모두 근막 깊이 삽입되어 있어, 근막에는 신경이 풍부하게 분포되어 있음이 입증되었다(van der Wal, 2009; Bhattacharya et al., 2010). 근육을 두르고 있는 근육바깥막(epimysium)은 사선으로 배열된 프로토콜라전 기질(proteocollagen matrix)에 삽입되어 있는 두 개의 평행한 파상 콜라겐으로 이뤄져 있다(in some long, straplike muscles). 또한 근육바깥막(epimysium)은 근육의 긴축에 평행하게 배열되어, 표면 힘줄로서 기능하는 치밀한 표면층을 형성한다(깃근육에서)(Purslow, 2010). 근육다발과 근속으로 구성된 근육다발막은 근육바깥막으로 매끈하게 이어지고 기계적으로 연결된다. 근힘줄이음부(MTJs, Myotendinous junction)는 근막 구조물들이 서로 깍지 끼듯이 연결되어 있다. 그래서 얕은근막(superficial fascia)은 동맥, 정맥, 신경과 같은 구조물들이 관통하고 있다(그림 2.5를 본다.)(Bhattacharya et al., 2010).

따라서 근막 네트워크에 가하는 어떠한 압박이나 제한이 과긴장성(hypertonicity), 통증 및 약화를 가져올 수 있다. 치료사들이 환자를 회복시키기 위해 어떤 시도들을 해야 하는지 알기 위해서는 이러한 근막시스템이 어떻게 작동하는지 알고 있어야만 한다.

근막조직은 섬유아세포(fibroblast)의 도움으로 일상의 하중이나 어떤 특정한 하중에 천천히 그리고 지속적으로 반응한다(Kjaer et al., 2009). 세포외기질(ECM)의 조직 강도, 전단력 및 신장성과 같은 물리적 성질에 문제가 없도록 섬유아세포가 활성화되어 근막네트워크를 재구축하고 재배열한다(세포역학신호변환[Mechanotransduction] 현상). 도수치료사들이 다음의 과정들을 적용할 때 엄청난 잠재적인 영향을 이해하는 것이 중요하다. 도수치료 시 압박(soft-tissue techniques/foam roller), 운동, 스트레칭을 적용할 때 기계적인 하중이 세포반응으로 전환된 결과로 나타나는 구조적인 변화가 입증된 사례가 존재한다(Khan and Scott, 2009; Chaitow, 2013).

근수축 시, 근육은 힘줄이 아닌 근막을 통해 이웃한 근육들로 최대 40%까지 힘을 전달한다는 사실이 널리 받아들여지고 있다(Huijing, 2007; Klinger and Schleip, 2015). 이러한 힘 전달은 넓은등근(광배근, latissimus dorsi muscle), 등허리근막(요배근막, lumbodorsal fascia), 반대쪽 큰볼기근(대둔근, gluteus maximus muscle)(그림 2.6a) (Barker et al., 2004); 큰볼기근, 넙다리근막(대퇴근막, fascia late muscle), 다리 하부쪽 근육들(그림 2.6b)(Stecco et al., 2013); 넙다리두갈래근(대퇴이두근, biceps femoris muscle), 엉치결절인대(천결절인대, sacrotuberous ligament), 척주세움근(척주기립근, erector spinae muscle) (그림 2.6c) (Vleeming et al., 1995) 사이의 관계를 보면 알 수 있다.

신체의 결합조직이 상당한 하중을 견딜 수 있다는 분명한 증거에도 불구하고, 많은 임상 시나리오에서 결합조직에 너무 낮은 기계적 하중을 적용하는 것은 분명하다(Schleip and Baker, 2015). 또한 기계적 하중은 기질조직(matrix tissue)이 더 강해지고 부상회복 시 하중이 없는 경우보다 더 빨리 회복하는데 적응하도록(가장 강하지는 않더라도) 강한 자극을 준다(Schleip and Baker, 2015).

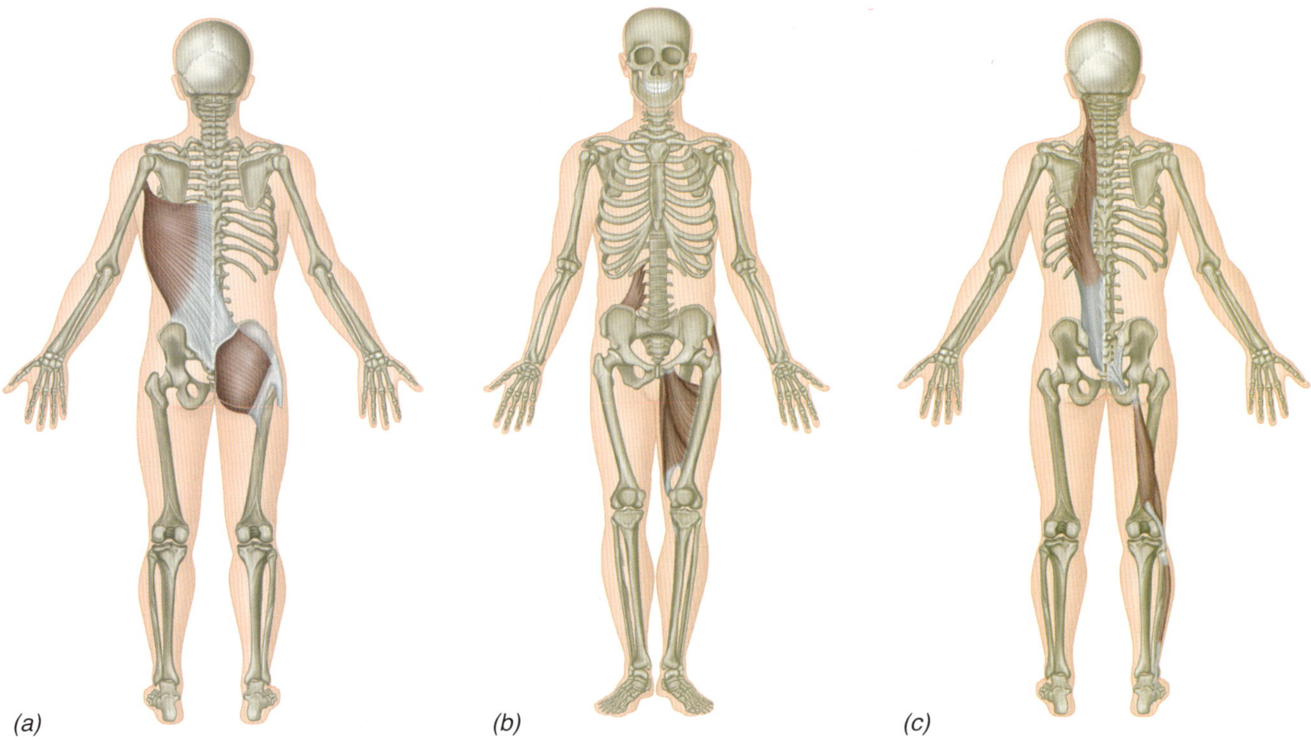

(a) (b) (c)

그림 2.6: 힘 전달의 예시.

(a) 넓은등근(광배근, *latissimus dorsi muscle*), 등허리근막(요배근막, *lumbodorsal fascia*) 그리고 반대측 큰볼기근(대둔근, *gluteus maximus*).

(b) 큰볼기근(대둔근, *gluteus maximus*), 넙다리근막(대퇴근막, *fascia lata*), 그리고 하지 근육들.

(c) 넙다리두갈래근(대퇴이두근, *biceps femoris muscle*), 엉치결절인대(천결절인대, *sacrotuberous ligament*), 그리고 척주세움근(척주기립근, *erector spinae muscle*).

장력구조 (Tensegrity)

Ingber(1993)는 장력구조(tensegrity)에 대해 다음과 같이 설명하였다:

> 장력구조(tensegrity)만이 우리가 팔을 움직이고, 피부를 당기고, 우리의 세포외기질(ECM)이 확장되고, 세포가 뒤틀릴 때마다 항상 세포 내부 구조를 구성하는 상호 연결된 분자들이 어떠한 파손이나 끊어짐이 없이 당겨짐을 느끼는지를 설명할 수 있다.
>
> 어느 한 곳의 장력이 증가하면 구조물 전체에서 장력이 증가하며, 심지어 반대편에 있는 구조물의 장력도 증가한다.

Ingber가 주장하는 것은 신체 전체에서 힘의 기계적인 분산이다. 그러므로, 구조물상에서 어떠한 장애(남용 및 자세 적응을 포함하여 신체의 위치와 상관없이 연부조직 손상)도 몸 전체로 전달될 것이다(그림 2.7 참고).

장력구조(tensegrity)의 원리를 지지하는 증거

Kassolik 등(2009)은 최근 긴장성 원리에 따라 몸을 통한 긴장 전달을 조사하는 연구를 실시했다. 33명의 참가자들에게 위팔노근과 종아리근에 짧은 마사지를 3회 실시했다. 마사지를 받는 근육과 직접 연결되지 않았음에도, 어깨세모근과 넙다리근막긴장근이 마사지에 반응(어깨세모근은 위팔노근의 마사지 시, 넙다리근막긴장근은 종아리근의 마사지 시)을 하는 것을 확인하여 장력구조(tensegrity)의 원리를 증명하였다.

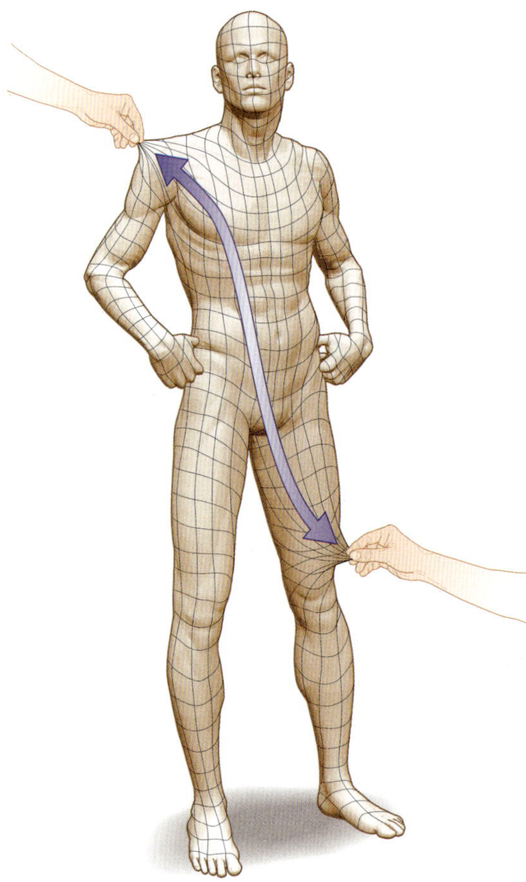

그림 2.7: 한 부위의 근막염좌가 신체의 어느 부위로도 전달될 수 있다.(핸드스프링 출판에 의한 마사지 퓨전에서 재현한 일러스트, *fairweather와 mari, 2015*)

근막 경선 해부학 (Anatomy Trains)

Myers(1997, 2001, 2009)는 전체 근막 네트워크가 근막(myofascial)의 기능선(functional line) 또는 운동 사슬(kinetic chains)로 나뉘어 졌음을 발견했다. 그는 운동기능에 따라 각 선을 분류했고, 특정 라인 내의 국부적인 부상은 그 라인을 따라 긴장을 전달한다는 것을 발견했다. Myers는 근막도수치료를 통해 선들의 균형을 유지하여 인체의 전반적인 운동기능을 개선할 것을 제안한다.

스포츠에서 성과를 내기 위해 준비하는 것은 반복적인 훈련을 포함한다. 기술훈련의 반복적인 성격 때문에 근육 조직에서 부하가 걸릴 것이다(두꺼워짐): 부하에 대한 적응이 일어나지 않고 해결되지 않으면 움직임에 영향을 받을 것이다. 효율성이 영향을 받으면 조직의 강도와 지구력의 불균형이 뒤 따른다(Chaitow, 2007, De Witt와 Venter, 2009). De Witt와 Venter(2009)는 대상자의 근육 길이를 평가한 결과, 자세유지근(stabilizing muscle)이 반복적인 사용으로 인해 "신장고정(locked long)"되고, 위상근은 "단축고정(locked short)"이 되는 것을 발견했다.

번키 검사 (Bunkie Test)

De Witt와 Venter(2009)는 5개의 기능적 라인에서 근막제한을 확인하기 위해 Bunkie 검사를 제안했다. 반복적인 움직임을 통해 근막이 반대쪽 조직을 (불균형과 손상을 유발시킬 수 있는) 단축(shortening)하고 두껍게(thickening)하거나 신장(lengthening)하도록 만들었다. 12년에 걸쳐 실제 대상자와 함께 개발한 등척성 검사(isometric test)는 근막의 제한이 명확한 부위가 어떤 운동사슬(kinetic chains)과 근막경선(fascial lines)에 위치하는지 확인하는데 사용되었다(Myers, 2009). 근막이 특정 라인에서 완전한 기능을 하는 경우 해당 라인의 모든 근육이 활성화되어 해당 라인의 테스트 위치(40초)에서 신체를 지탱할 수 있어야 한다. 어떤 검사 자세에서 자세를 유지하지 못하거나, 타는 듯한(burning) 느낌이나 찌르는 듯한(stinging) 느낌 또는 어떤 불편함을 경험하는 경우, 제한되거나 "신장고정(locked long)"된 부분임을 의미한다. 모든 자세에서 40초간 유지할 수 있을 때까지 치료 후 정기적으로 검사를 실시하는 것이 필요하다.

물리치료사(burmitt, 2009)와 근력 및 컨디셔닝 코치(ronai, 2015)의 번키 검사에 대한 운동 인구에 대해 관심이 높으며, 아직은 신뢰성과 타당성에 대한 평가가 이루어지지 않은 검사이지만 주목할 만하다.

번키 검사(Bunkie Test) 적용법

- 5개 자세/기능 선
- 왼쪽과 오른쪽으로 반복
- 필요한 장비
  - 10~12 in(25~30 cm) 높이 벤치
  - 미끄러짐 방지 매트
  - 스톱워치
- 40초 동안 실시할 각 자세
- 정상적인 균형의 근막을 가진 대상자는 어떠한 기장도 느끼지 않고 이들 5개의 자세에서 40초 동안 양 다리를 잡을 수 있다.
- 검사는 경련이나 통증이 느껴지면 중지한다. (근력 검사가 아님)
- 시간 측정
- 지난 3개월 간 관절 수술한 경력이 있는 경우 실시하지 않는다.
- 처음 3세션 내에 개선이 보여야 한다. 숙달된 근막치료사가 필요하다.
- 모든 재활(Rx) 기술은 Bunkie 검사와 함께 사용할 수 있다.
- 해당 부위가 신장 고정되어 약해졌는지 결정한다.
- 즉각적인 통증(Immediate pain) = 신장 고정된 근막/근육들이 사용되지 않음
- 불타는 듯한 느낌/경련/통증/염좌 = 해당 라인에서 근막의 유동성(mobility) 감소
  - 재활(Rx) – 평균 4회, 주당 2회

    예시:

    월요일 — 트레이닝 이전에 재활(Rx), 그리고 트레이닝 이후 재활(Rx)

    화요일 — 동일
- 약화된 라인/통증이나 불편함보다 약화(weakness) 때문에 자세를 유지할 수 없는가?
  - 트레이닝 이전에 활성화(activate)시키다.
  - 약화된 라인들은 2회, 2초 동안 유지한다– 6회, 6초 등으로 늘린다.

후방힘선(Posterior Power Line)

- 어깨와 엉덩이는 라인에 유지한다.
- 팔꿈치는 어깨에 수직으로 위치한다.
- 회전은 하지 않는다.
- 손은 지지하기 위해 엉덩이 아래에 둘 필요는 없다.
- 발목은 보행 시 와 같은 자세를 유지한다.
- 40초간 유지하며 어떤 불편함이 느껴지는 순간도 기록한다.

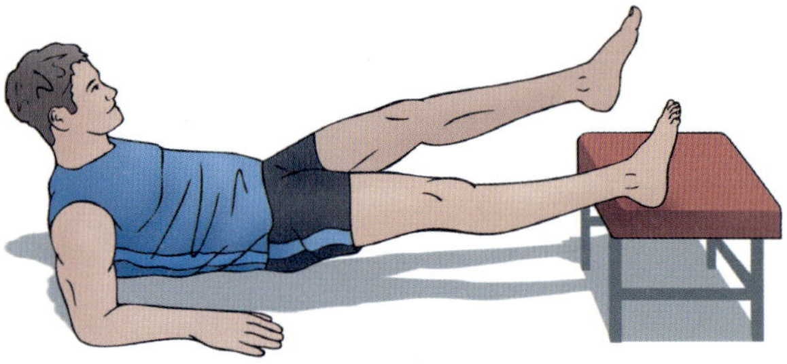

그림 2.8: 후방힘선(*Posterior Power Line*)

후방안정화선(Posterior Stabilizing Line)

- 어깨와 엉덩이는 라인에 유지한다.
- 팔꿈치는 어깨에 수직으로 위치한다.
- 무릎은 90° 정도 굽힌다.
- 회전은 하지 않는다.
- 손은 지지하기 위해 엉덩이 아래에 둘 필요는 없다.
- 발목은 보행 시 와 같은 자세를 유지한다.
- 40초간 유지하며 어떤 불편함이 느껴지는 순간도 기록한다.

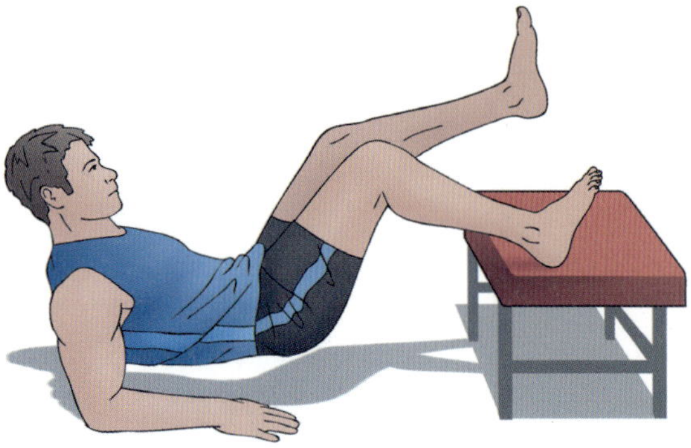

그림 2.9: 후방안정화선(*Posterior Stabilizing Line*)

전방힘선(Anterior Power Line)

- 어깨와 엉덩이는 라인에 유지한다.
- 팔꿈치는 어께에 수직으로 위치한다.
- 전완은 서로 평행하게 하고 얼굴앞에 둔다.
- 손은 지지하기 위해 엉덩이 아래에 둘 필요는 없다.
- 40초간 유지한다.(대상자)

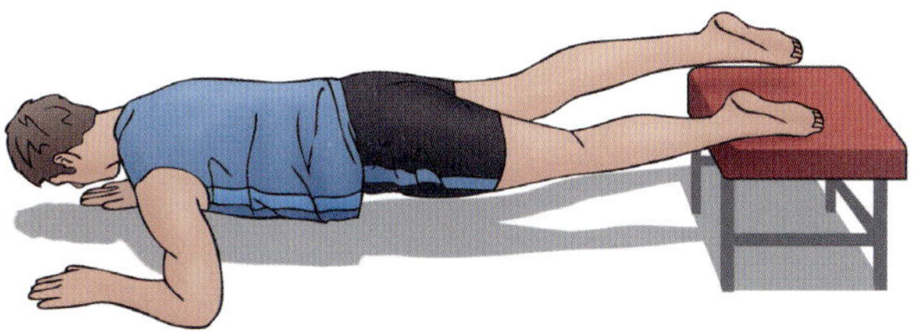

그림 2.10: 전방힘선(*Anterior Power Line*)

측면힘선(Lateral Power Line)

- 어깨와 엉덩이는 라인에 유지한다.
- 팔꿈치는 어께에 수직으로 위치한다.
- 반대쪽 팔은 차렷 자세로 옆구리에, 손은 엉덩이에 둔다.
- 몸을 회전시키거나 비틀지 않는다.
- 다리는 완전히 펴야 한다.
- 발목은 보행 시 와 같은 자세를 유지한다.
- 40초간 유지하며 어떤 불편함이 느껴지는 순간도 기록한다.

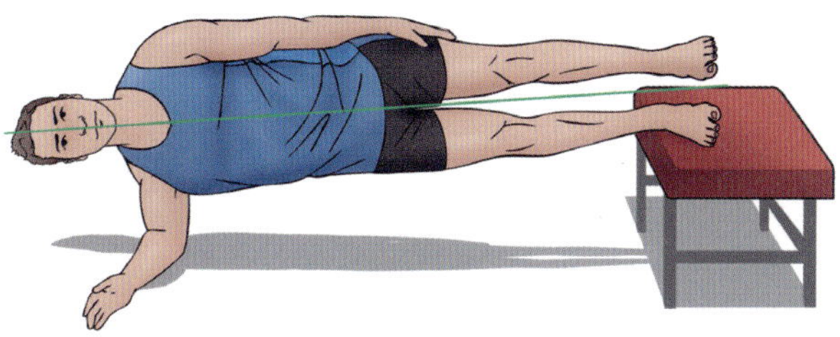

그림 2.11: 측면힘선(*Lateral Power Line*)

내측안정선(Medial Stabilzing Line)

- 어깨와 엉덩이는 라인에 유지한다.
- 팔꿈치는 어께에 수직으로 위치한다.
- 반대쪽 팔은 차렷 자세로 옆구리에, 손은 엉덩이에 둔다.
- 몸을 회전시키거나 비틀지 않는다.
- 다리는 완전히 펴야 한다.
- 낮은 쪽 발을 벤치 아래에 위치시킨다.
- 발목은 보행 시 와 같은 자세를 유지한다.
- 40초간 유지하며 어떤 불편함이 느껴지는 순간도 기록한다.

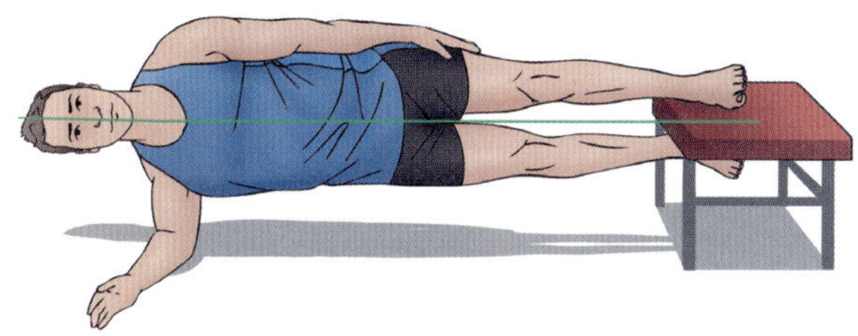

그림 2.12: 내측안정선(*Medial Stabilizing Line*)

스포츠 같이 복잡하고 반복적인 움직임에는 최적의 근기능이 필요하다. 그래서 코치나 치료사들은 근막의 제한을 고려한 근기능에 영향을 주는 모든 요인들을 평가할 수 있어야 한다. 번키(Bunkie) 검사는 운동 사슬을 따라 근육 제한을 검사하기 위해 고안되었으며, 대상자가 다시 복귀할 수 있는지 코치 및 치료사가 확인하는데 이상적인 도구가 될 수 있다. 저자는 스포츠관련 환자뿐만 아니라 일반인 환자를 치료할 때도 이 검사를 사용한다.

골반
(The Pelvis)

요추골반의 안정성과 골반이음구조(pelvic girdle), 요통에 영향을 미치는 국소적이고 안정성 문제에 대한 근막 특성을 시험하는 것은 중추신경계가 최적의 운동제어(motor control)와 상호작용하는 방식을 설명하는데 유익하다(Schleip and Baker, 2015). 골반이음구조(골반대) 또는 엉치엉덩관절(천장관절, sacroiliac joint)의 문제가 요통, 부상, 요실금, 호흡문제와 관련 있다는 사실과 함께 골반(pelvic)이 상체와 하체를 연결고리로서 핵심적인 역할을 하고 있다는 것을 알아야 한다(Schleip and Baker, 2015).

엉치엉덩관절(천장관절, sacroiliac joint)은 근막의 힘폐쇄와 엉치결절인대(천골결절인대, sacrotuberous ligament) 등의 인대의 긴장(ligamentous tensioning)을 통해 안정성을 확보한다(van Wingerden et al., 2004).

힘폐쇄(force closure)는 다음과 같이 정의한다:

> 인대, 근막, 근육의 긴장(tension)과 중력을 극복하기 위한 지면반발력에 의해서 만들어진 관절반작용력(Joint Reaction Force)을 변화시키는 효과.
> (Cusi, 2010)

유익한 힘전달은 큰볼기근(대둔근, gluteus maximus), 넙다리두갈래근(대퇴이두근, biceps femoris), 넓은등근(광배근, latissimus dorsi muscle), 척추주위근(paraspinal muscles), 배가로근 및 배속빗근 건막(복횡근 및 배복사근 건막, transversus abdominis/internal oblique aponeurosis), 흉요근막(thoracolumbar fascia)의 광범위한 연결부에 존재한다(Carvalhais et al., 2013). 흉요근막은 하부요추와 엉치엉덩관절을 연결하는데 아주 중요하다(Willard et al., 2012). 엉치엉덩관절은 부드러운 움직임에 중요하고 척추와 다리 사이에서 하중을 효율적으로 전달하는데 중요하다(Cusi, 2010; Vleeming et al., 2012).

치료시 고려사항
(Treatment Considerations)

어떤 결합조직이나 근막을 치료하기 전에, 나는 당신의 대상자의 수화 상태(hydration status)를 평가할 것을 강력히 권한다. 앞서 설명한대로, 탈수(dehydration) 및 부동성(immobility)에 의한 만성 스트레스는 과도한 결합을 일으켜 흉터(scar) 및 유착(adhesion)을 만들고 탄력 있는 조직의 움직임을 제한한다.

임상가로서 당신은 어떠한 치료를 하기 전에 주관적이고 객관적 평가를 할 것이다. 우리는 통증부위에 모든 관심을 집중하기를 원하지 않는다. 전신의 치료 통증감소 프로그램을 시행하고자 한다. 객관적인 평가과정에는 Bunkie 검사와 같은 결과 측정뿐만 아니라 관절과 근육(조직의 요변성 특성과 일치하는 속도로)의 관찰 및 촉진 검사도 포함되어야 한다.

근막시스템에 수동적인 힘을 능숙하게 적용면 콜라겐 과잉생산 프로세스를 변화시켜, 조직 기능을 개선하고 근골격 손상의 재활을 최적화한다(Martinez Rodriguez and Galan del Rio, 2015).

그러나, 대상자가 스포츠에서 흔히 볼 수 있는 국소적이고 일반적인 높은 근막긴장(high local and general fascial pre-tension) 상태를 겪고 있을 때, 뻣뻣한 근막 부분의 탄성과 변형 능력을 향상시키는 예방 및 치료 중재 기법을 포함시켜야 할 필요가 있다(Schleip and Baker, 2015). 기존의 전형적인 재활 프로그램은 통증이 없는 스트레칭(pain-free stretching practice)과 심부 마찰 마사지(deep friction massage), Graston 테크닉 및 충격파 치료와 같이 특정 부위를 대상으로 하는 기타 기술을 포함한다(Hammer, 2008; Sussmich-Leitch et al., 2012). 그러나 이것만으로는 부족할 수 있다. 반복적인 기계적 하중을 흡수하고 분산시키는 근막시스템의 능력을 회복하고 개선시키기 위해서 제한이 있는 부위에 숙련된 수동적인 힘을 적용할 필요가 있다(Martinez Rodriguez and Galan del Rio, 2015).

근막(myofascial)의 부상은 흉터조직(콜라겐의 병리학적인 교차결합)이 남아 다시 부상을 입을 위험이 높다(Baoge et al., 2012). 이 흉터조직은 처음에 다방향의 하중에 손상된 조직이 적응하면서 형성되었다. 치유 속도를 높이기 위해 PRP(platelet-rich plasma)로 흉터조직을 치료하는 것은 스포츠의학 분야에서는 일반적이다(Creaney and Hamilton, 2008). 그러나 다른 성장인자들의 방출과 관련된 결합조직의 증식 과다는 적절한 재생-섬유증(fibrosis) 균형 및 수축성 흉터형성을 결정적으로 손상시켜 기능적 결핍을 초래할 수 있다(Martinez Rodriguez and Galan del Rio, 2015). 이러한 맥락에서 수동 치료가 권장되는데(high-tension matrix), 이는 과도한 콜라겐 증식을 방지하여 손상된 조직의 부상 전 상태를 회복해야 한다는 필요성에 근거한다(Martinez Rodriguez and Galan del Rio, 2015). 높은 긴장상태에서 낮은 긴장상태로 움직이는 조직의 촉진은 우리가 영향을 미치려고 시도하는 것이다. 미세한 수준(수용체 통합을 통한 세포뼈대와 ECM 사이의 장력 재조화)에서 긴장 정상화를 초래하기 때문에 다른 기계적 자극을 통제된 방식(직접적인 도수 세포역학신호변환; directed manual mechanotransduction)으로 수행하는 것이 좋다(Martinez Rodriguez and Galan del Rio, 2013).

이 재조합(reharmonization)은 세포 기능을 정상화하고 중단기적으로 ECM 리모델링을 제공해야 한다(Martinez Rodriguez and Galan del Rio, 2013). Tozzie(2012)는 도수치료가 섬유조직의 구조적 변화에 영향을 줄 가능성이 있는 콜라겐섬유의 교차결합을 감소시킨다는 것을 발견하였다. Schleip(2003)은 수동 압박과 변형에 반응하는 기계 수용체를 자극하는 것을 통한 신경 생리학적 효과(신경계의 다른 수준에서의 조절)에 대한 근막 테크닉의 이점을 인정한다. 이 직접적인 치료 방법은 증가된 수분(hydration) 때문에 조직의 글라이딩을 촉진할 수 있으므로 중요한 발견이다(혈관 운동 신경 반응).

전신 재활 접근법에서 근막 테크닉은 근력과 스트레칭 운동을 실행하기 전에 콜라겐의 구조 조정 능력을 향상시킨다. 이것은 콜라겐과 섬유아세포의 긴장 축들(tension axes)의 세로정렬을 목표로 한다. 근막 경계에서 더 적은 수의 병리적인 콜라겐의 교차결합과 더 나은 수화(hydration)를 나타내는 변형 가능한 기질들에 편심하중(eccentric loads)을 가하는 것. 이것은 근막층 사이에서 낮은 글라이딩 능력을 가진 강한 기질에 하중치료(loading therapy)를 하는 것보다 더 일리 있는 방법이다(Martinez Rodriguez and Galan del Rio, 2015).

근막 손상과 이에 따른 관절 가동 범위(ROM)가 줄어든 것은 일반적으로 스트레칭 테크닉과 관절 가동술을 사용하여 치료한다. 이 테크닉들은 손상 및 통증으로 야기된 고정(immobilization)이 결합조직을 분해하고, 탈수시키고, 탄성력을 감소시킨다는 점을 충분히 고려하지 않는다. 또한 (근막층간의) 글라이딩, (관절면의) 이동과 회전 능력이 크게 감소한다. 어떤 직접적인 관절 가동술을 적용하기 전에 관절주위시스템에 기질물질의 재수화(rehydration of the ground substance)를 유도하고 병리적인 교차결합을 깨뜨리기 위해 연부조직 테크닉(soft-tissue techniques)을 적용하는 것이 도움이 된다.

관절 주위 근막 조직 내 뻣뻣함은 근긴장도(muscle tone regulation)를 바꾸고 근력강화를 위해 고안된 프로토콜에 부정적인 영향을 미치며 고유수용성 재교육(proprioceptive re-education)과 스포츠 기반 움직임의 회복을 위한 훈련을 바꿀 수 있다(Stecco et al., 2007; van der Wal, 2009; Martinez Rodriguez and Galan del Rio, 2015). 기계수용체들은 전체 근막네트워크를 통해 반영되는 미세한 긴장변화에 매우 민감하다. 이 고감도의 변형감지기가 손상과 그에 따른 조직파괴(disorganization), 그리고 손상된 조직의 강성(stiffness)에 의해 방해를 받을 때, 견인력, 비틀림, 압축력에 반응하는 능력이 위협받을 수 있다.

Martinez Rodriguez와 Galan del Rio(2015)는 도수구조테크닉들(manual structural techniques)이 근력 및 하중훈련과 고유수용성 훈련 이전에 기계수용체들의 자극 메커니즘을 정상화하고(효과적인 운동반응을 가능하게 함) 근막구조의 리모델링과 재배열을 만드는 것의 중요성을 강조하였다. 이러한 테크닉들은 ECM을 수정하고 글라이딩을 복원하는데 통증을 주지 않고(noninvasive), 효과적인데 심지어 통증이 없는 근막 부위에서도 그렇다(Stecco and Day, 2010).

McGlone 등(2014)은 표층 근막(superficial fascia)에서 소위 "촉각 C-섬유"라는 인간과 다른 영장류 간의 흥미로운 상관관계를 발견했다.(털이 많은 피부가 있었을 곳에 존재하는 내부 신경원들은 아마 진화론적으로 몸치장 행동과 관련이 있을 것이다.) 자극을 받았을 때, 이러한 근막 내부 신경원(intrafascial neurons)은 고유수용성 정보를 나타내지 못한다. (뇌는 자극이 발생한 정확한 위치를 찾을 수 없다.) 그러나 이들 뉴런들은 평화로운 행복(well-being)과 사회적 소속감의 감각으로 표현되는 섬피질(insular cortex)의 활성을 유발시킨다(McGlone et al., 2014). 다시 한번 강조하지만, 이것은 도수치료 테크닉 및 치료 마사지를 지지하는 것이다.

스트레칭 (Stretching)

Lederman(2013)은 관절 가동 범위 적응, 신체 활동 강도 및 지속 시간에 영향을 주기 위해(현재 수준 이상의) 과부하를 줄 필요가 있다고 주장한다. 종종 이러한 역치값(threshold)은 일상활동 동안 경험하는 수준보다 훨씬 높다(Mujica and Padilla, 2001; Arampatzis et al., 2010). Katalinic 등(2010)은 많은 임상에서 스트레칭 방법(수동, 능동 포함)이 필요한 힘을 제공하지 못하거나 너무 빨리 수행되기 때문에 관절 가동 범위 적응을 자극하지 않는다고 결론 내렸다. Lederman(2013)은 관절가동범위를 일상의 작업에 통합하는 보다 기능적인 접근을 권장한다.

참고문헌(References)

Arampatizis A, Peper A, Bierbaum S and Albracht K (2010) Plasticity of human Achilles tendon mechanical and morphological properties in response to cyclic strain. *Journal of Biomechanics* 43(6): 3073–3079

Baoge L, van den Steen E, Rimbaut S, Philips N, Witvrouw E, Almqvist K, Vandersraeten G and Vanden Bossche L (2012) Treatment of skeletal muscle injury: a review. ISRN *Orthopaedics* 2012: 1–7

Barker PJ, Briggs CA and Bogeski G (2004) Tensile transmission across the lumbar fasciae in unembalmed cadavers: effects of tension to various muscular attachments. *Spine* 29(2): 129–138

Bhattacharya V, Barooah P, Nag,T, Chaudhuri G and Bhattacharya S (2010) Detail microscopic analysis of deep fascia of lower limb and its surgical implication. *Indian Journal of Plastic Surgery* 43(2): 135

Brumitt J (2009) A new functional test promoted to measure core strength. *NCSA's Performance Training Journal* 8(3): 15–16

Carvalhais VOD, Ocarino JM, Araujo VL, Souza TR, Silva PL and Fonseca ST (2013) Myofascial force transmission between the latissimus dorsi and gluteus maximus muscles: an in vivo experiment. *Journal of Biomechanics* 46: 1003–1007

Chaitow L (2007) *Positional Release Techniques*. Edinburgh: Churchill Livingstone

Chaitow L (2013) Understanding mechanotransduction and biotensegrity from an adaptation perspective. *Journal of Bodywork and Movement Therapies* 17: 141–142

Creaney L and Hamilton B (2008) Growth factor delivery methods in the management of sports injuries: the state of play. *British Journal of Sports Medicine* 42(5): 314–320

Cusi MF (2010) Paradigm for assessment and treatment of SIJ mechanical dysfunction. *Journal of Bodywork and Movement Therapies* 14: 152–161

De Witt B and Venter R (2009) The "Bunkie" test: assessing functional strength to restore function through fascia manipulation. *Journal of Bodywork and Movement Therapies* 13: 81–88

Fairweather R and Mari M (2015) *Massage Fusion*. Edinburgh: Handspring

Findley TW (2011) Fascia research from a clinician/scientist's perspective. *International Journal of Therapeutic Massage and Bodywork* 4(4): 1–6

Hammer WI (2008) The effect of mechanical load on degenerated soft tissue. *Journal of Bodywork and Movement Therapies* 12(3): 245–256

Huijing PA (2007) Epimuscular myofascial force transmission between antagonistic and synergistic muscles can explain movement limitation in spastic paresis. *Journal of Electromyographical Kinesiology* 17(6): 708–724

Ingber DE (1993) Cellular tensegrity: defining new rules of biological design that govern the cytoskeleton. *Journal of Cellular Science* 104(3): 613–627

Järvinen TAH, Józsa L, Kannus P, Järvinen TLN and Järvinen M (2002) Organization and distribution of intramuscular connective tissue in normal and immobilized skeletal muscles. *Journal of Muscle Research and Cell Motility* 23: 245–254

Kassolik K, Jaskólska A, Kisiel-sajewicz K, Marusiak J, Kawczyn´ski A and Jaskólski A (2009) Tensegrity principle in massage demonstrated by electro- and mechanomyography. *Journal of Bodywork and Movement Therapies* 13: 164–170

Katalinic OM, Harvey LA, Herbert RD (2010) Stretch for the treatment and prevention of contractures. Cochrane Database Systematic Review 8(9): CD007455

Khan KM and Scott A (2009) Mechanotherapy: how physical therapists' prescription of exercise promotes tissue repair. *British Journal of Sports Medicine* 43: 247–252

Kjaer M, Langberg H, Heinemeier K, Bayer ML, Hanse M, Holm L, Doessing S, Kongsgaard M, Krogsgaard MR and Magnusson SP (2009) From mechanical loading to collagen synthesis, structural changes and function in human tendon. *Scandinavian Journal of Medical Sports Science* 19(4): 500–510

Klinger W and Schliep R (2015) Fascia as a body-wide tensional network: anatomy, biomechanics and physiology. In Schleip R and Baker *A Fascia in Sport and Movement*. Edinburgh: Handspring

Lederman E (2013) *Therapeutic Stretching: Towards a Functional Approach*. London: Elsevier

Maas H and Sandercock TG (2010) Force transmission between synergistic skeletal muscles through connective tissue linkages. *Journal of Biomedicine and Biotechnology* 2010: 1–9

Martinez Rodriguez R and Galan del Rio F (2013) Mechanistic basis of manual therapy in myofascial injuries: sonoelastographic evolution control. *Journal of Bodywork and Movement Therapies* 17(2): 221–234

Martinez Rodriguez R and Galan del Rio F (2015) Understanding mechano-adaptation of fascial tissues: application to sports medicine. In Schleip R and Baker *A Fascia in Sport and Movement*. Edinburgh: Handspring

McGlone F, Wessberg J and Olausson H (2014) Discriminative and affective touch: sensing and feeling. *Neuron* 82(4): 737–755

Muijka M and Padilla S (2001) Muscular characteristics of detraining in humans. *Medical Science in Sports and Exercise* 333: 1297–1303

Myers TW (1997) The "anatomy trains": part 2. *Journal of Bodywork and Movement Therapies* 1(3): 134–145

Myers TW (2001) *Anatomy Trains*. Edinburgh: Churchill Livingstone

Myers TW (2009) *Anatomy Trains: Myofascial Meridians for Manual and Movement Therapists*. Edinburgh: Churchill Livingstone

Pollack GH (2013) *The Fourth Phase of Water: Beyond Solid, Liquid and Vapor*. Seattle, Washington: Ebner and Sons

Purslow P (2010) Muscle fascia and force transmission. *Journal of Bodywork and Movement Therapies* 14: 411–417

Reed RK and Rubin K (2010) Transcapillary exchange: role and importance of the interstitial fluid pressure and the extracellular matrix. *Cardiovascular Research* 87(2): 211–217

Ronai S (2015) The Bunkie Test. *Strength and Conditioning Journal* 37(3): 89–92

Schleip R (2003) Fascial plasticity—a new neurobiological explanation: parts I and II. *Journal of Bodywork and Movement Therapies* 7(1): 11–19

Schleip R and Baker A (2015) *Fascia in Sport and Movement*. Edinburgh: Handspring

Schleip R, Duerselen L, Vleeming A, Naylor IL, Lehmann-Horn F, Zorn A, Jaeger H and Klingler W (2012) Strain hardening of fascia: static stretching of dense fibrous connective tissues can induce a temporary stiffness increase accompanied by enhanced matrix hydration. *Journal of Bodywork and Movement Therapies* 16(1): 94–100

Schleip R, Naylor IL, Ursu D, Melzer W, Zorn A, Wilke HJ, Lehmann-Horn F and Klingler W (2006) Passive muscle stiffness may be influenced by active contractility of intramuscular connective tissue. *Medical Hypotheses* 66(1): 66–71

Schultz R and Feitis R (1996) *The Endless Web*. Berkeley, California: North Atlantic Books

Stecco A, Gilliar W, Hill R, Fullerton B and Stecco C (2013) The anatomical and functional relation between gluteus maximus and fascia lata. *Journal of Bodywork and Movement Therapies* 17(4): 512–517

Stecco C, Cagey O, Belloni A, Pozzuoli A, Porzionato A, Macchi V, Aldergheri R, DeCaro R and Delmas V (2007) Anatomy of the deep fascia of the upper limb—second part: study of innervation. *Morphologie* 91(292): 38–43

Stecco C and Day JA (2010) The fascial manipulation technique and its biomechanical model: a guide to the human fascial system. *International Journal of Therapeutic Massage and Bodywork* 3(1): 38–40

Stecco C, Stern R, Porzionato A, Macchi V, Masiero S, Stecco A and De Caro R (2011) Hyaluronan within fascia in the etiology of myofascial pain. *Surgery of Radiological Anatomy* 33(10): 891–896

Sussmich-Leitch SP, Collins NJ, Bialocerkowski AE, Warden SJ and Crossley KM (2012) Physical therapies for Achilles tendinopathy: systematic review and meta-analysis. *Journal of Foot and Ankle Research* 5(15): 1146–1162

Tozzie P (2012) Selected fascial aspects of osteopathic practice. *Journal of Bodywork Movement Therapies* 16(4): 503–519

van der Wal J (2009) The architecture of the connective tissue in the musculoskeletal system: an often overlooked functional parameter as to proprioception in the locomotor apparatus. *International Journal of Therapeutic Massage and Bodywork* 2(4): 9–23

van Wingerden JP, Vleeming A, Buyruk HM and Raissadat K (2004) Stabilisation of the sacroiliac joint in vivo: verification of muscular contribution to force closure of the pelvis. *European Spine Journal* 13:199–205

Vleeming A, Pool-Goudzwaard AL, Stoeckart R, van Wingerden JP and Snijders CJ (1995) The posterior layer of the thoracolumbar fascia: its function in load transfer from spine to legs. *Spine* 20(7): 753–758

Vleeming A, Schuenke MD, Masi AT, Carreiro JE, Danneels L and Willard FH (2012) The sacroiliac joint: an overview of its anatomy, function and potential clinical implications. *Journal of Anatomy* 221(6): 537–567

Willard FH, Vleeming A, Schuenke MD, Danneels L and Schleip R (2012) The thoracolumbar fascia: anatomy, function and clinical considerations. *Journal of Anatomy* 22(6): 507–536

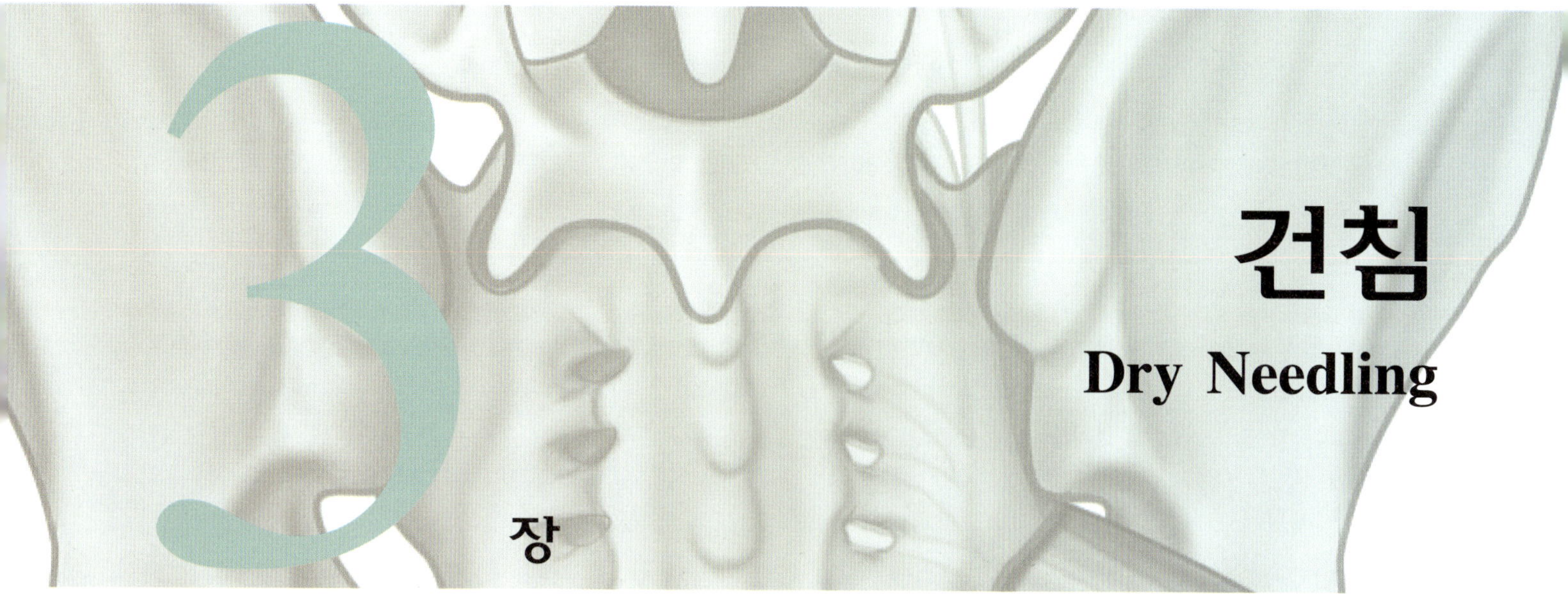

3장 건침 Dry Needling

오늘날 많은 치료사들이 도수치료의 보조도구로 건침(DN)을 많이 사용한다. 통증유발점 건침(DN)은 침술용 침(작은 직경의 미세한 실모양의 바늘)을 피부에 놓고 근막의 통증유발점을 향하게 하여 침과 결합조직 간의 독특한 상호작용을 유발시키는 침습적인 과정이다(Langevin et al., 2001).

건침(DN)은 정형도수치료의 일반적인 치료 테크닉이다(Dommerholt, 2011). 비록 다양한 건침 접근법이 있지만 더 일반적이고 최선의 접근법은 통증–과학관점에서 근막의 통증유발점을 목표로 하는 접근법이다. 통증유발점은 말초와 중추의 감작(peripheral and central sensitization)을 일으키는 말초통각성입력(peripheral nociceptive input)[1]의 지속적인 원인이다. 건침(DN)은 중추감작의 일부를 되돌릴 뿐만 아니라 국소통증과 연관통을 줄이고 관절가동범위와 근육 활성화 패턴을 개선시키고 통증유발점의 화학적 환경을 변화시킨다(Dommerholt, 2011).

Simons 등(1999)은 통증유발점을 다음과 같이 정의한다:

> 골격근의 긴장된 띠(taut band) 속에 존재하는 과자극 흥분성점(hyper–irritable spot)으로 압박, 이완, 과부하 또는 조직의 수축 시 통증을 일으키고 통증유발점에서 멀리 떨어진 지점으로부터 연관통과 반응을 보인다.

통증유발점은 가장 흔한 근골격계 통증 상태 중 하나로 여겨지며(Hidalgo–Lozano et al., 2010; Bron et al., 2011), 침해수용성입력(nociceptive input)의 일반적인 원천이며(Ge & Arendt–Nielsen, 2011), 근육활성화 패턴에 영향을 미치고, 그 결과 근육의 협응(muscle coordination)과 균형에 악영향을 미친다(Lucas et al., 2010). 말초 입력(peripheral input)의 제거는 잃어버린 조정과 균형을 회복하기 위해 필수적이다.

통증유발점의 가장 두드러진 특징 중 하나는 긴장된 띠 내에 위치(세포전위형성 활동[electrogenic activity]와는 무관한 몇 개 근섬유 내에서 수축)하고, 전체 근육에 관여하지 않는다는 점이다(Simons and Mense, 1998; Chen et al., 2007; Rha et al., 2011). 이 긴장된 띠들은 국소적인 근육 과부하의 산물로 여겨지는데, 과도한 편심성 또는 동심성 하중을 받고 근육이 그 하중에 적절히 반응하지 못하는 부위에서 국소적인 에너지 위기가 초래되는 것을 말한다(Gerwin, 2008; Mense and Gerwin, 2010).

사무직 종사자들에서 보이는 목과 어깨(상부어깨세모근[삼각근, deltoid muscle])에서의 최대치에 가까운 수축도 통증유발점을 유발하는 것을 밝혀졌다(Treaster et al., 2006; Hoyle et al., 2011).

1. 잠재적 손상을 감지하는 신체 능력.

통증유발점을 둘러싸고 있는 산도(pH)는 통각 수용기를 자극하기에는 너무 낮다(pH농도 5에 훨씬 못미친다)(Gautam et al., 2010). 따라서 근육은 가벼운 압력과 움직임 같은 자극에 반응하여 연관통이 유발된다(Dommerholt와 Fernandez-de-las-Penas, 2013).

근막의 통증유발점은 일반적인 근골격계 질환이어서(Hidalgo-Lozano et al., 2010; Bron et al., 2011) 배후에 병리가 있든 없든 발생할 수 있다(Freeman et al., 2009). 활동성 통증유발점(Active TPs)은 신경경로를 따라 신체 다른 곳에서 국소적이거나 다른 부위로 방사된 통증을 말하며 국소적인 경련반응이 종종 감지된다(Rha et al., 2011). 잠재성 통증유발점(Latent TPs)은 아직 활동하지 않아 방사통을 일으키지 않으나 통증유발점이 있는 근막에 압력이나 변형을 가하면 통증이 유발될 수 있다. 이러한 잠재성 통증유발점은 압력을 가할 때 통증유발점에서 이질통(allodynia)[2]이나 통증유발점에서 떨어진 부위에서 통각과민(hyperalgesia)[3]을 유발할 수 있다(Ge et al., 2008; Ge and Arendt-Nielsen, 2011).

많은 물리치료사와 임상가들은 현대적인 통증관리 접근법을 채택하고 통증을 호소하는 환자의 검사, 평가 및 치료적 개입으로 단계적 운동, 운동 회복 및 자세를 통합한다(Nijs et al., 2010; Hodges and Tucker, 2011; Dommerholt and Fernandez-de-las-Penas, 2013).

Dommerholt 와 Fernandez-de-las-Penas(2013)는 운동 접근법이 말초 통각 입력(peripheral nociceptive input)을 제거하지 않고도 지속적인 통증 상태를 해결하기에 충분한지 의문을 제기하였다.

Mosely(2003, 2012)는 신체가 위험을 감지하고 뇌가 그 통증을 제거하기 위한 행동을 요구할 때 통증은 뇌에 의해 생성된다고 말한다. 따라서 DN의 원하는 통증감소 효과는 특히 지속적인 통증 상태(Melzack, 2001; Ge and ArendtNielsen, 2011)와 비정상적인 운동패턴(Lucas et al., 2004, 2010)에서 생리 심리 사회적 모델(Gerwin and Dommerholt, 2006)을 고려해야만 한다.

최근 몇 년간, 과학적 관점에서 침술로 통증을 감소시킬 수 있는 메커니즘에 대한 상당한 양의 연구가 이루어졌다. 이것은 체성 감각(somatosensory), 변연계(limbic), 기저핵(basal ganglia), 뇌줄기(brain stem) 및 소뇌(cerebellar) 영역에서 대뇌피질 반응으로 인한 진통 효과가 있음을 보여 주었는데, 이는 침술이 통증을 변경하는 기전이 신경조절성(neuromodulatory)임을 시사한다(Huang et al., 2012; McGrath와 White, 2015). Napadow 등(2007)은 침 놓는 동안 시상하부의 활성화와 편도체의 비활성화를 보여주었다(둘 다 통증 처리과정에 관련됨). 환자나 대상자를 치료할 때, 자신이 하는 일을 어떻게 설명하는지는 필수적이다. 지속적인 통증의 원인이 단지 국소적인 근육의 병리 때문만인 것으로 말하는 것은 피해야 한다(Nijs et al., 2010; Puentedura와 Louw, 2012).

통증유발점 건침 동안, 바늘은 피부를 관통하고 얕은 근막 및 깊은 근막을 통과한다(Langevin과 Huijing, 2009; Findley, 2012). 바늘을 삽입한 후 바늘을 돌리면 콜라겐 덩어리들이 당겨져 주변 결합조직이 바늘을 축으로 감싸게 된다(Langevin et al., 2002)(그림 3.1 참고). 이렇게 국소 부위의 내부조직이 당겨지기 때문에, 근막층 내에서 바늘로부터 최대 몇 인치까지 움직임을 만들 수 있다(Langevin et al., 2004). 회전량을 늘리면 바늘이 회전하는 동안 조직 변위의 선형 증가를 용이하게 하고(Langevin et al., 2004), 점탄성의 완화, 섬유아세포의 평편화(flattening of the fibroblasts), 세포골격의 리모델링(remodeling)을 만든다(Langevin et al., 2011).

건침(DN) 훈련을 시작하기에 앞서 현재의 안전지침 금기사항, 해부학적 고려사항, 위생가이드라인(흉부를 언제 어떻게 바늘로 찌르는 지 등), 장갑사용법과 바늘처리규정에 대한 철저한 지식과 해부학적 지식(폐, 동맥, 신경)에 대한 확인도 중요하다.

더 많은 정보를 얻으려면, Trigger Point Dry Needling: An Evidence and Clinical Based Approach (Dommerholt 와 Fernandez-de lasPenas, 2013)를 추천한다.

2. 이질통은 보통 통증을 유발하지 않는 자극으로 인한 통증이다.
3. 통각과민은 통증에 대한 민감도가 높아진 것으로, 신경세포나 말초신경의 손상으로 인해 발생할 수 있다.

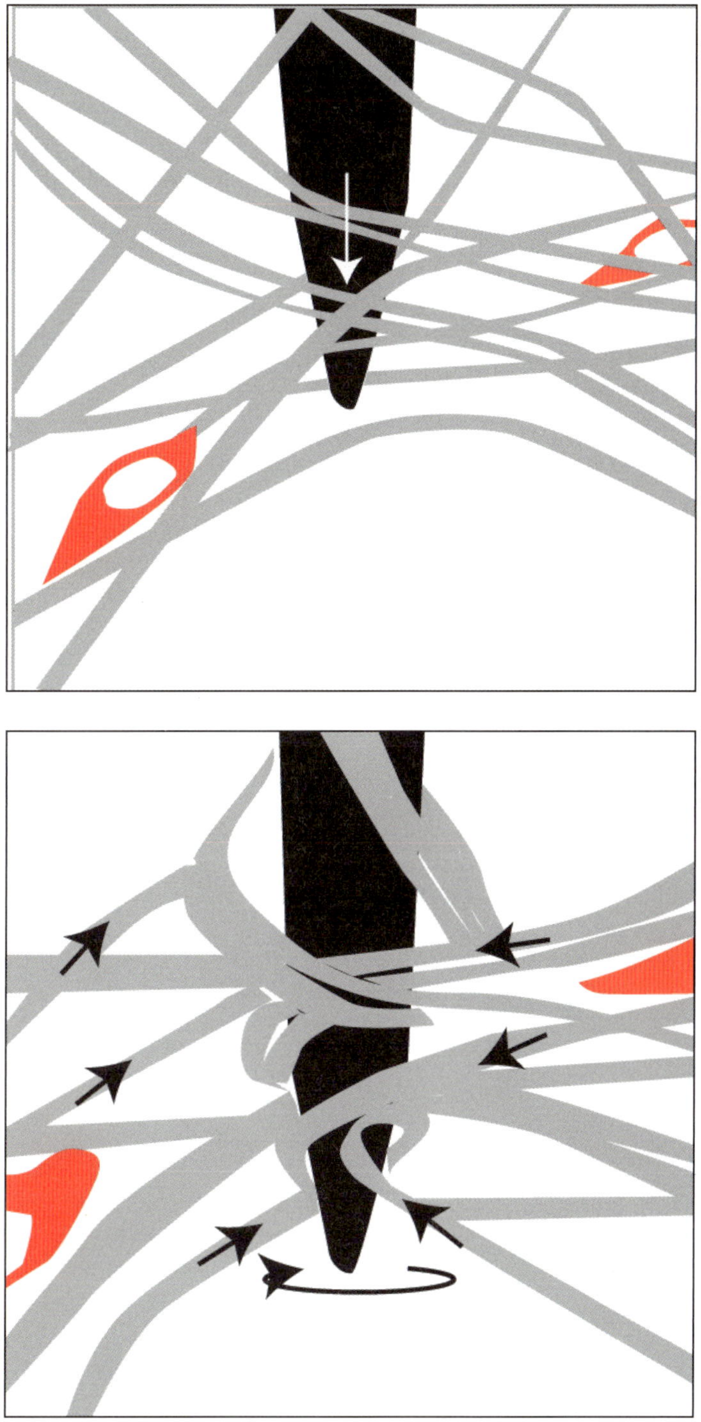

그림 3.1: "Winding–up" 침술 타륜의 효과

참고문헌(Reference)

Bron C, Dommerholtz J and Stegenga B (2011) High prevalence of shoulder girdle muscles with myofascial trigger points in patients with shoulder pain. *BMC Medicine* 9: 8

Chen Q, Bensamoun S, Basford JR, Thompson JN and An KN (2007) Identification and quantification of myofascial taut bands with magnetic resonance elastography. *Archives of Physical Medicine and Rehabilitation* 88(12): 1658–1661

Dommerholt J (2011) Dry needling: peripheral and central considerations. *Journal of Manipulative Therapy* 19(4): 223–227

Dommerholt J and Fernandez-de-las-Penas C (2013) *Trigger Point Dry Needling: An Evidence and Clinical Based Approach*. Oxford: Churchill Livingstone

Findley TW (2012) Fascia science and clinical applications: a clinician/researcher's perspectives. *Journal of Bodywork and Movement Therapies* 16(4): 67–75

Freeman MD, Nystrom A and Centeno C (2009) Chronic whiplash and central sensitisation; an evaluation of the role of a myofascial trigger point in pain modulation. *Journal of Brachial Plexus and Peripheral Nerve Injury* 4(1): 2

Gautam M, Benson CJ and Sluka KA (2010) Increased response of muscle sensory neurons to decreases in pH after muscle inflammation. *Neuroscience* 170: 893–900

Ge HY and Arendt-Nielsen L (2011) Latent myofascial trigger points. *Current Pain and Headache Reports* 15(5): 386–392

Ge HY, Zhang Y, Boudreau S, Yue SW and Arendt-Nielsen L (2008) Induction of muscle cramps by nociceptive stimulation of latent myofascial trigger points. *Experimental Brain Research* 187(4): 623–629

Gerwin RD (2008) The taut band and other mysteries of the trigger point: an examination of the mechanisms relevant to the development and maintenance of the trigger point. *Journal of Musculoskeletal Pain* 16: 115–121

Gerwin RD and Dommerholt J (2006) Treatment of myofascial pain syndromes. In: Boswell MV and Cole BE (eds) *Weiner's Pain Management, a Practical Guide for Clinicians*. Boca Raton, Florida: CRC Press

Hidalgo-Lozano A, Fernandez-de-las-Penas C, Alonso-Blanco C, Ge HY, Arendt-Nielsen L and Arroyo-Morales M (2010) Muscle trigger points and pressure pain hyperalgesia in the shoulder muscles in patients with unilateral shoulder impingement: a blinded, controlled study. *Experimental Brain Research* 202: 915–925

Hodges PW and Tucker K (2011) Moving differently in pain: a new theory to explain the adaptation of pain. *Pain* 152(3): S90–S98

Hoyle JA, Marras WS, Sheedy JE and Hart DE (2011) Effects of postural and visual stressors on myofascial trigger point development and motor unit rotation during computer work. *Journal of Electromyography and Kinesiology* 21(1): 41–48

Huang W, Pach D, Napadow V, Park K, Long X, Neurmann J, Maeda Y, Nierhaus T, Liang F and Witt CM (2012) Characterising acupuncture stimuli using brain imaging with FMR: a systematic review and meta-analysis of the literature. *Deutsche Zeitschrift für Akupunktur* 55(3): 26–28

Langevin HM, Bouffard NA and Fox JR (2011) Fibroblast cytoskeletal remodelling contributes to connective tissue tension. *Journal of Cellular Physiology* 226: 1166–1175

Langevin HM, Churchill DL and Cipolla MJ (2001) Mechanical signalling through connective tissue: a mechanism for the therapeutic effect of acupuncture. *FASEB Journal* 15(12): 2275–2282

Langevin HM, Churchill DL and Wu J (2002) Evidence of connective tissue involvement in acupuncture. *FASEB Journal* 16: 872–874

Langevin HM and Huijing PA (2009) Communicating about fascia: history, pitfalls, and recommendations. *International Journal of Therapeutic Massage and Bodywork* 2: 3–8

Langevin HM, Konofagou EE and Badger GJ (2004) Tissue displacements during acupuncture using ultrasound elastography techniques. *Ultrasound Medical Biology* 30: 1173–1183

Lucas KR, Polus BI and Rich PS (2004) Latent myofascial trigger points: their effects on muscle activation and movement efficiency. *Journal of Bodywork and Movement Therapies* 8(3): 160–166

Lucas KR, Rich PA and Polus BI (2010) Muscle activation patterns in the scapular positioning muscles during loaded scapular plane elevation: the effects of latent myofascial trigger points. *Clinical Biomechanics* 25: 765–770

McGrath S and White P (2015) The Role of Acupuncture in Neuropathic Pain Management: An Extended Literature Review. Unpublished MSc Literature Review, University of Southampton.

Melzack R (2001) Pain and the neuromatrix in the brain. *Journal of Dental Education* 65(12): 1378–1382

Mense S and Gerwin RD (2010) *Muscle Pain: Understanding the Mechanisms.* Berlin: Springer-Verlag

Moseley GL (2003) A pain neuromatrix approach to patients with chronic pain. *Manual Therapy* 8(3): 130–140

Moseley GL (2012) Teaching people about pain: why do we keep beating around the bush? *Pain Management* 2(1): 1–3

Napadow V, Kettner N, Lui J, Li M, Kwong KK, Vangel M, Makris N, Audette J and Hui KK (2007) Hypothalamus and amygdala response to acupuncture stimuli in carpal tunnel syndrome. *Pain* 130(3): 254–266

Nijs J, van Houdenhove B and Oostendorp RA (2010) Recognition of central sensitisation in patients with musculoskeletal pain: application of pain neurophysiology in manual therapy practice. *Manual Therapy* 15(2): 135–141

Puentedura EL and Louw A (2012) A neuroscience approach to managing athletes with low back pain. *Physical Therapy in Sport* 13(3): 123–133

Rha DW, Shin JC, Kim YK, Jung JH, Kim YU and Lee SC (2011) Detecting local twitch responses of myofascial trigger points in the lower back muscles using ultrasonography. *Archives of Physical Medicine and Rehabilitation* 92(10): 1576–1580

Simons DG and Mense S (1998) Understanding and measurement of muscle tone as related to clinical muscle pain. *Pain* 75(1): 1–17

Simons DG, Travell JG and Simons LS (1999) *Myofascial Pain and Dysfunction: The Trigger Point Manual*. Baltimore: Williams and Wilkins

Treaster D, Marras WS, Burr D, Sheedy J and Hart D (2006) Myofascial trigger point development form visual and postural stressors during computer work. *Journal of Electromyography and Kinesiology* 16(2): 115–124

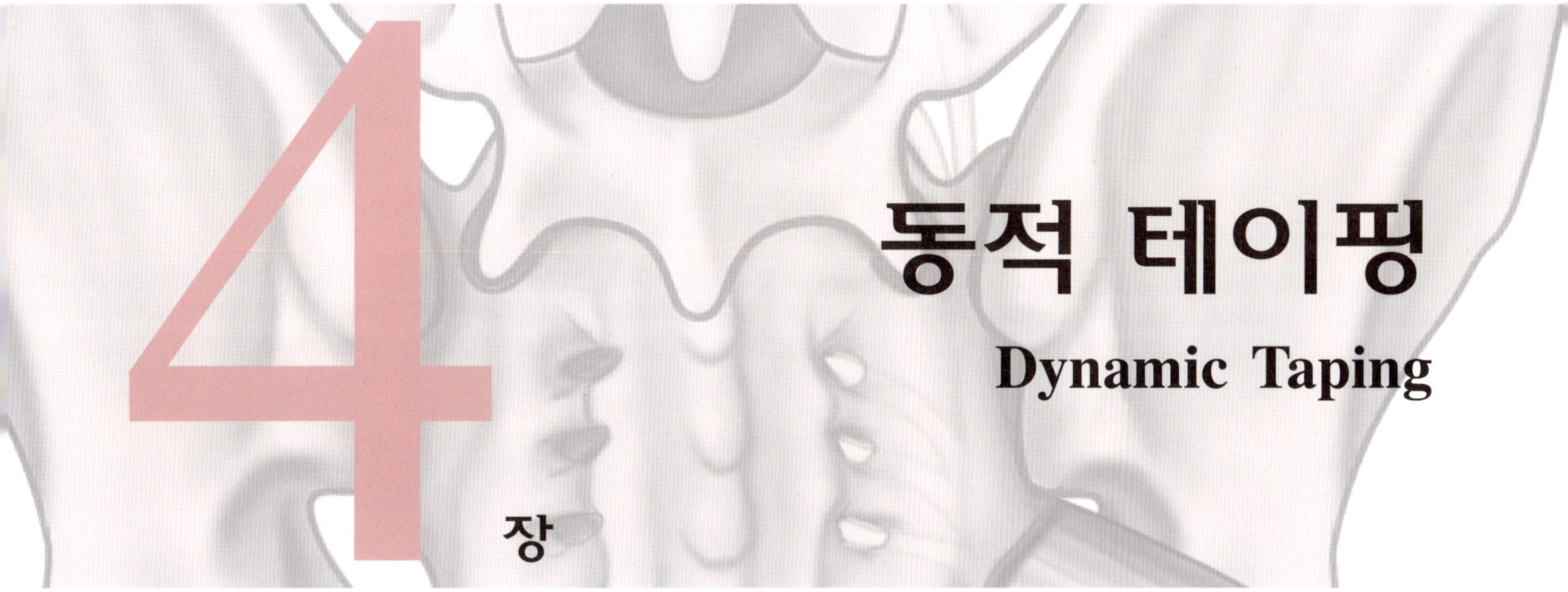

4장 동적 테이핑

Dynamic Taping

동적 테이핑은 Ryan Kendrick에 의해 제공되고, 텍스트가 작성되었다.

역사적으로, 테이핑 방법은 운동 패턴을 조정(관절 운동학) 또는 보조적인 움직임을 만들어내는 것을 목적으로 하고 있다(생리적인 움직임의 동작을 통해).

예:

- 외측 발목 염좌를 관리 또는 예방하기 위한 발바닥 굽힘(저측굴곡, plantar flexion)과 내측번짐(내번, inversion)의 제한 (Trégouët et al., 2013)
- 무릎넙다리(슬개대퇴, patellofemoral), 통증 증후군의 관리에 있어서 무릎뼈(슬개골, Patella)의 측방 이동의 저항 (McConnell, 1996; Lee and Cho, 2013)
- 멀리건의 접근법 (Mau and Baker, 2014; Yoon et al., 2014)

문헌의 뒷받침은 많은 요인에 달려있다(신체 영역, 기법, 임상 상태, 병리병기[pathological stage] 결과의 척도). 근전계(EMG) 조정을 다루고 이동범위를 제한할 때 적절한 증거는 강직테이프의 역할을 뒷받침 가능하다(O'Sullivan et al., 2008; Franettovich et al., 2010; Maguire et al., 2010; Lee and Cho, 2013; Trégouët et al., 2013; Shaheen et al., 2014). 최근, 탄력 붕대 및 운동학 테이프 사용에 대한 지지가 나타나고 있다(Cornwall et al., 2013; Song et al., 2014).

많은 연구들(Vicenzino et al., 1997; Harradine et al., 2001; Noland and Kennedy, 2009)은 운동 후에 경직된 테이핑(테이프 피로)의 무결성을 알아내고, 테이핑 후에 얻은 즉각적인 개선이 운동 후 현저하게 감소된 것으로 나타났다. 더욱 최근에 탄성 테이프의 성능이 약간 향상하는 것을 알 수 있다. 그러나 이 증거는 비교적 빈약하다(Abián-Vicén et al., 2009).

동적 테이핑의 목적 (Aims of Dynamic Taping)

동적 테이핑은 근건 단위(MTU)에 대한 기이한 부담을 감소시키는 것을 목적으로 하고 있다. 특정 방법으로 테이핑하면 감속력이 발생하고 감속이 완료되면 탄성 잠재력이 축적된다. 섬유 단축의 시작은 에너지를 다시 운동 사슬로 방출하고 다시 동심원 사이클로의 전환을 돕는다.

테크닉은 다음 내용을 목적으로 하고 있다:

- 관절 가동 범위를 제한하지 않고 강한 기계적 효과
- 감속과 그것에 따른 범위를 통한 하중 흡수
- 관절 가동 범위에 영향을 주지 않고 근육의 기능 변경 (능동적 보조, 중력에 대한 저항)
- 동작 패턴의 변화, 액세서리 동작의 도입 (Mulligan과 McConnell 기법과 비슷하다), 관절 가동 범위 제한 없이 테이프의 강한 반동력을 사용
- 중요한 운동 경기(테이프 피로의 경감) 후 (며칠 동안) 이 영향들을 유지
- 잠재적 통증 감소
- 운동 제어 및 고유수용성 및 림프계에 대한 잠재적인 영향

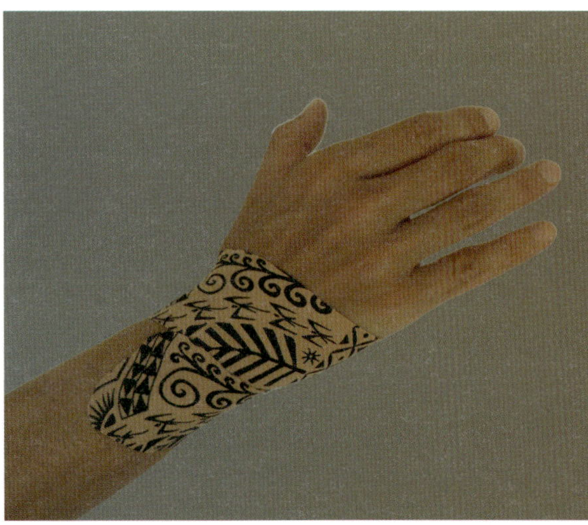
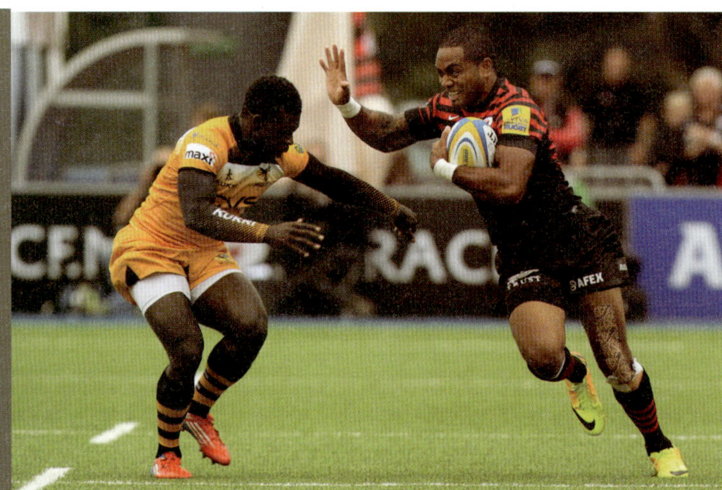
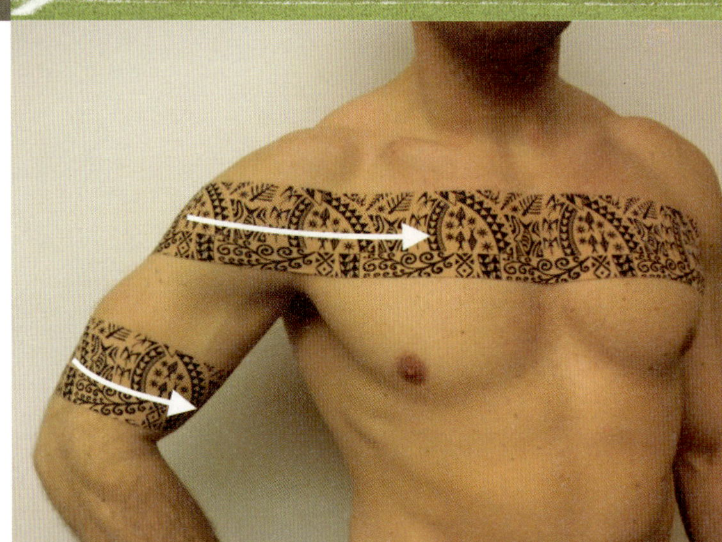

그림 4.1: 동적 테이핑의 다양한 효과의 예

동적 테이프의 속성 (Properties of Dynamic Tape)

- **4방향 스트레칭:** 복잡한 작업 중에는 움직임을 제한하지 말아라. 특히 팔다리를 휘감거나, 여러 개의 관절을 건너거나, 중간선을 가로질러 테이핑할 경우, 서로 교차하는 테이프의 적용은 반동 효과를 줄이거나 관절운동범위를 제한하지 않으며, 피부 견인(그리고 그로인한 물집)의 감소; 근육의 깃모양도 고려하며, 근육의 작용의 모방을 허용하거나 동시에 복수의 방향력을 제공할 수 있다.
- **강한 저항과 반동:** 뚜렷한 감소와 활동을 보조한다. 파워 밴드는 적용 전에 2개 이상을 함께 겹쳐 붙여 생성할 수 있다.
- **견고한 끝점이 없는 고도의 스트레치:** 근육을 짧게 할 때 약간의 저항이 있고, 길어짐에 따라 긴장이 생긴다. 단단한 끝느낌이 없이 원래 길이의 2배로 성장해야 한다.
- **부하의 경감:** 테이프를 빠르게 잡아당기면 더 많은 저항을 얻는다. 제대로 붙여 넣으면 테이프가 피로하지 않고, 부작용이 적어지고, 착용 시간이 길어진다.

생체역학적 원리 (Biomechanical Principles)

지레 (Levers)

3개 종류의 지레가 있다: 첫 번째, 두 번째, 그리고 세 번째 지레 등급은 받침점에 대한 저항과 힘의 방향에 따라 결정된다(그림 4.2–4.4 참고).

근육 길이의 영향

모든 근육은 동심성 수축하고 등척성으로 자세를 유지하고, 편심성(신장성)으로 길이를 늘리는 능력을 갖추고 있다. 그렇게 함으로써 근육들은 모두 중추신경계에 고유의 느낌을 준다. 근육은 중간 범위에서 작동할 때 가장 효율적이고, 최적의 힘을 만들어 낸다. 근육은 정상이거나 습관적인 길이와 비교하여 단축되거나 늘어난 범위에서 기능하는 것이 요구되는 경우, 비효율적이며 기능적으로 약할 수 있다.

근육의 구조는 힘을 만들어내는 능력에도 영향을 미친다. 긴 지레를 가진 근육은 관절 가동 범위를 생산할 때 생체 역학적으로 매우 효율적이다. 이들은 관절의 축이나 편심 운동에서 과도한 움직임을 방지하는데 특별히 효율적이지 않다. 반대로, 지레가 짧은 근육은 과도한 움직임을 제한하고 이를 통해 과도한 스트레스로부터 보호하기 위해 축을 제어하는 데 효율적이다.

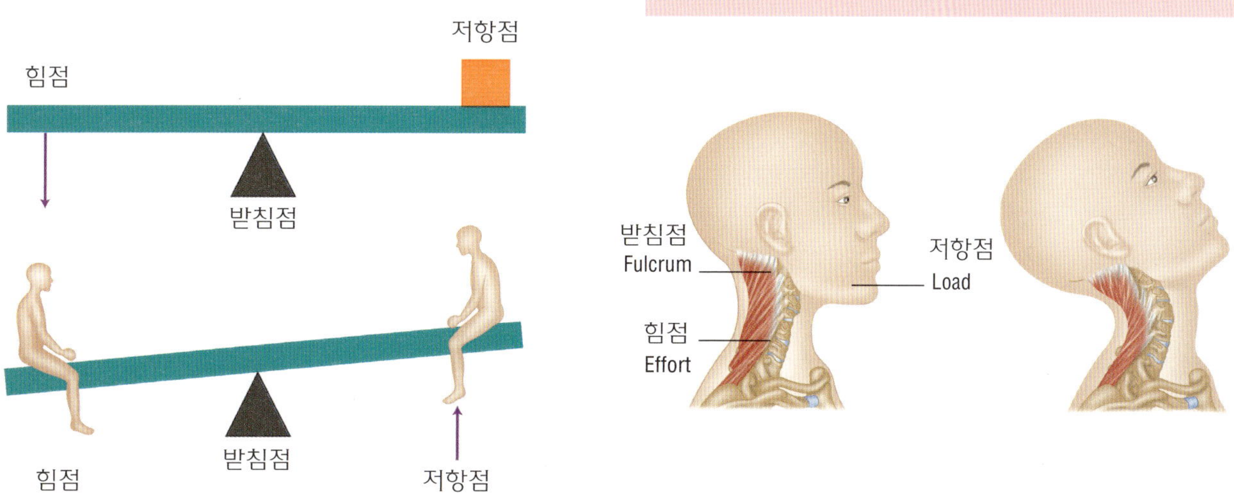

그림 4.2: *제1종 지레: 부품의 상대적인 위치는 저항점–받침점–힘점이다. 예는 시소와 한 쌍의 가위이다. 몸에서 예는 머리와 목을 스트레칭 능력이다: 여기에 얼굴의 구조는 저항점이며 대퇴 후 머리 관절은 받침점임으로, 뒷목의 근육은 힘점을 제공한다.*

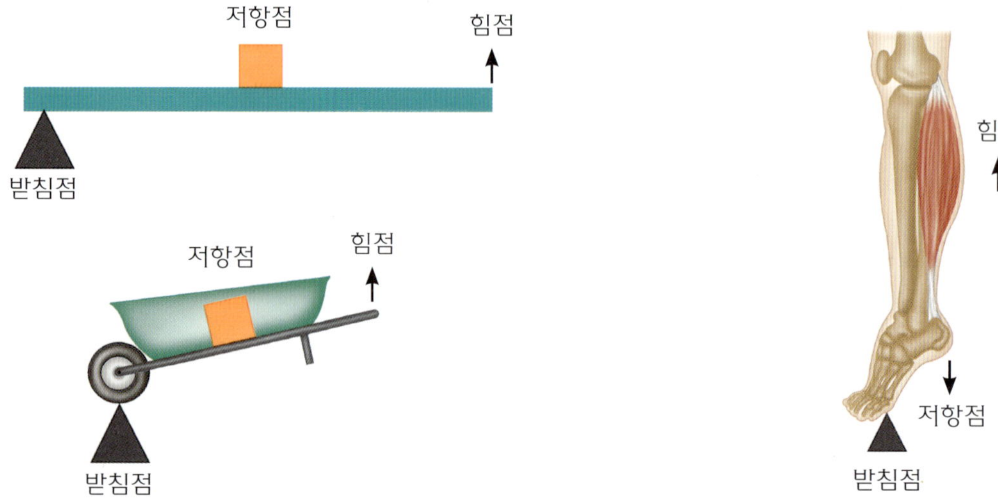

그림 4.3: *제2종 지레 : 구성 요소의 상대적 위치는 받침점 – 저항점 – 힘점이다. 가장 좋은 예는 수레이다. 신체의 경우, 발뒤꿈치를 바닥에서 올리는 능력이다: 여기에 발바닥의 공은 받침점이며, 무게는 저항점이고, 종아리 근육은 힘점을 제공한다. 2종 지레는 힘을 위해 속도와 가동범위가 희생된다.*

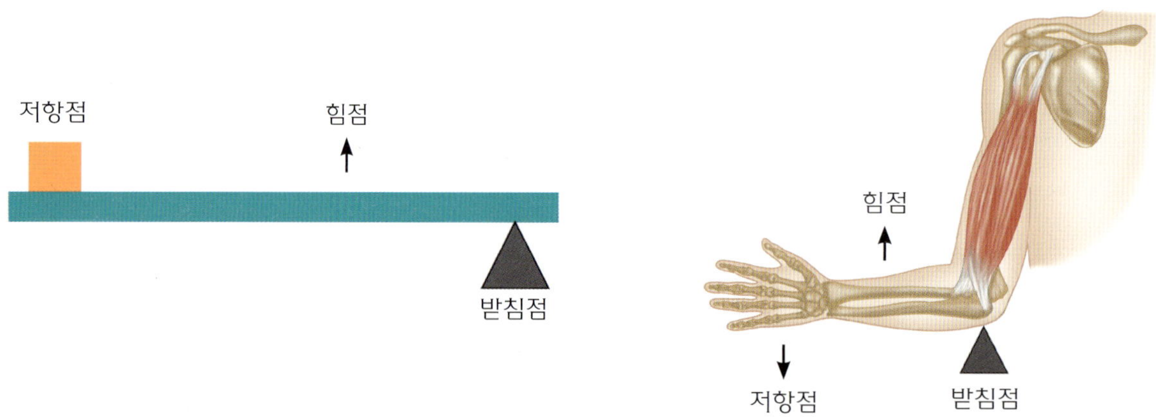

그림 4.4: *제3종 지레 : 구성 요소의 상대적인 위치는 저항점 – 힘점 – 받침점이다. 한 쌍의 핀셋이 그 예이다. 체내에서는 대부분의 골격근이 같이 작용한다. 예를 들어, 전완을 구부리는 것이다: 여기에 손에 쥐어진 것은 저항점이다. 위팔두갈래근은 힘점을 제공한다, 그리고 팔꿈치 관절은 받침점이다. 제 3종 지레는 속도와 가동범위를 위해 강도가 떨어진다.*

동적 테이핑의 기본 사항 (Fundamentals of Dynamic Taping)

진정한 기계적 효과를 얻으려면 3가지 조건이 충족되어야 한다. 테이핑 기법은 다음과 같아야 한다.

- **하나 이상의 관절 교차** – 관절에서 움직임에 직접적인 기계적 효과가 있는 테이프의 경우, 해당 관절을 지나 양쪽의 지레에 부착해야 한다.
- **짧은 위치에 적용** – 테이프는 짧게 사용해야 하며, 길어짐이 시작됨과 동시에 감속력이 전달된다.
- **지레의 적절 사용** – 테이프는 잘 접착될 수 있어야 하며, 영향을 미치기 위해 감싸하고 있는 지레를 잘 지지할 수 있어야 한다. 부드러운 조직이 많이 있으며, 일부 신체 부위는 다른 부위보다 테이프로 붙어 있다.

나선형 또는 분할 기술은 연부조직 장력을 먼저 흡수하고 지레에서 효과를 얻는데 사용된다. 이것이 달성되지 않으면 연부조직의 움직임이 많지만, 지레에 기계적인 영향은 거의 없다.

다시 한번, 연부조직 장력을 먼저 흡수할 수 있지만, 여전히 고무 밧줄과 같은 효과를 내기에 충분한 신축성과 반동을 남기는 데는 높은 신축성이 필요하다.

기계적 기전 (Mechanical Mechanisms)

"근거 중심 의학" 분야의 리더인 데이비드 새킷(David Sackett) 교수는 문헌에 나와 있는 증거가 환자 및 임상의에 특정한 요소에 비추어 통합되고 포함되어야 한다고 설명했다. 환자의 희망과 기대 사항을 고려해야 하며 임상의에게 숙련된 평가와 진단이 필요하다.

각각의 모든 경우에서 신뢰할 수 있고 민감하며 특정한 연구가 있을 수 없기 때문에, 임상 경험과 타당한 임상 추론은 연구에서 입증된 것과 제시된 환자 사이의 격차를 줄여야 한다. 따라서 잠재적 이익을 고려할 때 위험이 수용 가능한 것으로 간주하는 경우에만 관련 개입을 고려하고 적용할 수 있다.

"환자의 곤경에 대해 무작위로 시행된 시험이 없다면 우리는 그 다음 최선의 외부 증거로 그 흔적을 따라야 하고 거기에서 일해야 한다."(Sackett et al., 1996)

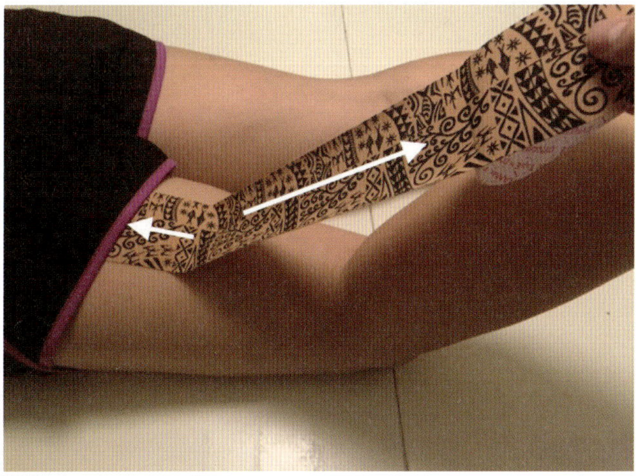

(a)

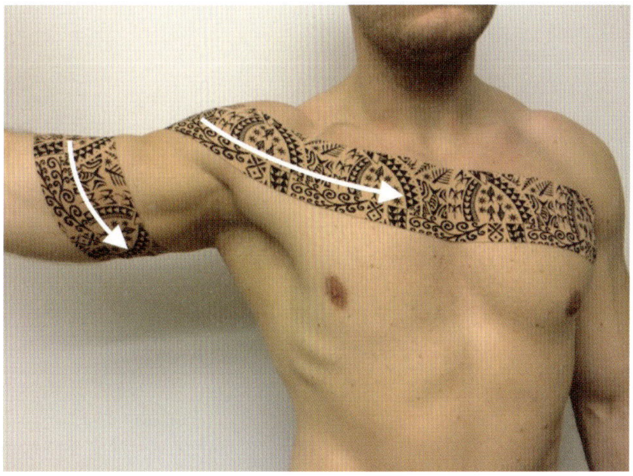

(b)

그림 4.5: 동적 테이핑의 기본 사항: (a) 짧은 위치에 적용된 하나 또는 하나 이상의 관절을 가로지르는 경우, (b) 지레에서 좋은 효과를 얻는 경우, 나선형 또는 분할 기술을 사용하는 경우

힘 생성 및 에너지 흡수, 저장 및 방출

부착된 테이프는 근육의 정지점을 넘고 그렇게 함으로 확장되어 기계적 이점을 준다. 피부의 테이프 위치는 회전축에서 더 멀리 위치한다. 그 결과, 테이프는 MTU(근 힘줄 단위, Musculotendinous Unit) 자체보다 더 멀리 그리고 빠르게 늘어나므로 하중을 흡수 및 분산하고 MTU의 작업 및 에너지 흡수 요구 사항을 줄인다. 또한, 테이프가 최대 신장하였을 때 외부 범위에 기여하는 탄성 에너지는 길이 – 장력 관계에 의해 결정되는 근육의 기계적 부족을 보상하는 데 도움이 된다. 탄성 반동은 조기 부상에서 내부 근육 힘을 감소시켜 제어된 부하를 통해 MTU에 과도한 힘을 주지 않고 움직임을 허용한다(기능적 치료 반응, 보상 전략 감소 및 통증 억제 허용).

동적 테이핑은 필요한 힘을 외부에 제공하여 영향을 받는 관절에서 하중 흡수 요구사항을 줄이는 것을 목표로 한다. 건병증(tendinopathy)과 관련된 통증은 부하에 따라 다르다(더 많은 통증을 유발한다). 부하는 힘줄 병증(조기 반응, 파손, 퇴행성)을 진행시키지만 회복을 위해서는 필수적이다(Cook and Purdham, 2009).

강제 폐쇄 강화

Panjabi(1992)는 3개의 하위 시스템(subsystems)의 통합에 대해 안정성을 설명하고 그 협조적인 동작은 관절을 가로질러 효과적으로 또는 최적의 하중 전달을 가능하게 한다. 3개의 하위 시스템은 수동적, 능동적 및 신경(신경 운동 제어) 하위 시스템이다. 수동적 하위 시스템은 관절의 구조 및 추간판 및 인대 등의 수동적 구속 구조에 크게 관계하고 종종 "형태 폐쇄"로 일컫는다. 능동적 하위 시스템은 관절에 힘을 가하면 기능을 가진 MTU이다. 따라서 이 기능은 '강제 폐쇄'라고 한다. 신경 하위 시스템은 중추 및 말초 신경계를 포함하고, 시스템의 안정성 및 효율성을 유지하기 위해 근육의 적시에 협조적인 활성화를 한다.

Panjabi 또한 어느 정도의 시스템 변경이 다른 시스템 중 하나에 의해 보상되는 것을 시사하고 있다.

Vleeming 등(1992)은 50뉴턴의 힘으로 추가된 엉치엉덩관절(천장관절, sacroiliac joint)이 시상 늑골의 움직임을 상당히 줄이는 데 충분하다는 것을 보여주었다. 그들은 이 힘을 한 쌍의 신발 끈을 묶는 강도와 동일한 것으로 간주했다. Cholewicki 등(1999)은 복강 내의 압력을 증가시키고 복부 벨트를 착용하는 것은 척추 안정성을 많이 증가시킨다는 것을 증명했다.

테이핑 용도는 엉치엉덩관절(천장관절, sacroiliac joint)을 가로질러 직접 힘을 추가할 수 있거나 복강 내압의 발생을 돕기 위해 전 복벽을 제대로 지지할 수 있다.

조직 스트레스 완화

탈 부하테이프(De-loading tapes)는 임상 현장에서 일반적으로 사용되며 대상 근육과 주위의 연부조직을 짧게 이완된 위치에 배치(수동으로 모으거나 "꼬집는") 다양한 테이핑 기술을 사용하여 고정한다(McConnell, 2000).

Hug 등(2014)은 그렇게 테이핑하는 것은 조직 스트레스의 감소를 가져올 것을 보여 주었다(조직의 강성을 감소시킨다). 이것은 (힘줄 병증에 기여하는 요소로 보여진다) 압축 하중에 영향을 미칠 수 있고, 또한 기계 감수성 신경 조직을 테이핑할 때에도 도움이 될 수 있다. 동적 테이핑 테이프의 탄력적인 반동 특성은 모든 범위의 움직임을 가능하게 하는 동시에, 매우 효과적인 운동강도 저하(de-loading)를 만들어낸다.

운동학 수정

변형된 운동학은 많은 부상과 관련 있을 수 있다(Cornwall, 2000; Raissi et al., 2009; Ryan et al., 2009; Rathleff et al., 2012). 이것은 잘못된 기술 및 장비, 약점, 억제, 통증, 교육의 잘못, 그리고 불충분한 회복 기간과 적응 기간 등 다양한 요인에 의해 악화할 가능성이 있다. 동적 테이핑은 언급된 변경된 운동학을 수정하는 것을 돕고 있다(비 수축 요소의 강성을 높이고, 힘의 발생에 기여하고 근육의 길이 – 장력 관계를 개선하기).

엉치엉덩관절(천장관절) 고려해야 할 점

- 엉치엉덩관절은 척추와 다리 사이의 효과적인 하중 전달에 필수적이다(Vleeming et al., 2012).
- 엉치엉덩관절 기능장애, 골반대 통증 및 잘못된 부하 이동은 엉치엉덩관절 기능부족이라고 되어왔다(Cusi et al., 2013).
- 엉치뼈 전굴(sacral nutation)은 부하 위치와 관련하여 반응은 부하가 없는 위치에 관련한다.
- 똑바로 직립하는 것은 앉거나 엎드려 눕는 것을 똑바로 눕는 것과 비교할 때처럼 전굴(nutation)의 증가와 관련있다(닫힌 자세).
- 엉치뼈 전굴(sacral nutation) 골반 힘폐쇄에 필수적이며, 후굴에 의해 긴장된 긴등쪽인대(long dorsal ligament)를 제외한 대부분의 엉치엉덩관절 인대들을 팽팽하게 한다.
- 골반대 통증에서의 비대칭은 환부에 후굴의 발생과 함께 입증되어왔다(Mens et al., 1999; Hungerford et al., 2003).
- 근육 활동, 특히 큰볼기근(대둔근), 척주세움근(척주기립근), 넙다리두갈래근(대퇴이두근), 배가로근(복횡근), 배속빗근(내복사근) 근력 저하에 기여할 수 있다(Richardson et al., 2002; van Wingerden et al., 2004).
- 근육 활동의 변화는 다음을 포함시켜 골반이음 구조 통증 집단으로 입증되어 있다(Hungerford et al., 2003):
- ***큰볼기근(대둔근) - 동측성 지연, 쇠약 및 활동의 증가***
- ***배속빗근(내복사근) - 자세의 동측성 지연***
- ***넙다리두갈래근(대퇴이두근) - 더 빨리 활성화하고 활동성을 높여준다.***
- ***뭇갈래근(다열근) - 자세의 동측성 지연***
- 등쪽 엉치엉덩관절 인대, 넙다리두갈래근(대퇴이두근) 및 모음근(내전근)의 SPECT-CT[1] 영상에서 나타난 흡수 증가를 수반하는 대사장애(Cusi et al., 2013)는 이상 부하를 제안하며 EMG 연구와 결합하면 근골격계/인대 연결과 후굴에 대응하여 역량을 회복할 수 있는 충분한 장력을 발생시키려는 시도를 제안한다.
- 외부 골반 압박은 엉치엉덩관절(천장관절)의 이완을 저하시켜서 허리 골반의 운동을 변화시켜 안정화 근육 조직의 선택적 동원 변경(넙다리두갈래근의 반응 시간 증가, 넙다리두갈래근의 과활성화의 저하를 포함한다.) 그리고 통증을 감소시킨다(Arumugam et al., 2012).

1. 단일 광자 방출 컴퓨터 단층 촬영 영상이 컴퓨터 단층 촬영 영상과 병합되거나 결합되는 영상 양식.

생리학 기전 (Physiological Mechanisms)

통증 생리학

연구 및 임상 관찰 결과, 개인이 경험할 수 있는 통증의 정도는 조직 손상의 정도에 직접적으로 비례하지 않는다고 한다. 경미한 부상은 만성적이고 쇠약해지는 통증을 초래할 수 있으며 심한 손상은 통증이 훨씬 적어 완전히 회복될 수 있다(Beecher, 1946, 1955, 1960). 생화학적 및 신경 원성 기여가 문헌에 보고되어 있으며, 일부 수동 요법 기술에 따라 비 오피오이드 매개 통각 과민이 발생한다는 좋은 증거가 나타나고 있다(Abbott et al., 2001; Paungmali et al., 2004; Milner et al., 2006 Vicenzino et al., 2007; Franettovich et al., 2008; van Wilgen and Keizer, 2011).

통증은 어떻게 감지되는가?

통증 수용체(통각 수용체)는 척수의 특정 부위에 신호를 보낸다. 이러한 메시지는 이 수준에서 그것들을 약화시키거나 그것들을 증가시키기 위해 작용될 수 있다. 이 신호는 척수의 신경을 따라 뇌로 이동하여 본질적으로 어떤 필터를 통과하거나 여러 가지 요인에 짓눌려 있다. 여기에는 신념, 기대, 과거의 경험, 사회적 맥락, 환경 등의 요인이 포함되지만 이에 국한되지는 않는다(Moseley, 2007).

이 과정이나 분석의 결과는 경험한 통증의 정도를 결정한다. 즉, 통증은 단순히 감각 입력이 아니라 복잡한 과정으로 인한 결과이다(Moseley, 2007). 이것을 맥락에 두고, 무릎의 골관절염에 대한 수치스런 수술을 살펴본 최근의 연구는 이것이 실제 절차만큼 효과적이라는 것을 보여주었다(Moseley et al., 2002). 만약 사람들이 그것이 덜 유해한 자극을 받을 것이라고 믿는다면, 그들은 일반적으로 그들이 투여한 자극이 실제로 동일하지만, 더 통증스러운 자극을 받게 될 것이라는 말을 듣는 것보다 덜한 통증을 호소한다.

일부 만성 통증 상태에서 통증은 중추적인 매개로 간주된다. 척수 수준에서 발생하는 변화(예: 억제성 중추신경계의 상실) 이상은 통증(통각 과민)을 증폭시킬 수 있다. 유사하게, 일반적으로 접촉과 압력을 담당하는 신경섬유(기계 수용체)는 침해 수용 섬유가 정상적으로 차지하는 척수 영역으로 자랄 수 있다. 그런 다음 통각 수용체를 넓은 동적 뉴런으로 전환시킨다.

결과적으로, 기계적 수용체의 접촉 또는 압력에 의한 자극은 마치 침해 수용성 섬유에서 유래한 것처럼 척수로 전달될 수 있으며, 따라서 정상적인 가벼운 접촉이 통증으로 경험될 수 있다(Latremoliere and Woolf, 2009).

어떻게 동적 테이핑이 통증에 영향을 나타낼까?

동적 테이프(dynamic tape)의 적용은 여러 가지 방법으로 통증 경로에 영향을 줄 수 있다. 동적 테이프는 힘 생성에 기여(상기 설명)하여 손상된 조직에 가해지는 하중을 효과적으로 줄이고 민감한 통각 수용기의 자극을 감소시킬 수 있다. 유사하게, 탈착 측면은 조직 응력 또는 장력을 감소시키는 것으로 밝혀졌으며, 이는 또한 민감성 구조물의 자극을 감소시킬 수 있다.

동적 테이프는 유사한 방식으로 손상된 조직을 줄이는 방법으로 적용할 수 있지만 테이프의 탄성 반동을 사용하여 연부조직의 "포장(boxing)"을 최대화한다. 이것은 치유를 돕고 침해 수용체의 발화를 줄이기 위해 근섬유의 찢어진 끝을 근사(거의 같게) 하는데 도움이 될 수 있다. 또한, 이 가설에 대한 간접적인 지원은 표적 조직을 어느 지점으로 단축하는 것이 목적인 변형 – 역행렬 기법(Lewis et al., 2010)을 적용한 후 압력 – 통증 역치의 즉각적인 증가를 입증하는 연구로 나타나고 있다. 긴장 상태에 있는 것으로 등록하지 않고 천천히 그 휴식 위치로 되돌린다.

통각 수용체의 기계적 자극을 줄이는 것 외에도, 테이프는 다른 수동 치료 기술(Abbott et al., 2001; Paungmali et al., 2004 Vicenzino et al.. 2007)에서 입증된 것과 유사한 형태의 (비 - 오피오이드) 저 통각 과민을 유도할 수 있다. 자율 변화가 종종 관찰되며 이러한 성격의 직접적인 효과가 있는지를 결정하기 위해 추가 연구가 필요하다.

Melzack과 Wall의 통증 조절 이론은 큰 직경의 기계 수용체의 자극이 "문을 닫을 수 있다"거나 오름차순 경로를 넘겨 통증 신호의 전달을 감소시킬 수 있음을 암시한다(Melzack and Wall 1965). 동적 테이핑의 일정하고 다양한 자극은 통증이 있는 자극의 전달을 줄이기 위해 대구경 섬유를 자극할 수 있다.

대상자가 강한 신념이나 긍정적인 이전 경험을 테이프에 가지고 있다면 이것은 통증과 조직 치유를 관리하는 데 긍정적인 효과가 있을 것이다.

동적 테이프 사용 (Using Dynamic Tape)

부정적 반응 (Adverse Reactions)

일반적으로 접착제 테이프에는 일반적으로 3가지 유형의 반응이 있다. 동적 테이프(Dynamic Tape)에 사용된 접착제는 비 민감성, 비 자극성 및 무독성으로 테스트되고 평가되었으며 매우 낮은 알레르기 테이프로 간주한다.

모든 접착 테이프에서 발생할 수 있는 3가지 반응 유형은 다음과 같다.

1. 알레르기 반응

이것은 심각한 접촉성 피부염이다.

알레르기 반응:

- 빠르게 발생한다 – 대개 15분에서 30분 내에
- 테이프로 덮여있는 곳 어디든 자극받을 수 있다.
- 뜨겁고 가렵다.
- 너무 오래 방치하면 빨갛게 되고, 피부와 팔꿈치로 번질 수 있다.

모든 환자에게 ***경고***를 해야 하며 알레르기 반응의 징후(열, 가려움, 불타는 듯 한 쑤심, 자극 또는 발적)가 나타나면 ***즉시*** 테이프를 제거해야 한다. 테이프를 제거하지 않으면 매우 심각한 반응을 초래할 수 있다. 위의 반응은 짧은 기간 후에 알레르기 반응의 징후가 나타나기는 했지만 테이프를 2일 동안 현장에 남겨 두었을 때 발생한다.

사람들에게 특정기간 동안 유지***해야 한다고 말하지 않아야 한다.*** 모든 것이 잘되고 이것이 자극을 유발하지 않으면 최대 5일 동안 그대로 둘 수 있다.

2. 접촉 피부염

이것은 일반적으로 며칠 동안 축축하게 되고 피부와 접촉한 면화 제품에서 발생한다. 일반적으로 직물은 통기성과 속건성 때문에 동적 테이프(dynamic tape)에서는 발생하지 않는다.

3. 기계적 자극

과도한 긴장이나 피부에 전단이 생기면 이 테이프가 발생할 수 있다. 동적 테이프(dynamic tape)에 포함된 에너지 및 사용 방법으로 인해 "사용 지침"을 준수하지 않을 경우 이러한 상황이 발생할 수 있다.

기계적 반응은 일반적으로 견인 물집의 형태로 발생한다.

견인 물집은:

- 테이프의 격리된 지점에서 발생한다 – 일반적으로 끝부분
- 피부에 가해지는 긴장의 정도에 따라 며칠까지 약 10시간 후에 (더 빨리) 시작할 수 있다.
- 테이프 끝부분에 찌르거나, 타거나 가려움을 느끼거나 매우 민감한 느낌으로 시작된다.

이러한 증상이 나타나면 테이프를 제거하면 일반적으로 약간의 붉은 색이 나타난다. 물집이 발생해서는 **안된다**. 환자에게 적절하게 **경고**하고 이 경고를 **이해하고** 이 지시사항을 **준수하면** 물집이 생기기 전에 테이프를 제거해야 한다.

너무 많은 긴장이 있고 환자에게 적절히 경고하지 않거나 이 경고를 무시하면 이러한 일이 발생할 수 있다. 이것은 사용자 오류이며 테이프에 대한 알레르기 반응이 아니다. 응용 지침을 준수한다면 쉽게 피할 수 있다.

사용 지침

동적 테이핑은 "요리 책" 접근 방식이 아니다.

기술은 평가 결과, 치료 방법 및 환자 목표에 따라 개발되고 적용된다. 예를 들어, 조건 기반 기법. 허리 통증이나 모든 슬개골 건병증을 같은 방식으로 테이핑하면 평균 결과가 나타난다. 표준화된 기법은 지침으로 유용할 수 있지만 주요 기여 요인을 식별하는 것의 중요성을 인식하지 못할 수 있으며, 이는 테이핑 응용의 초점이 될 수 있다.

따라서 이 책에서 설명된 기술은 임상적 추론이 적절한 기술을 개발하기 위해 현재의 증거와 어떻게 결합될 수 있는지에 대한 예로서 만 제공된다.

최적의 접착력을 얻고 부작용의 위험을 줄이기 위해 테이프를 올바르게 적용하는 방법을 아는 것이 중요하다. 부작용이 생기면 드물게 발생하는 알레르기 반응과 기술 부족으로 인해 종종 발생하는 기계적 자극을 구분할 수 있어야 한다(그러나 전혀 발생하지 않아야 함).

동적 테이프 접착제는 대부분의 테이프보다 강하므로 바르게 부착해야 한다. 그러나 너무 많은 장력을 가하면 견인 물집이 발생할 위험이 줄어들도록 설계되었다.

중요한 고려사항

- 피부를 올바르게 교정해야 한다.
- 손가락이 접착제와 닿지 않도록 종이가 찢어지면서 뒷면 시트를 제거한다.
- 장력이 없는 적절한 앵커 포인트를 남겨 둔다 (3~4 손가락 너비).
- 끝에서 3~4 손가락 너비의 지점에서 테이프를 고정한 다음 반대 방향으로 피부에 긴장을 가하여 피부에 장력이 전달되지 않도록 한다. 이렇게 하면 테이프 아래에서 피부 주름이 제거된다.
- 테이프가 저항력을 발휘할 때까지만 장력을 가한다. 거의 즉각적이다. 강하게 펴지 말아야 한다. 동적 테이프(Dynamic Tape)에 숙련되어야 하며, 저항력이 시작될 때까지 테이프를 부드럽게 스트레칭하는 연습해야 한다.

기술 개발

동적 테이핑은 정상적인 임상 추론 과정 및 치료법에 따라 달라진다. 따라서 생체 역학의 이론적 근거는 역동적인 테이핑이 딱딱하거나 규범적이기보다는 유동적이며 진화하고 있다고 주장한다. 전 세계의 도수치료사는 고객의 상황을 해결하기 위해 다양한 기술과 전문 지식을 활용하고 고객과 조건 자체도 많은 이질성을 나타낸다. 엄격한 평가와 기능적 해부학 및 생체 역학의 철저한 검토는 다른 치료 방법을 보완하기 위해 적절한 동적 테이핑 응용 프로그램을 개발할 수 있게 한다.

동적 테이프 기술의 효과를 극대화하는 가장 중요한 요소는 정상적인 근거와 개입의 명확한 목표이다. 1차 가설은 병리학에 반하여 해석된, 병리 해부학, 병리 생리학, 병적 역학 등의 배경에 대해 해석되는 철저한 주관적 및 물리적 검사로부터 공식화되어야 한다.

증상의 이력, 부위, 자연 및 과민성과 관련한 심한 가중 및 완화 요인을 묻는 질문은 잠재적 원인 및 고려할 만한 요소를 신체검사를 지시하는 데 도움이 될 수 있다. 신체검사는 기본 가설을 반증하고 확증 편향을 방지하기 위해 잠재적인 원인을 배제하도록 설계되어야 한다(1차 가설을 입증하거나 증거를 생략하거나 반려하는 검사 요소만).

경우에 따라 이 과정이 다양한 요인의 기여가 분류되면서 몇 가지 치료 세션을 거치면서 진화한다. 동적 및 강성 모두 테이핑 치료뿐만 아니라 평가에 도움이 된다. 가설을 테스트하기 위해 테이프를 신속하게 적용할 수 있으며 결과를 신속하게 수집할 수 있다. 보행 패턴의 즉각적인 변화와 증상의 동시 감소 이것은 반드시 원인과 결과를 확인하는 것은 아니지만, 기본 가설의 증명이 된다.

평가는 구조 또는 구조들이 포함된 것들과 연관이 있어야 한다. (특히, 오랜 상황에서 단 하나 밖에 없는 것은 거의 없다.) 이것은 관절, 근육 근막 또는 신경 구조일 수 있다. 병리학의 단계에서 손상 유형과 통증 과정에 대한 통찰력을 제공해야 한다. 또한 훈련, 장비 또는 생체역학적 오류 등의 요인을 파악해야 한다.

이 분석을 통해 우리는 어떤 위치나 움직임이 상태를 악화시키는지 또는 종종 간과되듯이, 상태를 완화시킬 수 있는지 결정할 수 있다. 예를 들어, 엄지손가락을 향한 단순한 회전 미끄러짐은 통증스러울 정도로 제한적인 조건에서 완전한, 통증 없는 반대를 허용할 수 있다. 예를 들어, 신경병증(radiculopathy)에서 통증스러운 기계감응 신경조직의 측방 운동(excursion)을 줄이기 위해 환자가 사지를 통증 회피성 자세(antalgic position)로 잡고 있다는 것이 확인될 수 있다. 환자가 앞정강종아리인대(anterior talofibular ligament)를 삐었음을 확인하는 것만큼 간단할 수 있으며 발바닥 굴곡 및 반전은 이 구조의 부하를 줄이기 위해 피해야 한다. 환자는 족하수(foot drop)를 나타낼 수 있고 보행하는 동안 발가락을 오므릴 수 있다. 더 많은 배측 굴곡을 유지하는 데 도움이 될 것이다.

회전축

근육 기능을 돕고, 운동 패턴을 수정하고, 신경을 내리고, 관절 운동을 제어하거나, 다른 문제를 해결하는지 여부를 결정한 후에는 다음 단계로 운동이 발생하는 위치를 결정해야 한다. 회전축, 위치는 모두 밀접한 관련이 있다. 이들을 정확하게 식별하면 최적의 기술을 개발할 수 있다. 작은 변화는 원하는 것과 반대의 결과를 초래할 수 있다.

회전축은 일반적으로 큰 관절을 포함하는 움직임과 팔다리와 척추의 심한 움직임으로 쉽게 식별된다. 간단하게 질문해야 한다. "운동은 어디에서 일어나고 있는가?" 회전 구성 요소가 있거나 여러 개의 관절과 동작이 포함될 수 있음을 잊지 말아라. 예를 들어, 위팔두갈래근힘줄(상완이두근건)의 긴 갈래에 가해지는 하중을 줄이기 위한 기술은 팔꿈치의 확장에 저항하고 (편심 하강을 돕는다.) 팔꿈치의 굴곡을 돕기 위해 뒤로 반동하는 것을 포함할 수 있다. (동적 테이프가 편심 단계 테이프가 길어지고 장력을 받기 때문에 하중을 흡수하고 움직임을 감속시킬 수 있는 위치) 그러나 이두근은 여러 기능을 가지고 있으며 다른 요인의 영향을 받는다. 더 나은 기술은 상지의 전복, 체중 감소, 상완골두의 전방 이동에 저항하고 견갑골의 위쪽 회전 및 조절을 돕는 데 기여할 수 있다. 이것은 분명히 몇 개의 관절 또는 몇 개의 지점과 여러 개의 이동 평면에서의 움직임을 포함한다.

당기는 방향

회전축에 대한 인장 선은 시스템에 도입되는 힘의 방향을 결정한다. 이것은 당신의 목적과 일치해야 한다.

힘 벡터

동적 테이프가 부착되는 동안 또는 신체 부분의 움직임을 통해 스트레칭될 때, 이것은 첫 번째 위치에서 늘리는 데 사용된 에너지의 양과 거의 동일한 탄성 위치 에너지로 에너지를 저장한다(테이프가 점탄성이므로 소량 에너지가 손실될 수 있음). 테이프는 스트레치를 만들기 위해 운동량을 사용하기 위해 적용된다. 저항력과 감속력이 작용하므로 테이프에 장력을 부여하기 위해 근육의 활동이 필요하지 않는다. 이런 식으로 편심 근육 수축을 도울 것이며, 근육 수축기의 사지를 감속시키거나 근육의 길이를 조절할 수도 있다. 저장된 탄성 위치 에너지는 단축이 발생하면 운동 에너지로 변환된다.

테이프의 방향에 따라 1개의 테이프에서 여러 효과를 얻을 수 있다(그림 4.6a 참고). 모든 벡터는 구성 요소 벡터(회색)로 나눌 수 있다. 즉, 북서 방향의 벡터는 서쪽 벡터와 북쪽 벡터로 구성된다.

매우 임상적 관련성이 있기 때문에 당기는 방향에 의해 결정되는 모든 벡터 방향에 대해 고려해야 한다.

벡터를 추가할 때는 반드시 머리부터 꼬리까지 추가해야 하며, 그림 4.6b의 밝은 회색 화살표는 다음을 나타낸다. 그 결과 벡터는 안쪽과 상부방향에 있다. 또한 테이프가 정강넙다리관절(tibiofemoral joint) 축 앞쪽에 있기 때문에 무릎이 구부러지면서 팽팽해지고 이렇게 장력이 증가하면 측면이동(lateral translation)에도 더 저항할 뿐만 아니라 무릎 굴곡에도 저항할 수 있어

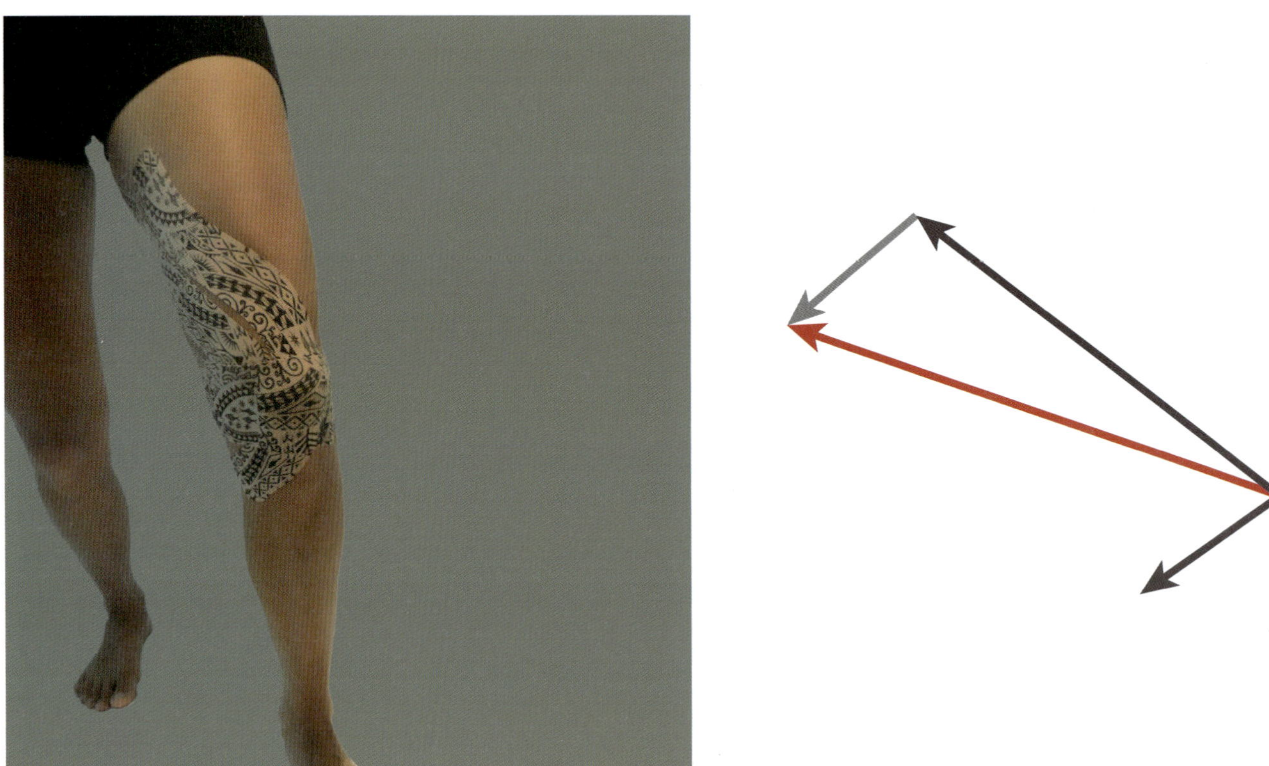

그림 4.6: (a) 무릎넙다리부 바깥쪽 밀기. (b) 힘 도표. 2개의 짙은 회색 화살표는 무릎뼈(슬개골)의 측면에 테이프의 단부의 2개의 고정점을 향해 가해지는 테이프를 잡아당기는 방향을 나타낸다. 무릎뼈는 새총에 돌처럼 행동한다.

넙다리네갈래근(quadriceps) 메커니즘의 기이한 작용을 돕는다. 따라서 측면이동(lateral translation)에 대한 저항을 일으키려면 테이프를 중간에서 시작하고 마치는 것이 필수적이다. 또한 기계적 저항을 제공하기 위해 테이프가 무릎뼈의 측면 테두리 주위에 붙었는지 확인하는 것이 필수적이다. 연부조직 윤곽, 전반슬(genu recurvatum or back knee) 및 다른 요소들은 일부 사람들에게서 슬개골을 충분히 붙들 수 있는 능력을 감소시킬 수 있다.

벡터 요약의 개념은 동적 테이핑 접근법의 기본 원칙이기도 하다. 사지를 감속하기 위해 일정량의 힘이 필요하고 그 힘 중 일부가 테이프의 저항을 통해 외부로 제공될 수 있다면, 신체에 필요한 내적인 힘이 줄어든다.

위치(Position)

동적 테이프의 탄성 에너지는 테이프가 올바른 위치에 부착되어 있는 경우에만 사용할 수 있다. 테이프가 너무 길면(범위의 끝에 적용되는) 테이프 움직임에 저항하지 않고, 또한 범위의 끝에 탄성 범위 에너지가 저장되지 않는다.

동적 테이프는 비교적 짧은 위치에 부착해야 한다(근육 힘줄 단위, 관절, 신경). 그러나 범위 내의 어디에서 저항이 시작되어야 하는지 범위를 결정해야 한다.(예: 공을 걷어차기 전에 뒤넙다리근[슬괵근, hamstring muscle]을 적용하는 경우 테이프가 90° 무릎 굴곡에 적용되면 선수가 여전히 뒤넙다리근으로 힘을 낼 때 테이핑은 스트레칭 및 저항하기 시작한다.) 목표는 넙다리네갈래근(quadriceps)이 비활성 상태이고 뒤넙다리근(hamstrings)이 편심적으로 작동하여 엉덩이와 무릎의 추적을 제어할 때 테이프가 마지막 신전 움직임에 저항하고 감속하는 것이다. 따라서 동적 테이프를 최소 스트레칭으로 최대 신전에서 약 45도로 적용할 것을 권장한다.

지렛대 작용(Leverage)

동적 테이프(Dynamic Tape)를 이용할 때 단순히 근해부학을 모방하지 말아야 한다. 많은 근육이 짧은 지레팔(lever arm) 또는 3등급 지레를 가지고 그러므로 고유한 기계적 단점이 있다. 동적 테이프로 더 긴 지레 팔이 있는지 확인함으로써 이것을 어느 정도 보상할 수 있다. 테이프를 지렛대 또는 회전축에서 더 멀리 시작함으로써 우리의 힘을 사지의 아래쪽으로 더 가하고 긴 지레 팔을 만든다. 더 긴 크로우 바를 사용하면 같은 힘을 사용하여 더 큰 저항/하중을 이동할 수 있다. 테이프도 마찬가지이다. 힘을 받침점에서 멀리 떨어뜨리면 회전력(토크, torque)이 더 많이 발생한다.

또한, 테이프는 근골격계 자체보다 더 빨리 그리고 더 길게 늘어나므로 움직임에 저항하고 감속하기 시작할 것이다. 또한 접착력을 향상하고 피부에 기계적 자극의 가능성을 줄이는 큰 앵커 포인트를 위한 공간을 허용한다.

평가(Evaluation)

항상 기술의 효과를 평가한다. 처음에 목표를 달성했는가?

- 환자에게 그들이 느끼는 것을 물어본다.
- 움직임의 변화를 관찰한다. 원하는 효과를 만들었는가?
- 검사 및 재평가 – 항상 사전 및 사후 테이핑을 검사한다.

대부분의 경우 즉각적인 효과가 얻는다. 때때로 객관적인 재평가 중에 즉각적인 변화가 관찰되지 않으면 부하 감소(며칠 동안 하루 24시간)가 효과를 나타낸다. 이러한 경우에도 주관적으로 환자는 일반적으로 테이프를 착용하면 훨씬 나아졌다고 보고한다. 재평가는 이 경우 세션 내에서 보다 세션 간에 더 중요하다.

이러한 원칙을 적용함으로써 동적 테이프 기술은 효과적이고 구체적이며 목표가 되고 입증된 개입을 보완한다.

동적 테이핑에 대한 자세한 내용은 다음을 참고: *www.dynamictape.info*

참고문헌(References)

Abbott JH, Patla CE, and Jensen RH (2001) The initial effects of an elbow mobilization with movement technique on grip strength in subjects with lateral epicondylalgia. *Manual Therapy* 6(3): 163–169

Abián-Vicén J, Alegre LM, Fernández-Rodríguez JM, and Aguado X (2009) Prophylactic ankle taping: elastic versus inelastic taping. *Foot and Ankle International* 30(3): 218–225

Arumugam A, Milosavljevic S, Woodley S, and Sole G (2012) Effects of external pelvic compression on form closure, force closure, and neuromotor control of the lumbopelvic spine: a systematic review. *Manual Therapy* 17(4): 275–284; doi: 10.1016/j.math.2012.01.010. [Epub ahead of print, 2 March 2012]

Beecher HK (1946) Pain in men wounded in battle. *Annals of Surgery*, 123(1): 96–105

Beecher HK (1955) The powerful placebo. *JAMA* 159(17): 1602–1606

Beecher HK (1960) Control of suffering in severe trauma: usefulness of a quantitative approach. *JAMA* 173: 534–536

Cholewicki J, Juluru K, Radebold A, Panjabi MM, and McGill SM (1999) Lumbar spine stability can be augmented with an abdominal belt and/or increased intra-abdominal pressure. *European Spine Journal* 8(5): 388–395

Cook JL and Purdham CR (2009) Is tendinopathy a continuum: a pathology model to explain the clinical presentation of load-induced tendinopathy. *British Journal of Sports Medicine* 43: 409–416

Cornwall MW (2000) Common pathomechanics of the foot. *Athletic Therapy Today* 5(1): 10–16

Cornwall MW, Lebec M, DeGeyter J, and McPoil TG (2013). The reliability of the modified reverse-6 taping procedure with elastic tape to alter the height and width of the medial longitudinal arch. *International Journal of Sports Physical Therapy* 8(4): 381–392

Cusi M, Saunders J, van der Wall H, and Fogelman I (2013) Metabolic disturbances identified by SPECT-CT in patients with a clinical diagnosis of sacroiliac joint incompetence. *European Spine Journal* 22(7): 1674–1682; doi 10.1007/s00586-013-2725-5

Franettovich M, Chapman A, Blanch P, and Vicenzino B (2008) A physiological and psychological basis for anti-pronation taping from a critical review of the literature. *Sports Medicine* 38: 617–631

Franettovich M, Chapman AR, Blanch P, and Vicenzino B (2010) Augmented low-Dye tape alters foot mobility and neuromotor control of gait in individuals with and without exercise-related leg pain. *Journal of Foot and Ankle Research* 3: 5

Harradine P, Herrington L, and Wright R (2001) The effect of Low Dye taping upon rear-foot motion and position before and after exercise. *Foot* (Edinburgh, Scotland) 11: 57–60

Hug F, Ouellette A, Vicenzino B, Hodges PW, and Tucker K (2014) Deloading tape reduces muscle stress at rest and during contraction. *Medicine and Science in Sports and Exercise* 46(12): 2317–2325. [Epub ahead of print 28 April 2014]

Hungerford B, Gilleard W, and Hodges P (2003) Evidence of altered lumbopelvic muscle recruitment in the presence of sacroiliac joint pain. *Spine* 28: 1593–1600

Jung HS, Jeon HS, Oh DW, and Kwon OY (2012) Effect of the pelvic compression belt on the hip extensor activation patterns of sacroiliac joint pain patients during one-leg standing: a pilot study. *Manual Therapy* 18(2): 143–148; doi: 10.1016/j.math.2012.09.003. [Epub ahead of print, 27 October 2012]

Kendrick R (2013a) *Dynamic Taping Advanced Guide*. Posture Pals Pty Ltd.

Kendrick R (2013b) *Dynamic Taping Quick Start Guide*. PosturePals Pty Ltd.

Latremoliere A and Woolf C (2009) Central sensitisation: a generator of pain hypersensitivity by central neural plasticity. *Journal of Pain* 10(9): 895–926

Lee S-E and Cho S-H (2013) The effect of McConnell taping on vastus medialis and lateralis activity during squatting in adults with patellofemoral pain syndrome. *Journal of Exercise Rehabilitation* 9(2): 326–330

Lewis C, Khan A, Souvlis T, and Sterling M (2010) A randomised controlled study on the short term effects of strain-counterstrain treatment on quantitative sensory measures at digitally tender points in the low back. *Manual Therapy* 15(6): 536–541

Maguire C, Sieben JM, Frank M, and Romkes J (2010) Hip abductor control in walking following stroke: the immediate effect of canes, taping and TheraTogs on gait. *Clinical Rehabilitation* 24(1): 37–45

Mau H and Baker RT (2014) A modified mobilization-with-movement to treat a lateral ankle sprain. *International Journal of Sports Physical Therapy* 9(4): 540–548

McConnell J (1996) Management of patellofemoral problems. *Manual Therapy* 1: 6096e

McConnell J (2000) A novel approach to pain relief pre-therapeutic exercise. *Journal of Science and Medicine in Sport* 3: 325–334

Melzack R and Wall PD (1965) Pain mechanisms: a new theory. *Science* 150(3699): 971–979

Mens JM, Vleeming A, Snijders CJ, Stam HJ, and Ginai AZ (1999) The active straight leg raising test and mobility of the pelvic joints. *European Spine Journal* 8, 468–473

Milner CE, Ferber R, Pollard CD, Hamill J, and Davis IS (2006) Biochemical factors associated with tibial stress fracture in female runners. *Medicine and Science in Sports and Exercise* 38(2): 323–328

Moseley GL (2007) Reconceptualising pain according to modern pain science. *Physical Therapy Reviews* 12(3): 169–178

Moseley JB, O'Malley K, Petersen NJ, Menke TJ, Brody BA, Kuykendall DH, Hollingsworth JC, Ashton CM, and Wray NP (2002) A controlled trial of arthroscopic surgery for osteoarthritis of the knee. *New England Journal of Medicine* 347(2): 81–88

Nolan D and Kennedy N (2009) Effects of low-dye taping on plantar pressure pre and post exercise: an exploratory study. *BMC Musculoskeletal Disorders* 10: 40

O'Sullivan K, Kennedy N, O'Neill E, and Ni Mhainin U (2008) The effect of low-dye taping on rear-foot motion and plantar pressure during the stance phase of gait. *BMC Musculoskeletal Disorders* 9: 111

Panjabi MM (1992) The stabilizing system of the spine: Part I—function, dysfunction, adaptation, and enhancement. *Journal of Spinal Disorders and Techniques* 5(4): 383–389; discussion 397

Paungmali A, O'Leary S, Souvlis T, and Vincenzino B (2004) Naloxone fails to antagonize initial hypoalgesic effect of a manual therapy treatment for lateral epicondylalgia. *Journal of Manipulative and Physiological Therapeutics* 27(3): 180–185

Raissi GRD, Cherati ADS, Mansoori KD, and Razi MD (2009) The relationship between lower extremity alignment and medial tibial stress syndrome among non-professional athletes. *Sports Medicine, Arthroscopy, Rehabilitation, Therapy and Technology* 1: 11

Rathleff MS, Kelly LA, Christensen FB, Simonsen OH, Kaalund S, and Laessoe U (2012) Dynamic midfoot kinematics in subjects with medial tibial stress syndrome. *Journal of the American Podiatric Medical Association* 102(3): 205–212

Richardson CA, Snijders CJ, Hides JA, Damen L, Pas MS, and Storm J (2002) The relation between the transversus abdominis muscles, sacroiliac joint mechanics, and low back pain. *Spine* 27: 399–405

Ryan M, Grau S, Krauss I, Maiwald C, Taunton J, and Horstmann T (2009) Kinematic analysis of runners with Achilles mid-portion tendinopathy. *Foot and Ankle International* 30(12): 1190–1195

Sackett DL, Rosenberg WM, Gray JA, Haynes RB, and Richardson WS (1996) Evidence based medicine: what it is and what it isn't. *BMJ* (Clinical Research ed.) 312(7023): 71–72

Shaheen AF, Bull AM, and Alexander CM (2014) Rigid and elastic taping changes scapular kinematics and pain in subjects with shoulder impingement syndrome: an experimental study. *Journal of Electromyography and Kinesiology* 25(1): 84–92

Song CY, Huang HY, Chen SC, Lin JJ and Chang AH (2014) Effects of femoral rotational taping on pain, lower extremity kinematics, and muscle activation in female patients with patellofemoral pain. *Journal of Science and Medicine in Sport* 18(4): 388–393. [Epub ahead of print, 24 July 2014]

Trégouët P, Merland F, and Horodyski MB (2013) A comparison of the effects of ankle taping styles on biomechanics during ankle inversion. *Annals of Physical and Rehabilitation Medicine* 56(2): 113–122

van Wilgen CP and Keizer D (2011) Neuropathic pain mechanisms in patients with chronic sports injuries: a diagnostic model useful in sports medicine? *Pain Medicine* 12(1): 110–117

van Wingerden JP, Vleeming A, Buyruk HM, and Raissadat K (2004) Stabilization of the sacroiliac joint in vivo: verification of muscular contribution to force closure of the pelvis. *European Spine Journal* 13: 199–205

Vicenzino B, Cleland JA, and Bisset L (2007) Joint manipulation in the management of lateral epicondylalgia: a clinical commentary. *Journal of Manual and Manipulative Therapy* 15(1): 50–56

Vicenzino B, Feilding J, Howard R, Moore R, and Smith S (1997) An investigation of the antipronation effect of two taping methods after application and exercise. *Gait and Posture* 5(1): 1–5

Vleeming A, Buyruk HM, Stoeckart R, Karamursel S, and Snijders CJ (1992) An integrated therapy for peripartum pelvic instability: a study of the biomechanical effects of pelvic belts. *American Journal of Obstetrics and Gynecology* 166(4): 1243–1247

Vleeming A, Schuenke MD, Masi AT, Carreiro JE, Danneels L, and Willard FH (2012) The sacroiliac joint: an overview of its anatomy, function and potential clinical implications. *Journal of Anatomy* 221: 537–567

Yoon J, Hwang Y, An D, and Oh J (2014). Changes in kinetic, kinematic, and temporal parameters of walking in people with limited ankle dorsiflexion: pre-post application of modified mobilization with movement using talus glide taping. *Journal of Manipulative and Physiological Therapeutics* 37(5): 320–325

5장 엉치엉덩관절(천장관절) 기능부전-평가

Sacroiliac Joint Dysfunction-Assesment

변화된 생체역학은 신체에 의해 전체적으로 판독되어 관련 구조에 적응되어 단축 및 신장을 초래한다. 신체는 초기 손상 후 오랜시간 적응을 계속하고, 여러분 앞에 있는 운동선수에게 언제/어떻게 현재의 문제가 발병했는지를 확실히 꼭 집어서 지적할 수 없는 이유이며, 이것은 "잠행적 발병(insidious onset)"으로 이차적 수준으로 이끌 것이다.

초기 손상/부상/질병에 따른 생체 역학적 적응은 종종 근육 불균형을 초래하는데, 이는 본질적으로 근육 활성화를 방해하거나 과사용 근육 또는 과긴장 근육(약한 근육)을 생성하여 근육을 너무 길고 기능장애가 있는 위치로 만든다. 짧은 기능장애. 신체에 가해지는 하중과 구조를 조절하려고 하는 스트레스 라인(기능장애)에 따라 이 정보는 치료 목표를 향해 당신을 안내할 것이다. 예를 들어, 골반(pelvic)과 엉치뼈(천골, sacrum)의 인대와 근막(흉요추와 복부 건막)은 골반이 변경되거나 계속된 자세의 결과로 오는 척추의 부상에 따라 익숙하지 않은 양상의 하중을 받을 수 있다.

엉치뼈(천골, sacrum)와 엉덩뼈(장골, ilium)는 엉치뼈의 기능장애와 통증의 중심에 있는 것은 분명하지만, 엉치엉덩관절(천장관절)의 기능장애와 엉덩관절(고관절, hip)의 관절 가동 범위 관계는 무엇인가? 넙다리뼈와 그 관절구의 접합이 올바르게 정렬하지 않고, 관절가동범위를 완전히 작동시키지 않고, 골반이 걷기, 달리기, 점프 등 충격력을 어떻게 흡수할 수 있는가? 관절을 가로지르는 구조물은 억제, 촉진 또는 경련을 통해 어떻게 적응하는가? (Janda, 1992)

요추골반-고관절 복합체(lumbopelvic-hip complex)의 주요 기능은 작업의 이동 및 제어 요건을 충족하면서 하중을 안전하게 전달하는 것이다(Le and Lee, 2010). 고관절, 요추, 신경역학 등의 움직임 장애와 같이 골반에 인접한 부위에서 존재하는 장애도 매우 흔하다.

고려사항 — 치료 전 (Considerations–Prior to Treatment)

모든 형태의 치료(Rx)를 진행하기 전에, 부상/기능장애 영역에 영향을 미치는 모든 관련 구조가 대상자가 제시하는 증상이 없거나 과도하게 관여하는지 평가하는 것이 중요하다. 또한, 요추(lumbar spine)와 양측 엉덩관절(고관절, hip)에 대한 철저한 검사와 평가가 골반(pelvic)의 평가보다 먼저 이루어져야 한다.

치료를 기반으로 하는 "결과 측정" 형식을 갖기 위해 이 책에 제시된 구조물의 길이와 힘을 평가해야 한다.

1. 길이와 힘에 대해 관련 구조를 양 방향으로 평가해야 한다.
- 결과 측정을 사용한다(적절한 경우).

2. 임상적 추론(주관적이고 객관적인 결과에서 얻은)을 사용하여 연부조직 치료/자극이 무엇인지 결정해야 한다.

3. 해당 자극을 구현해야 한다.

4. 재평가
- 선택한 결과 측정 값을 사용(적절한 경우).

5. 찾고 있던 내용을 변경했는가?
- 아니다. 당신의 물리치료 "도구 상자"에서 다른 "도구"를 선택해야 한다.
- 재평가.
- 그렇다. 중지한다. 조직을 과도하게 사용하지 말아야 한다.

6. 당신이 한 일을 유지하는 데 도움이 되는 재활 운동을 선수에게 시켜라.

예를 들어, 배속빗근(내복사근)의 후방 섬유가 등허리근막(TLF)의 중심층을 통해 측방 큰볼기근의 깊은 층에 침입하여, 저부하 활동(예: 보행)에서 엉치엉덩관절(천장관절)의 안정화 시스템 역할을 한다. 따라서 엉치엉덩관절 문제가 의심되는 경우, 사선으로 평가한다.

촉진 (Palpation)

촉진은 우리가 치료하는 사람들에게 존재하는 거대한 변수에 대한 인식과 이해를 만든다. 미리 변화하기 전에 다음을 고려해야 한다.

- 서 있는 자세로 체중을 견디는 자세로 엉치뼈 전굴(sacral nutation)[1]을 검사한다. (사람이 엎드려 있거나 누운 자세에서는 전굴이 동일하지 않는다; 이는 다리 길이에 큰 영향을 미친다).
- 발목 염좌나 적절하지 않은 보조기로 인한 전자의 변위는 엉치엉덩관절(천장관절, sacroiliac joint)의 강제 폐쇄와 엉덩뼈(장골, ilium)의 역행으로 이어져 다리 길이 불균형이 발생할 수 있다.
- 엉치엉덩뼈(iliosacral)의 기울기는 또한 다리 길이 불일치한 환영을 만들 수 있다.

1. 전굴–엉치뼈의 굽힘 (1장, 용어 참고)

다리 길이 평가 (Leg–Length Assessment)

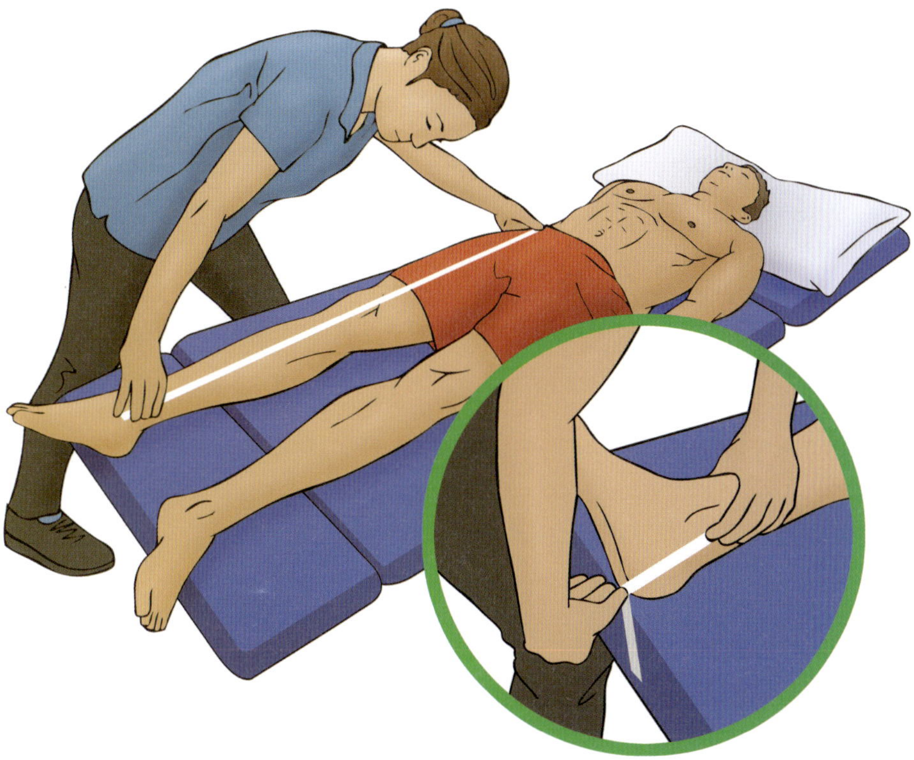

그림 5.1: 다리 길이를 평가하는 과정.

(1) 환자는 바로 누운 자세를 취한다.
(2) 위앞엉덩뼈가시(전상방골극, ASIS)부터 안쪽복사뼈(내측과)까지의 길이를 측정한다(참 다리 길이).
(3) 중립위치에서 발목과 발꿈치 바닥까지 측정한다.
(4) 연부조직 자극 전후에 평가하고 결과에 변화가 있는지 확인한다(대퇴골 위치에 작용하는 근육의 단축 때문에).
(5) 실제 다리 길이 불일치 환자는 보조기가 필요할 수 있다.

관찰 및 확실한 평가 – 엉치엉덩관절 평가에 앞서 (Obervation and Clearing Assessments)

보행 (1장 용어 참고)

1. 이상적인 시나리오에서는 대상자의 모든 훈련 과정을 관찰할 수 있는 기회가 주어진다 (도보, 달리기, 스프린트, 기술, 힘 및 컨디셔닝[S&C]). 당신은 그 대상자의 증상에 대해 코치를 비롯한 학제간/직업간 팀의 다른 팀원들과 대화를 하게 될 것이다.

2. 현실적으로, 당신은 치료 영역에서 그 대상자를 볼 가능성이 높다.

3. 대상자가 치료실로 어떻게 들어가는지 자세히 살펴보아야 한다. 이것으로 충분하지 않으면, 복도를 걷게 해야 한다.

4. 대상자가 골반(pelvic)과 하지를 통해 어떻게 하중이 실리는지 관찰하면 유용한 정보를 얻을 수 있다.

5. 좋은 기능을 하는지 보여지는가:
   - 보행 시 Trendelenberg[2] 징후 없음
   - 움직임 조절이 우수함
   - 요추, 골반 (최소한 회전) 및 아래쪽 관절의 정렬
   - 머리와 몸은 측면으로 최소한의 편차로 자연스러운 움직임을 나타낸다.

6. 그러나 다음과 같은 부하 전달은 실패의 징후라고 볼 수 있다.
   - Trendelenberg 징후
   - 회전의 증가:
     - **요추**(lumbar spine)
     - **골반**(pelvic)
     - **넙다리뼈** (내회전)
     - **발** (회내)
   - 몸통의 편차가 증가한다.

7. 서거나 앉은 자세 관찰에서는 조직 과부하를 유발할 수 있는 다음이 포함될 수 있다.
   - 선 자세의 요추 전만/만곡의 증가
     - ***최대 엉치뼈 전굴***
     - ***두덩결합이 흉골절흔의 앞에 위치***
   - 털썩 앉은 자세(slump sitting position)
     - ***엉치뼈의 후굴***

---

2. 트렌델렌버그 보행 – 반대측 벌림근(외전근, abductors) 약화로 발가락떼기측 다리의 엉덩관절(고관절, hip)이 떨어진다 (1장, 용어 참고).
3. 엉치뼈(천골, sacral) 후굴 – 엉치뼈의 신전(1장, 용어 참고)

요추검사 (Lx)

1. **요추 굴곡** (lumbar flexion) (그림 5.2)
   - 치료사는 요추에 2~3개의 손가락을 촉진한다.
   - 대상자의 요추를 굴곡시킨다.
   - 손가락이 벌어져야 한다.
2. 요추 굴곡 시 경추도 신전시킨다(경막, 척수 장력).
3. **요추 신전** (lumbar extension) (그림 5.3)
   - 치료사는 요추에 2~3개의 손가락을 촉진한다.
   - 대상자의 요추를 신전한다.
   - 손가락이 서로 가까워져야 한다.
4. **대상자는 오른쪽 및 왼쪽 굽힘을 수행한다**(그림 5.4).
5. **대상자는 오른쪽과 왼쪽 요추 사분면을 수행한다.** (복합된 움직임/다중 평면) — 이전 검사 움직임에서 아직 증상을 유발하지 않은 경우에만 이 과정을 수행해야 한다(그림 5.5).
   - 사분면 검사
     - **신전**
     - **측면 굴곡**
     - **오른쪽 회전/왼쪽 회전**
     - **과압박**[4]**을 추가한다.** (엉치뼈를 안정화시킨다.)

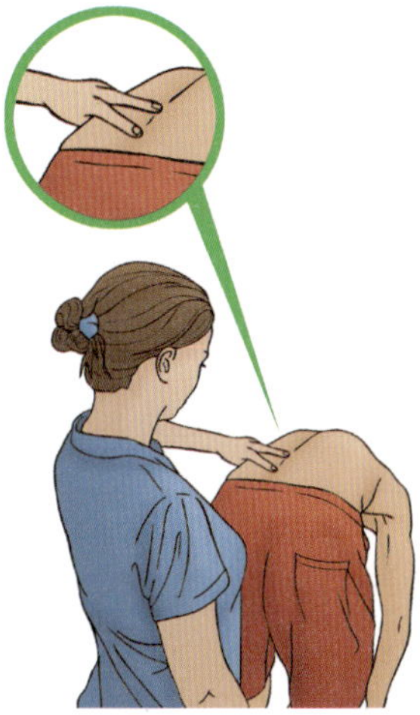

그림 5.2: 요추–굴곡 평가(lumbar–flexion assessment)

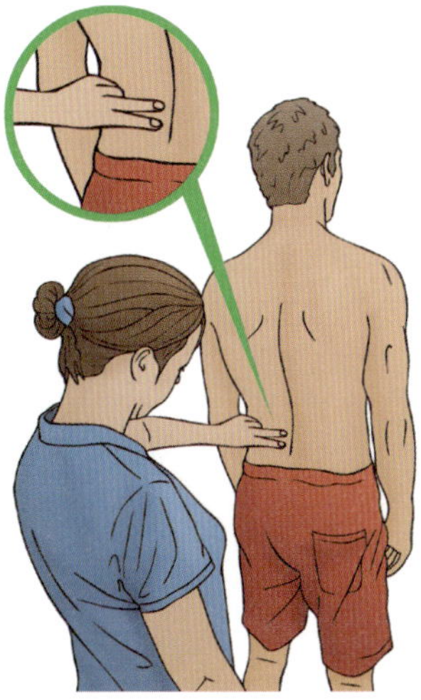

그림 5.3: 요추 신전 평가(lumbar–extension assessment)

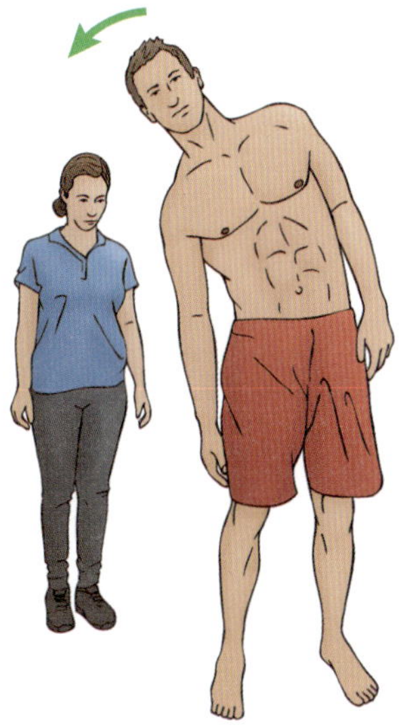

그림 5.4: 요추 측굴곡 평가(lumbar–side–flexion assessment)

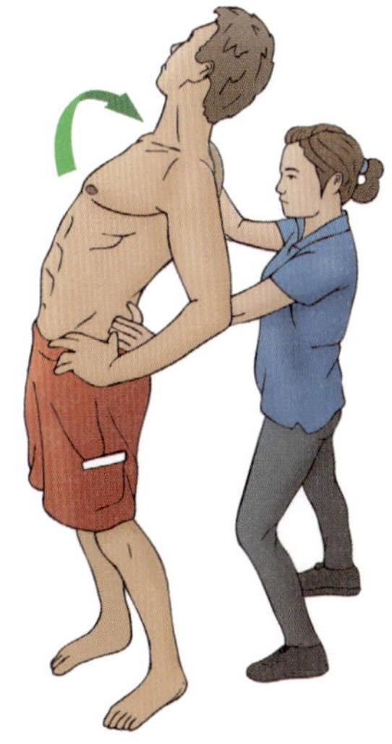

그림 5.5: 사분면 평가(quadrant assessment)

4. 과압박(overpressure) – 통증이 없는 수동범위 끝까지 스트레칭

고관절 검사 (Clearing the Hips)

움직임의 양과 질 평가

범위나 움직임의 질적 상실은 엉덩이 개입을 나타내며, 이것은 보상적일 수 있다.

1. 발뒤꿈치를 땅에 대고 내리는 대상자의 스쿼트 (체중)
   - 과도한 허리 굴곡 = 엉덩이 굴곡 제한이 있을 수 있음
2. 비교를 위해 양쪽을 평가
3. 과압을 주면서 바로 누운 자세에서 고관절 굴곡(a)
4. 바로 누운 자세에서 고관절의 전체 내부 회전 (범위 감소는 골관절염을 나타낼 수 있음) (b)
5. 바로 누운 자세에서 고관절의 전체 외부 회전으로 즉각 수행한다. (c)
6. 과압을 주면서 엎드린 자세에서의 전체 고관절 신전 (d)
7. 엎드린 자세에서 고관절의 전체 내부 및 외부 회전 (e 및 f)

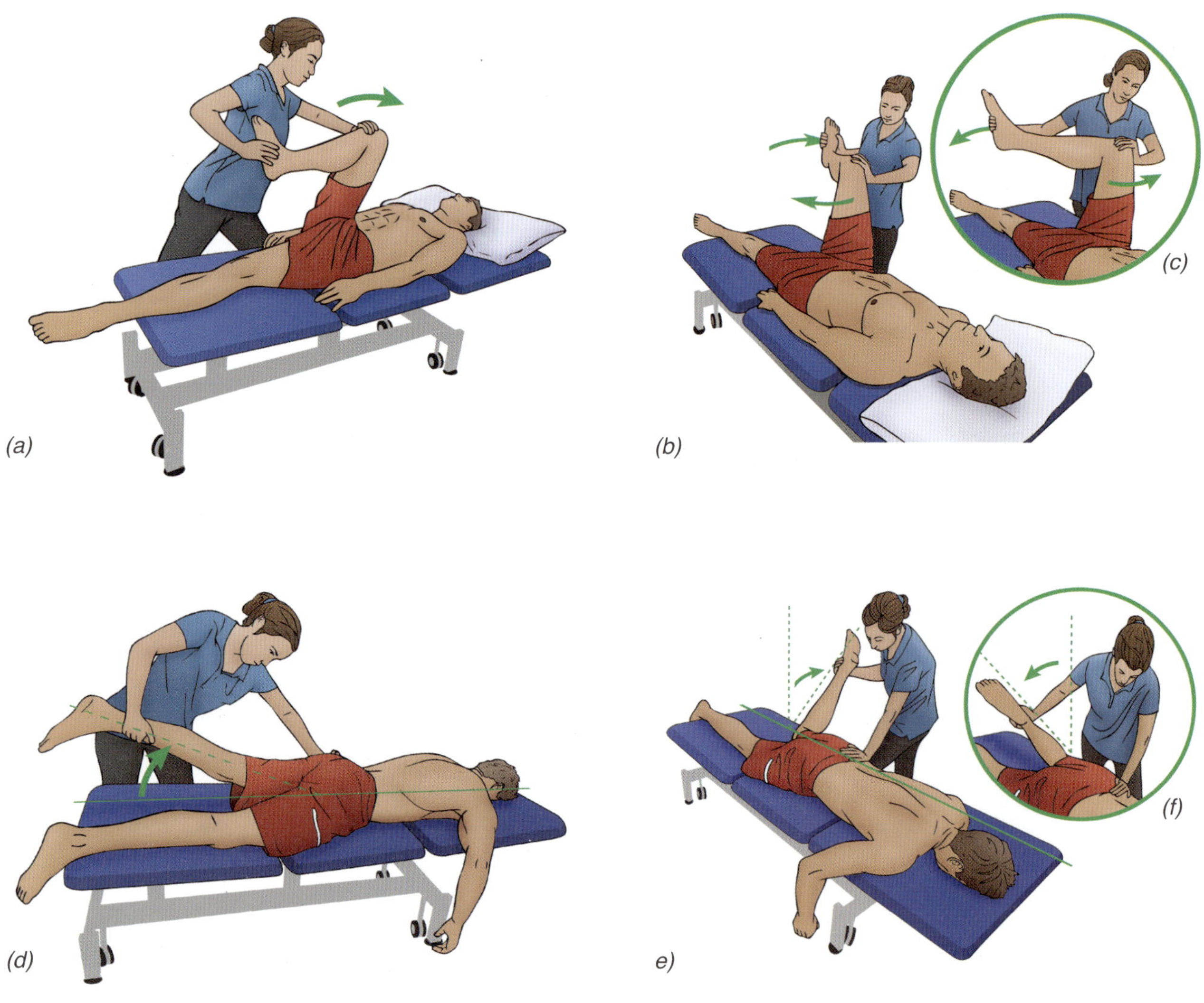

그림 5.6: 움직임의 양과 질 평가

신경 역학 검사 (Neurodynamic Testing)

슬럼프 검사 (Slump Test)

슬럼프 검사는 전체 신경계를 평가하지만 가장 흔히 "요추 신경 장력 검사"로 알려져 있다.

슬럼프 검사:

1. 척추와 고관절 굴곡을 통합하여 신경근에 견인력을 가한다. 통증 유발은 하지 직거상 검사(straight-leg raise)가 음성인 경우 신경근 압박을 나타낸다.
2. 요추 추간판 탈출증 환자의 경우 SLR 검사보다 더 민감한 것으로 밝혀졌다(Majlesi et al., 2008).
3. 불편하고 자극적일 경우—다음의 사항을 확인해야 한다:
   - 적절한 손 사용법을 배우지 않았으면 이 검사를 수행하지 않는다.
   - 주관적이고 객관적인 결과와 함께 슬럼프 검사를 수행해야 한다.
   - 모든 금기 사항이 고려해야 한다.
   - 이 검사의 궁극적인 목표는 대상자의 증상을 재현하는 것이다.
4. 대상자는 마루의 가장자리에 앉아 수행한다.
   - 등 뒤로 손을 꽉 쥔다.
   - 요추를 굽힘으로 흉부를 굽혀 가깝게 한다.
     - **요추 디스크에 압력을 다한다.**
   - 경추 굴곡 (치료사로부터 약간의 과압)
     - **궁둥신경을 잡아 당긴다.**
   - 대상자가 한쪽 무릎을 펼 때 위치가 유지한다.
   - 발은 배측굴곡(dorsiflexed) 한다.
     - **요추에서 발까지 통증의 재현은 잠재적 탈장 디스크, 신경 긴장 또는 변경된 신경 역학을 나타낸다.**
   - 경추 신전
     - **통증이 사라지는가? 신경 장력을 줄여 결과 확인**
   - 다른 쪽을 반복하고 비교
5. 양성 검사
   - 대상자의 통증 재현
6. 음성 검사
   - 통증 없음
   - 정상적인 근육 긴장으로 인한 다리의 불편함

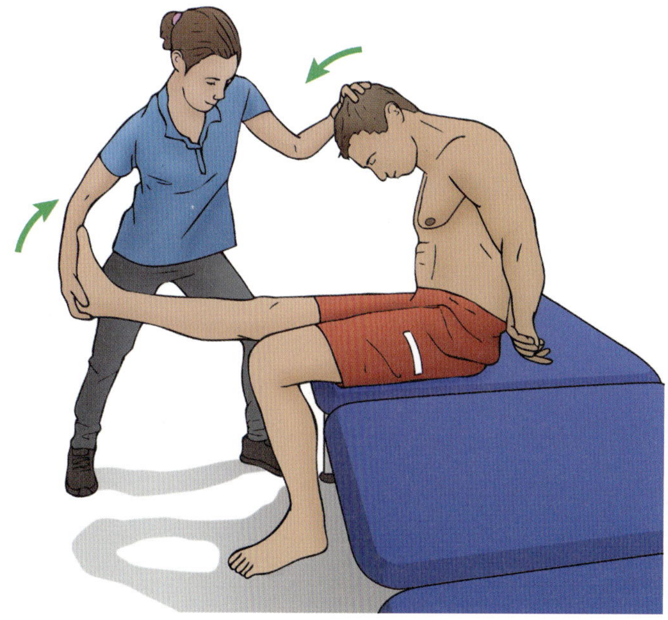

그림 5.7 : 슬럼프 검사

오버 헤드 스쿼트 평가(Overhead Squat Assessment)

이 평가에서 다음은 일반적으로 비대칭적이다.

- 무릎 외반슬(knee valgus)(무릎이 중간선을 향함) (X 다리)
- 무릎 내반슬(knee varus)(무릎은 바깥쪽을 향하고 중간선에서 멀어짐) (O형 다리)
- 골반(pelvic) 전방경사 (a)
- 과도한 요추 굴곡 (b)
- 비대칭 체중 이동(엉치엉덩관절[천장관절] 기능장애를 나타냄) (c)

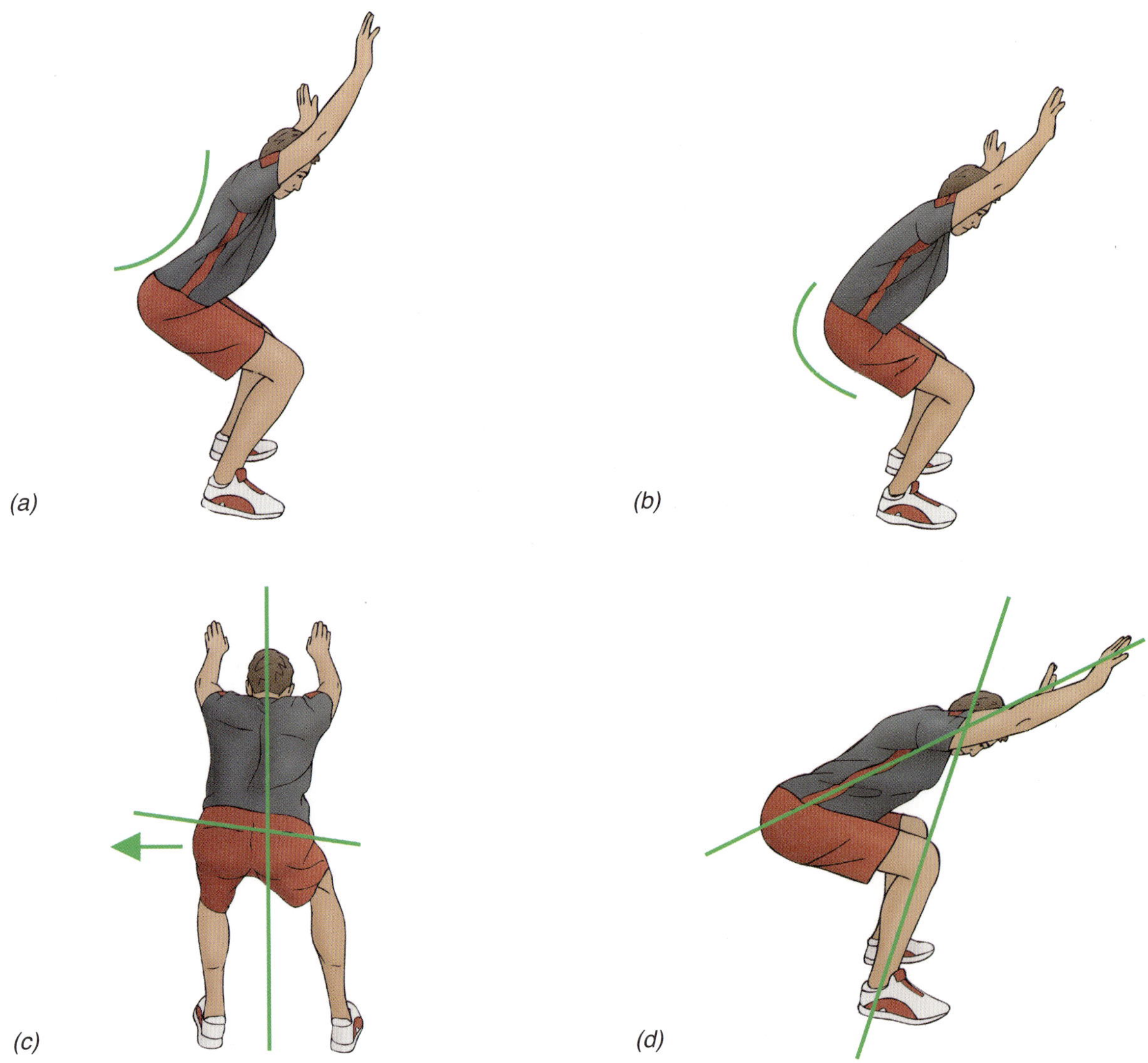

그림 5.8: 오버 헤드 스쿼트 평가

엘리 검사 (Ely's Test)

엘리 검사는 골반 전방경사에 대해 넙다리곧은근을 배제하기 위해 사용된다.

1. 대상자는 엎드리고 몸을 정렬을 한다. 치료사는 한 손의 손가락과 엄지를 위뒤엉덩뼈가시(PSIS)에 위치시킨다(a).
2. 치료사는 수동적으로 무릎을 구부린다(b).
   - 발뒤꿈치는 보상작용 없이 엉덩이에 거의 접촉하거나 접촉되어져야 한다(c).
   - 위뒤엉덩뼈가시(후상장골극, PSIS)를 엄지 손가락으로 민다.
     - ***동측 측면의 전방 경사***
     - ***경직된 넙다리곧은근(대퇴직근)***
   - 고관절 회전
     - ***경직된 넙다리곧은근(대퇴직근)***
   - 고관절 외전
     - ***경직된 넙다리곧은근(대퇴직근)***
   - 치료사는 넙다리곧은근의 길이 부족 문제를 해결해야 한다.
3. 넙다리곧은근(대퇴직근)의 길이
4. 요추에 통증이 있는가?
   다음으로 인한 것일 수 있다.
   - 허리엉치뼈 병변 또는 고관절 병변으로 인한 대퇴신경 자극
   - 잠재적 돌출 또는 부푼 디스크
   - 잠재적 엉치엉덩관절(천장관절) 기능이상
   - 대상자는 통증의 위치와 관련하여 매우 구체적이어야 한다.
5. 실무 범위를 벗어난 경우, 환자를 관련 전문의에게 의뢰해야 한다.

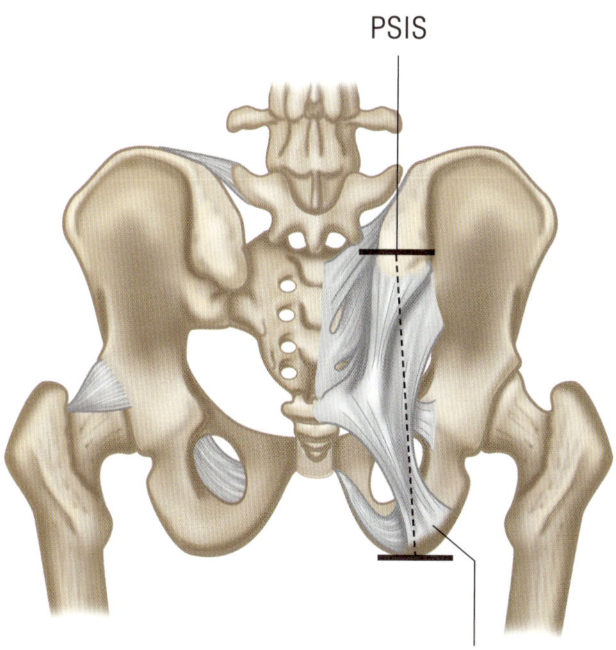

그림 5.9: *위뒤엉덩뼈가시(후상장골극, PSIS)의 위치*

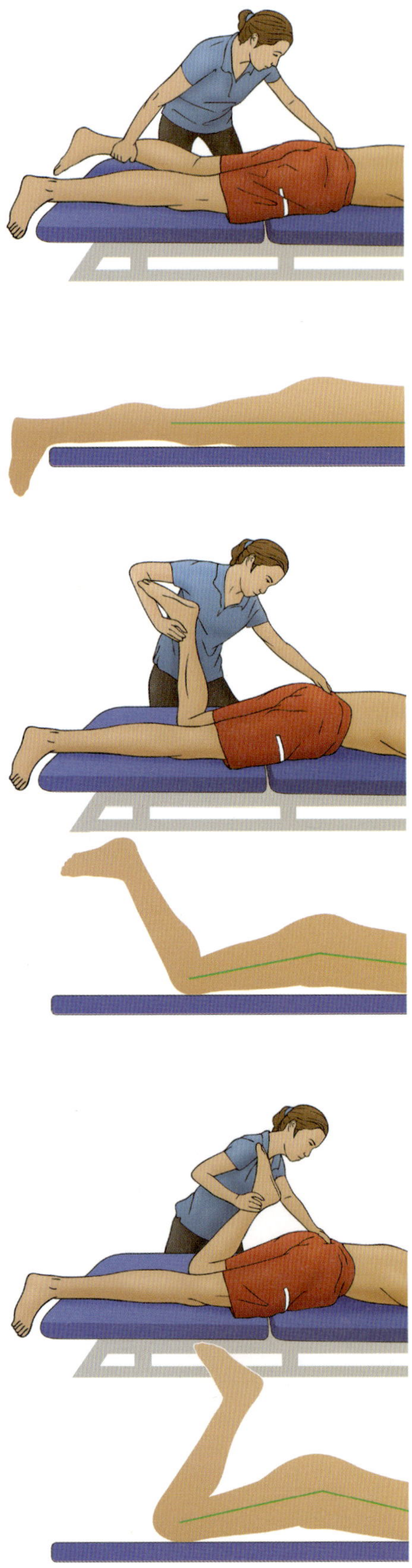

(a) (b) (c)

그림 5.10: 엘리 검사를 위한 위뒤엉덩뼈가시(PSIS)에서 치료사의 엄지와 손가락의 위치

평가(Assessment)

지난 10년 동안 골반이음구조(골반대)에 대한 임상 평가 절차는 엉치엉덩관절(천장관절, sacroiliac joint)의 단순한 기능적 움직임 검사에서 척추와 하지 사이의 하중 전달 동안 안정성을 유지하는 골반(pelvic)의 능력을 검사하는 기능적 평가 절차로 변경되었다(Hungerford et al. al., 2007). 이러한 검사가 발전한 이유 중 하나는 골반이 하중 전달에 어떻게 반응하는지에 대한 지식이 증가하고 다른 하나는 많은 엉치엉덩관절 움직임 검사의 불충분한 신뢰성 문구 생성 타당성과 관련이 있기 때문이다.

체계적인 검토 및 메타 분석 결과, Thigh-thrust 검사, Compression 검사 및 3회 이상의 Positive stress 검사에서 엉치엉덩관절 통증을 진단할 수 있는 차별적인 힘이 있음이 밝혀졌다(66 페이지 참고). 엉치엉덩관절 통증 진단에 대한 금본위제가 부족하기 때문에 국제 천장관절 통증 기준 연구회와 관련된 검사의 진단 유효성을 주의 깊게 검토해야 한다(Szadek et al., 2009). 최근의 증거는 엉치엉덩관절 통증 또는 기능장애에 대한 일련의 검사가 필요하다는 것을 시사한다(Laslett et al., 2005; Robinson et al., 2007).

Mangen과 Folia(2009)의 체계적인 검토는 허벅지 추력과 산만 검사가 가장 높은 개인의 민감도와 특이도를 가지고 있기 때문에 이러한 검사의 성능은 먼저 합리적으로 보인다. 그들은 두 검사 모두 익숙한 통증을 유발해야 하며 추가 검사는 지시하지 않음을 나타낸다.

Mangen과 Folia(2009)는 또한 압박이 통증스럽지 않다면 엉치뼈 추력 검사가 적용되어야 한다고 제안한다. 이 검사가 통증스러우면 엉치엉덩관절 병리가 발생할 수 있다. 엉치뼈 추력 검사가 통증스럽지 않으면 엉치엉덩관절의 참여는 거의 없다.

이것의 이점은 이러한 방식으로 엉치엉덩관절을 다루는 것은 환자/선수/고객들에게 불필요한 검사를 하지 않아도 되고, 대부분의 경우, 하나 이상의 검사가 완료되지 않았더라도 진단을 할 수 있다는 점이다.

엉치엉덩관절의 움직임이 제한적일 경우, 엉치엉덩관절이 증상 발생의 가능한 원인이라는 것을 명확하게 결정하기 전에 요추, 고관절(관절 위와 아래) 및 신경역학 시스템에 대한 철저한 평가를 포함하는 것이 가장 중요하다(Sturesson et al., 2000).

골반이음구조(pelvic girdle)는 두덩결합과 엉치엉덩관절관절, 강한 인대 시스템, 그리고 엉덩뼈 사이에서 수직으로 맞춰진 쐐기 모양의 엉치뼈 간의 상호 관계로부터 안정성을 받는다(Hengevald and Banks, 2014). 이러한 구조는 골반(pelvic)의 형태 폐쇄에 기여하는 자체 잠금 시스템을 생성한다(Kapandji, 2007). 또한 동적 안정성에 기여하고 골반이음구조의 동적 힘 폐쇄는 많은 근육 그룹과 근막이다.

Vleeming(1997)은 형태 폐쇄를 "일정한 부하를 받고 나면 상태를 유지하기 위해 추가 힘이 필요하지 않은, 밀접하게 결합되는 관절면으로 인한 안정적 상황"이라고 설명한다. 이것은 두 엉덩뼈 사이에 끼워져 있는 엉치뼈의 모양과 형태 때문이다.

배가로근(복횡근, transversus abdominis)은 해부학적 부착물(엉덩이, 후층의 중간층과 깊은 층의 등허리근막[TLF]) 때문에 골반 강성에 기여한다. 골반바닥 근육의 수축과 배가로근(복횡근)과 뭇갈래근(다열근)의 협력수축의 협력 작용은 강성을 증가시키고, 엉치엉덩관절을 전단력을 감소시키며 골반의 안정화에 기여하여, 요추골반 부위의 정확한 하중 전달을 가능하게 한다(Pel et al., 2008).

근육 슬링
(Musculature Slings)

Lee(2004)는 골반(pelvic)을 국소적으로 안정화시키는 4개의 전체적인 근육 그룹 슬링을 설명한다.

- 측면 슬링
- 후방경사 슬링
- 전방경사 슬링
- 후방 세로방향 슬링

상기 슬링은 결코 독립적으로 기능하지 않는다. 이것들은 서로 연결되고, 부분적으로 겹치며, 함께 작동한다(Lee, 2004). 부분으로 시스템 안정화하는 것처럼 이들 슬링은 척추운동에 영향을 안줄지 모르지만, 골반 압축 및 회전제어 및 후부 내에 전단부가 후방 골반 압박에 더해져 넙다리근막긴장근(대퇴근막긴장근, tensor fasciae latae muscle)에 긴장도와 요추골반 영역에서 회전과 전단의 조절을 할 수 있다.

엉치엉덩관절(천장관절, sacroiliac joint)을 둘러싸고 있는 근육의 여러 슬링이 있고 안정화를 만든다. 이러한 슬링의 해부학적 패턴은 엉치엉덩관절의 안정성을 생성하기 위해 이들 근육에 재활이 수행될 수 있다는 것을 전제한다. 이러한 근육을 강화하기 위해 재활 프로그램을 만들면 엉치엉덩관절의 움직임과 통증이 줄어들 수 있다.

골반(pelvic)에 힘폐쇄를 제공하는 '슬링'은 후방경사 슬링, 전방경사슬링 및 후방세로슬링 등의 구조를 포함하여 이루어졌다.

세 개의 근육 슬링

후방 세로방향 슬링(그림 5.11)을 포함 뭇갈래근(다열근, multifidus), 엉치뼈(천골), 흉요추 근막의 깊은 층(TLF), 엉치결절인대(STL)와 넙다리두갈래근(대퇴이두근, biceps femoris muscle) (Hengevald and Banks, 2014).

- 척주세움근(척주기립근, erector spinae muscle)과 뭇갈래근은 요추 압축에 기여하고 요추의 전/후 전단 응력에 대한 동적 저항을 제공하는 깊은 세로방향 슬링의 일부이다.
- 이 슬링을 구성하는 근육은 흉요추 근막의 깊은 층(TLF)에서 긴장을 증가시키고 엉치엉덩관절(천장관절)을 압축한다.
- 넙다리두갈래근은 엉치결절인대와의 연결을 통해 엉치뼈에 앞끄덕임(전굴)에 영향을 줄 수 있으며 다리와 관련하여 골반(pelvic)의 내적 및 외적 안정성 역할을 한다(Vleeming et al., 2008).

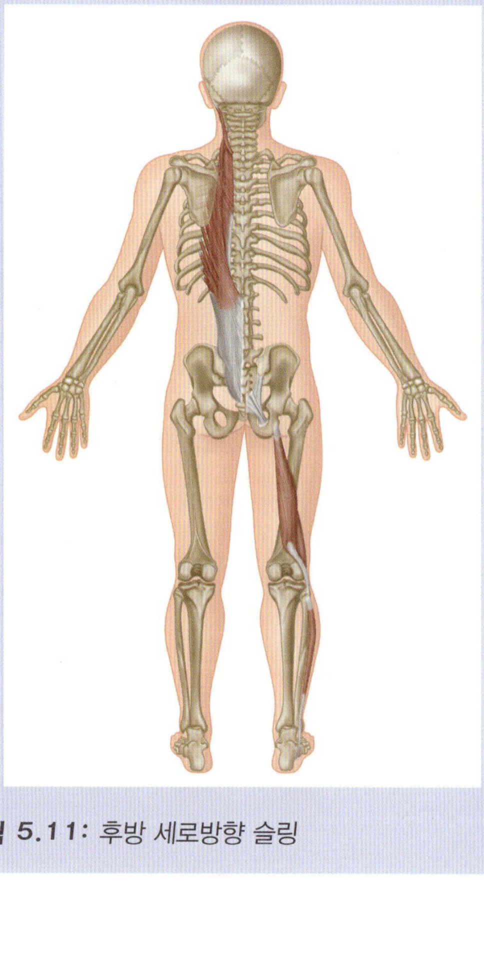

그림 5.11: 후방 세로방향 슬링

후방경사 슬링(그림 5.12 참고)은 힘폐쇄에 영향을 미치는 것으로 나타났으며, 넓은등근(광배근), 흉요추 근막의 깊은층(TLF) 및 큰볼기근(대둔근)을 포함한다. 후방 사선 슬링과 엉치엉덩관절(천장관절)의 관계는 다음과 같다.

- 큰볼기근(대둔근)은 흉요추 근막의 깊은층(TLF)의 후방 막을 통해 힘 폐쇄 능력이 가장 높으며, 세 번째 엉치뼈(S3)만큼 낮게 엉치엉덩관절 바로 뒤에 직접적으로 장력을 전달하는 것으로 알려져 있다(Barker et al., 2004).
- Van Wingerden 등(2004)은 보행 중 넓은등근(광배근)의 수축과 함께 큰볼기근 수축이 엉치엉덩관절에 3배의 강직을 증가시킨다고 보고했다 .
- 저항에 대한 회전은 후방 경사 슬링을 활성화시키는 것으로 밝혀졌다(Vleeming and Stoeckart, 2007).
- 큰볼기근(대둔근)은 넙다리근막긴장근(대퇴근막긴장근)과 흉요추 근막의 깊은층(TLF) 사이에 근육연결을 생성한다. 큰볼기근의 수축은 요추, 엉치엉덩관절(천장관절) 및 엉덩이에 걸쳐있는 근막의 긴장도를 증가시킨다(Hengevald and Banks, 2014).
- Hungerford 등(2003)은 큰볼기근 수축시작이 엉치엉덩관절 기능장애로 변경됨을 발견했다.

전방경사 슬링(그림 5.13 참고)에는 외복사근, 내복사근, 복횡근, 복직근, 백선(linea alba), 샅고랑인대(서혜인대) 및 모음근(내전근)이 포함된다.

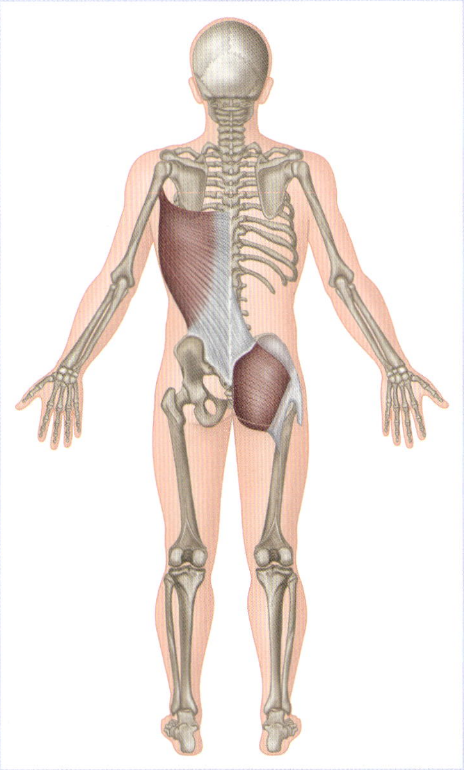

그림 5.12 : 후방경사 슬링

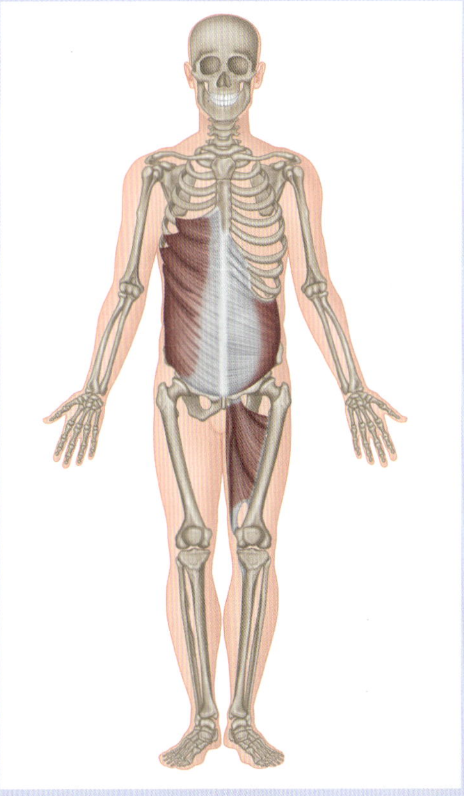

그림 5.13 : 전방경사 슬링

치료를 시작하기 전에 추가 고려사항 (Further Considerations Before Commencing Treatment)

골반 주위의 기능장애와 기능을 볼 때 근막선들이 고려되어야 한다(Myers, 2001). 척주세움근(척주기립근)과 뭇갈래근(다열근)은 동시에 요추 분절의 압박에 기여하고 요추의 전-후방 전단 응력에 역동적인 구속을 제공한다(Myers, 2001). 이 슬링의 근육은 흉요추 근막의 깊은층(TLF) 전체에서 장력을 증가시키고 엉치엉덩관절(천장관절)을 압축한다. 넙다리두갈래근(대퇴이두근)은 엉치결절인대(천결절인대)와의 연결을 통해 천추의 앞끄덕임(전굴)에 영향을 미칠 수 있다.

고장성인 전반적인 근육은 골반 주위의 역기능 적응 전략에 기여할 수 있다. 가슴을 짜듯한 흉부의 과긴장은 복횡근의 과사용을 나타내며, 등으로의 과긴장은 척주세움근(척주기립근)의 과사용을 나타내며, 밑면의 과긴장은 궁둥구멍근(이상근)과 속폐쇄근(내폐쇄근)의 과사용을 나타낸다. 위의 전략들은 척추, 골반내 또는 고관절 움직임 컨트롤이 더 이상 없는 사람들에게 일반적으로 관찰된다(Lee, 2004). 우리는 국소 근육을 회복시키는 것에 대해 생각하기 전에 연부조직 치료로 고장성 조직을 다루어야 한다.

요추와 고관절에 완전한 운동가동범위가 없으면 엉치엉덩관절에 과도한 손상과 보상작용이 있을 수 있다. 스쿼트 자세로 엉덩이를 확실히 이동하면(처음엔 발뒤꿈치가 지면에 닿지 않게 한 후에 발뒤꿈치가 지면에 닿게 한다.) 체중부하와 함께 완전한 고관절 굴곡이 평가된다. 요추에서 얼마나 많은 굴곡이 발생하는지 집중한다. (증가된 요추 굴곡은 고관절 굴곡 제한을 나타낼 수 있다.) 또한 고관절 굴곡 및 확장에 사용 가능한 범위가 얼마나 되는지 검사하기 위해 의자의 가장자리 또는 낮은 주추(plinth)에 한쪽 발로 런지를 하게 요청하고, 척추 또는 볼기뼈 부위에 존재하는 보상 전략을 관찰해야 한다.

일반적으로 엉치엉덩관절 장애로 고생하는 사람들의 불만은 환측 다리통증과 무거움 또는 피로도이며, 특히 체중부하 활동 중에 영향을 받는다. 이런 통증은 갑작스럽고 날카로워 일부사람들이 일상생활활동(ADL)을 하지 못할 정도로 갑작스럽고 날카로운 것으로 묘사된다.

엉치엉덩관절 증상은 반대측으로 거의 이동하지 않는다. 이것들은 대개 문제가 되는 엉치엉덩관절의 후단과 분리되어 있으며 종아리와 발까지 아래로 내려갈 수 있지만, 엉덩이, 사타구니 및 뒤 허벅지 주변으로 자주 나타낸다.

엉치엉덩관절 통증은 사람들이 자신이 겪고 있는 증상을 줄이기 위해 자신의 위치를 조정하기도 한다. 여기에는 반복적으로 옆으로 기대어 한쪽 엉덩이에 앉거나 다리를 꼬고 앉는 것이 포함될 수 있다. 앉아 일어나는 자세를 평가할 때 환자가 일어나기 위해 자신의 무릎을 짚어야만 하는 것에 더해 엉덩이를 밀어주는 것을 볼 수 있다. 자신이 겪는 불편함을 해소하기 위해 역기능 엉치엉덩관전을 가진 사람들은 자신의 손등을 허리, 둔부, 엉치엉덩관절 쪽으로 넣고 싶어하는 것은 드문 일이 아니다. 이 모든 것이 실마리이며 임상추론 가설에 도움이 된다.

엉치엉덩관절(천장관절) 통증으로 인한 잠재적 활동 제한

Mens 등(2001)은 엉치엉덩관절에서 발생하는 통증으로 인한 활동 제한을 살펴보았다. 이러한 기능적 활동을 알면 환자의 현재 상태에 대한 과거병력으로 더 깊이 탐구하기 위해 주관적인 질문을 조정할 수 있다.

- 30분 동안 서 있을 때, 환자의 90%가 통증이 있다고 했다. (정적 하중)
- 가득찬 쇼핑백을 운반할 때, 환자의 88%가 통증이 있다고 했다. (동적 하중)
- 한 발로 서 있을 때, 환자의 81%가 통증이 있다고 했다. (부하가 있는 전단력)
- 30분 동안 걸을 때, 환자의 81%가 통증이 있다고 했다. (동적 하중 및 전단력)

골반 평가 (Assessing the Pelvis)

이동성 차이가 단지 뼈 시작 위치의 차이에 반영일 수 있으므로, 골반이음구조(골반대)의 위치 분석은 관절의 이동성을 평가하기 전에 이루어져야 한다. 골반은 근육에 연결된 여러 방향의 힘에 영향을 받으며, 이들은 위치에 영향을 줄 수 있다.

역할의 움직임과 조정 요구사항을 수행하기 위한 요추골반-고관절 복합체(lumbopelvic-hip complex)의 주요기능이 안전한 체중의 전달을 위한 것으로 인지되는 것도 중요하다.

Lee와 Lee(2010)는 엉덩뼈(장골), 엉치뼈(천골) 및 궁둥뼈(좌골)의 효과적인 촉진을 위해 다음과 같은 제안을 한다. 평가는 손 전체를 사용하여 바로 누운 자세와 엎드린 자세에서 실시한다(보다 정확하게 평가하기 위해).

엉덩뼈능선 촉진 (Palpation of the Iliac Crests)

바로 누운 자세(supine):

- 두 다리를 편다.
- 골반뼈(pelvic)의 측면에 손바닥을 놓는다.
- 차이점에 유의해야 한다.
- 위앞엉덩뼈가시(전상방골극, ASIS)의 하단에 엄지손가락을 대어 위치를 확인할 수 있다.

엎드린 자세(prone):

- 두 다리를 편다.
- 위뒤엉덩뼈가시(PSIS)의 하단에 손바닥을 놓고 두 골반을 촉진하고 골반 뒤쪽에 손을 놓는다.
- 왼쪽과 오른쪽을 비교할 때 위치 차이를 감지할 수 있는가?
- 위뒤엉덩뼈가시(PSIS)의 하단에 엄지손가락을 올려 위치를 확인할 수 있다.

궁둥뼈결절(좌골결절) 또한 한쪽 골반이 다른 한쪽에 수직이동을 확인하기 위해 사용될 수 있다. 궁둥뼈결절의 가장 하단부를 양측을 동시에 엄지로 촉진한다.

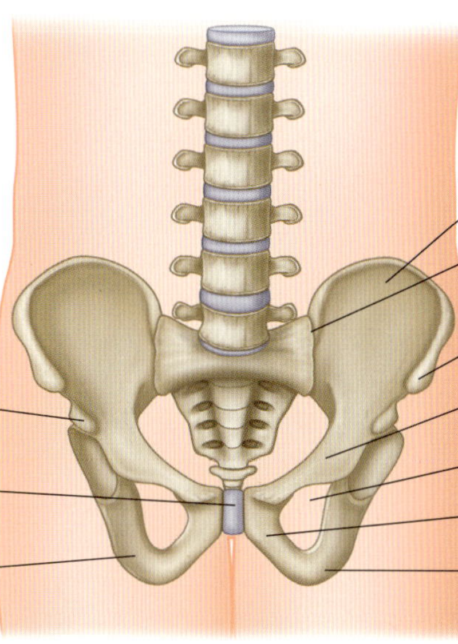

그림 5.14: 골반(pelvic)의 랜드 마크, 정면도

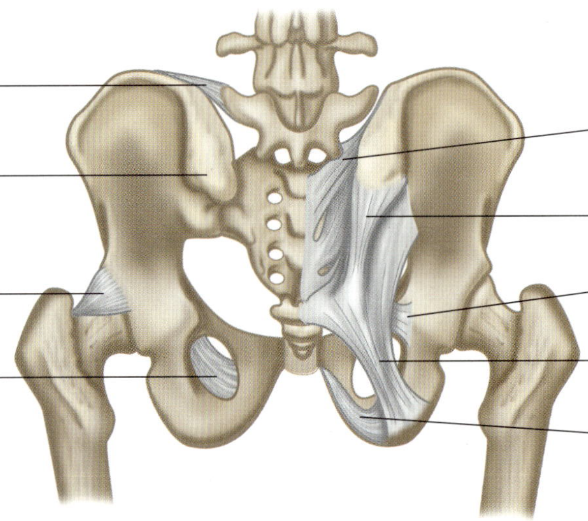

그림 5.15: 골반인대, 후면

엉치엉덩관절의 촉진
(Palpation of the SIJ)

- 엉치엉덩관절는 엉치뼈와 엉덩뼈 사이에 위치한다. (흉요추 근막 깊게)
- 위뒤엉덩뼈가시(후상장골극, PSIS)의 내측
- 위뒤엉덩뼈가시(후상장골극, PSIS)의 위치가 쉽게 찾게 해준다.
- 관절을 찾기 위해 하방내측으로 움직인다.
- 동측 다리의 무릎을 굽히고 발을 잡는다.
- 고관절의 내측 및 외측으로 회전한다.
- 관절공간이 작게 열리는지를 느껴 보아야 한다.

골반이음구조(골반대)는 요추 및 엉덩이와 함께 시너지 효과를 발휘하며 엉치엉덩관절은 움직임과 안정성 사이의 완전한 균형이 필요하다(그림 5.16 참고). 관절 주변의 구조물(근육, 근막, 주변 인대)은 운동과 안정성 모두를 허용하며 "힘폐쇄(force closure)"를 제공한다.

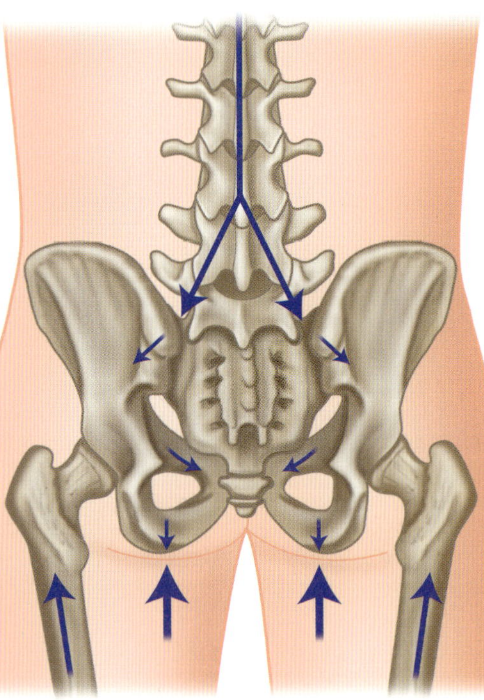

그림 5.16: 엉치엉덩관절(천장관절)은 움직임과 안정성 사이의 완벽한 균형이 필요

엉치뼈(천골)의 위치
(Position of Sacrum)

- 엎드린 자세(prone), 두 다리를 뻗는다.
- 엉치뼈의 하방측면 각의 뒷쪽을 촉진한다.
- 회전을 평가한다.
- Lee와 Lee(2010)는 엉치뼈 상단 깊이가 엉치뼈 뭇갈래근(다열근, multifidus)의 긴장도와 크기에 의해 영향을 받을 수 있기 때문에 엉치뼈의 위치를 평가하는데 이런 뼈 부분이 더 신뢰할 만하다고 말한다.

일반적으로 치료를 받으려는 사람들은 전체적 근육의 지배와 과잉활동으로 인해 부분적 근육(심부, 분절, 안정근)을 구하는데 어려움을 겪는다(많은 분절 또는 부위, 움직임 근육과 일반 안정근에 걸쳐). 그러므로, 우리는 전체적 근육의 기능장애를 먼저 해결해야 한다. 이것은 국소 근육의 억제를 일으키는 원인이다.

요추와 골반이음구조(골반대)의 안정을 위한 장력을 생성하는 국소 근육의 주요 그룹은 배가로근(복횡근, transversus abdominis), 뭇갈래근(다열근, multifidus)의 심부섬유, 골반바닥(골반저), 가로막(횡경막, diaphragma)과 큰허리근(대요근, psoas major muscle)의 후방섬유이다(Gibbons, 2001). 이러한 구조에 기능장애가 존재하는 경우, 다른 국소 근육과 함께 일을 시도할 때 근수축 시간지연, 가시적 또는 뚜렷한 위축(크기 상실) 또는 조정 손실이 될 수 있다. 전체적 근육 시스템의 구조에 기능장애가 존재하면, 지배력, 동시수축, 고장성, 지연활동, 약함, 밀집미약, 이동 시 동반상승 손실 및 유연성 감소의 증거가 있다.

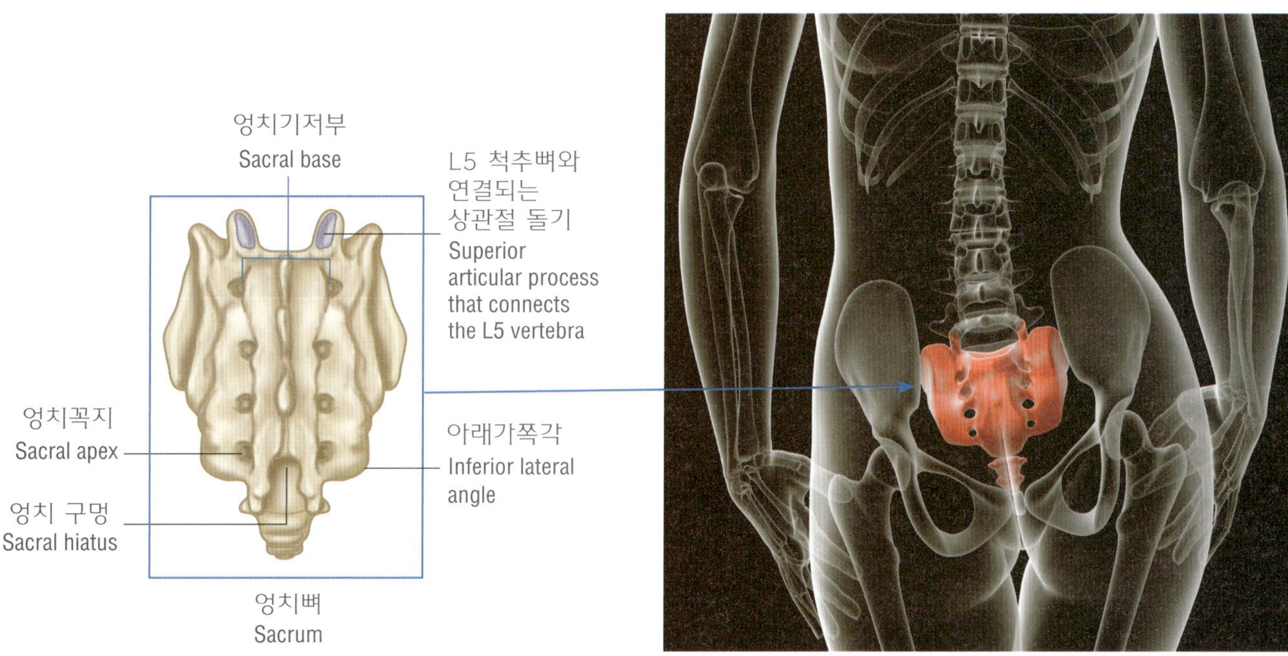

그림 5.17: 엉치뼈의 위치

엉치엉덩관절 해부학 (SIJ Anatomy)

- 엉치엉덩관절은 엉덩뼈의 관절표면과 엉치뼈오목 사이의 활액(전방)과 섬유상(후방) 관절이다.
- 두 뼈의 관절 가장자리에 있는 조직에 연결되어 섬유질 캡슐이 관절을 완전히 둘러싸고 있다.
- 관절에는 인대(캡슐 주위)가 풍부하게 장착되어 있으며, 뒷부분은 매우 강하고 앞쪽은 약간 약하다.
- 부수적 인대는 추가적인 안정성을 제공한다. 엉치결절인대(STL: sacrotuberous ligament), 엉치가시인대(천골극인대, sacrospinal ligament), 엉덩허리인대(장요인대, iliolumbar ligament)

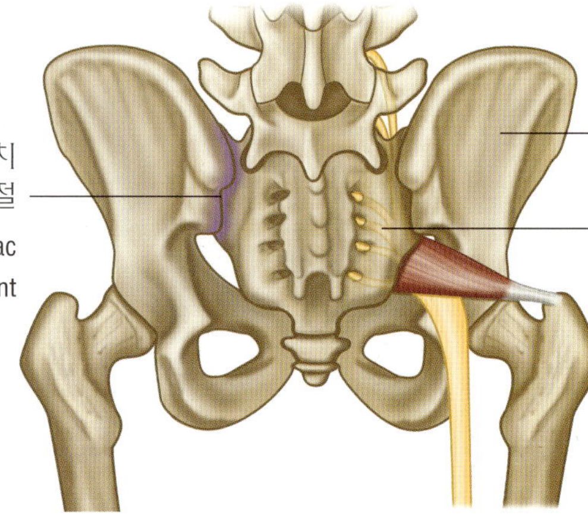

그림 5.18: 엉치엉덩관절(천장관절, *sacroiliac joint*)

엉치엉덩관절의 자동 잠금 기능

앞끄덕임(전굴)에서 엉치뼈가 등쪽 엉치인대에 쉬고 있을 때, 엉치엉덩관절에 장력과 안정성이 생성된다. 그러나 엉치결절인대(STL)가 힘을 받으면(예: 넙다리두갈래근, 큰볼기근, 궁둥구멍근 및 흉요추 근막의 장력과 같이), 엉치엉덩관절 이동성이 감소한다. 흥미롭게도, 임신한 여성과 단단한 넙다리굽힘근 사이에 관련성이 있다고 할 수 있다—넙다리굽힘근은 엉치엉덩관절에 무게감을 줄려고 시도하며, 현재 이동 중인 엉치엉덩관절을 안정되게 유지하기 위해 더 열심히 일한다(Kapandji, 2007).

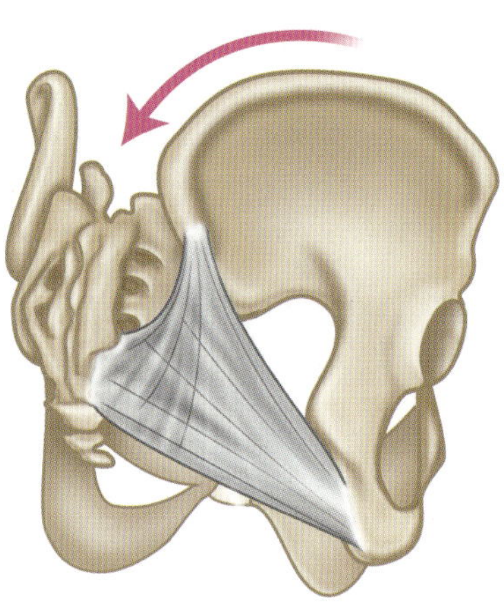

그림 5.19: 엉치결절인대(STL)가 하중을 받으면, 엉치엉덩관절(천장관절) 움직임을 제한

엉치엉덩관절 기능장애에 공통적인 관절의 운동가동범위

- 무릎 펴기 감소
- 고관절 내측 회전 감소
- 고관절 외측 회전 감소
- 고관절 신전 감소
- 고관절 굴곡 감소

엉치엉덩관절 기능장애와 관련된 연부조직 발견

과긴장 (연부조직 입력 필요):

- 동측 궁둥구멍근(이상근, piriform muscle), 넙다리두갈래근(대퇴이두근, biceps femoris muscle), 큰모음근(대내전근, adductor magnus muscle), 허리네모근(요방형근, quadratus lumborum muscle), 배빗근(복사근, obliques muscle)
- 반대쪽 엉덩근, 넓은등근 및 모음근

제한됨 (활성화 / 강화 필요):

- 동측 중간볼기근과 척주세움근
- 반대쪽 큰볼기근과 큰허리근

통증에 대한 평가 (Assessing for Pain)

최신 연구는 개별적으로 우수한 신뢰성을 보여주었으므로 통증 유발 검사를 강력하게 지원하지만, 둘 또는 셋이 함께 수행될 때 더욱 그렇다(Laslett and Williams, 1994, 2005; van der Wurff et al., 2000a, b; Robinson et al,, 2007).

통증이 엉치엉덩관절(천장관절, sacroiliac joint)에서 발생되었다고 간주되기 전에, 최소한 세 가지 엉치엉덩관절 통증 유발 검사가 환자에게서 재현해야 한다고 가장 최근의 알려진 논문이다(Szadek et al,, 2009).

- 신연 검사
- 압박 검사
- 허벅지 추력 검사
- 엉치뼈 추력 검사

신연 검사(Distraction Test)

(이것은 가장 구체적인 검사이다.) (Laslett et al., 2005)

1. 무릎 아래에 작은 베개를 받여 놓고 반듯이 눕는다(요추를 중립으로 유지).
2. 양쪽 위앞엉덩뼈가시(전상방골극, ASIS)의 내측에 대한 손을 받혀 양쪽 위앞엉덩뼈가시(ASIS)를 통해 후방외측 방향으로 느리고 지속적인 힘을 준다. (천추관절의 앞부분을 신연하게 하고 뒤쪽 부분을 압박함)
3. 이 힘을 유지한다.
4. 환자에게 통증 재발과 위치에 대해 물어본다.

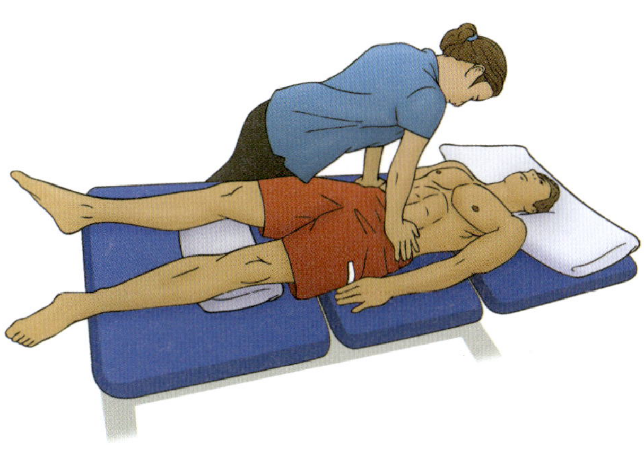

그림 5.20 : 신연 검사

압박 검사(Compression Test)

1. 측면으로 눕고, 엉덩이와 무릎을 굽힌다.
2. 양측 전방측방 엉덩뼈능선 위에 양손을 놓는다.
3. 볼기뼈(hip bone)를 통해 느리게 꾸준한 내측 압박을 준다.–엉치엉덩관절(천장관절)의 전방을 압박하고, 후방은 견인한다.
4. 힘을 유지
5. 환자에게 통증 재현에 대해 물어본다.
6. 검사를 양쪽으로 반복한다.

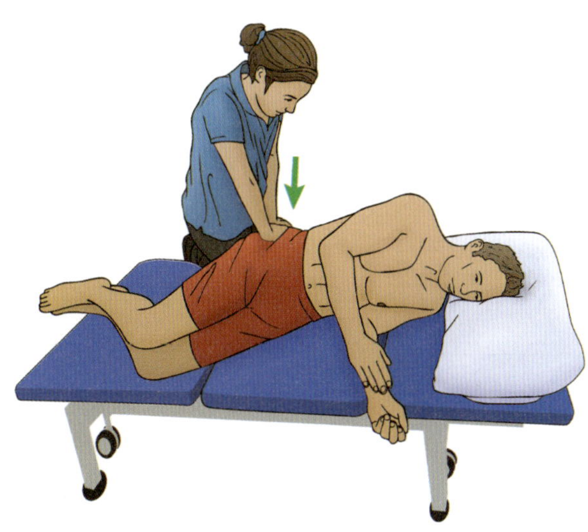

그림 5.21: 압박 검사

허벅지 추력 검사 (Thigh-Thrust Test)

해당 측면의 엉치엉덩관절에 후방 전단력을 수행하면서 통증을 유발하려고 한다.

1. 반듯이 누운 자세로 엉덩이와 무릎을 구부린다.
2. 받침대에 90°로 허벅지를 놓고 약간 내전시킨다.
3. 치료사의 한손은 엉치뼈를 덮고, 다른 한손으로는 굽힌 무릎 주변을 손으로 감싼다.
4. 치료사는 세로 방향의 대퇴골 선을 따라 받침대를 향해 압력을 가한다.
5. 양쪽을 반복한다.

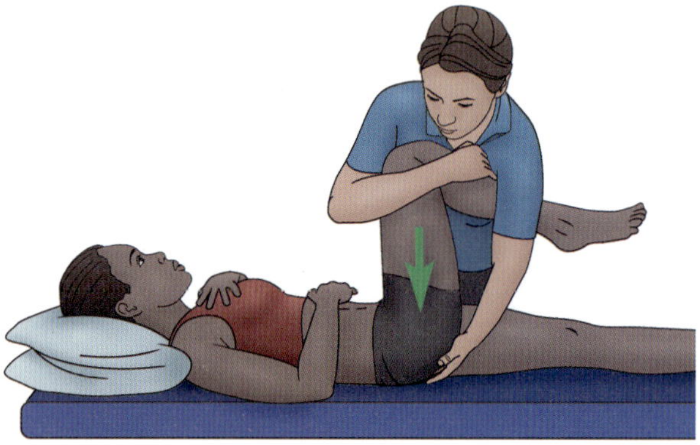

그림 5.22: 허벅지 추력 검사

엉치뼈 추력 검사 (Sacral-Thrust Test)

양쪽 골반(pelvic)에 엉치뼈의 전방 전단력을 수행하면서 통증을 유발하도록 한다.

1. 엎드린 자세로 위치시킨다.
2. 치료사는 수직하방으로의 엉치뼈 중심을 향하여 힘을 가한다.

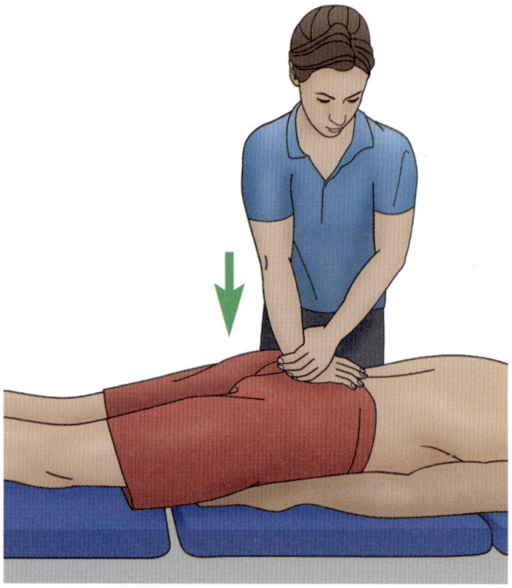

그림 5.23: 엉치뼈 추력 검사

추가 검사

간스렌(Gaenslen) 검사

1. 대상자는 테이블의 가장자리 근처에 눕는다.
2. 치료사는 환자의 고관절을 복부를 향하여 최대 굴곡시켜 최대 압력을 가한다.
3. 치료사는 반대측 다리의 무릎을 테이블의 가장자리를 향해 천천히 과신전 시킨다.
4. 굴곡측 다리에 통증이 나타나면, 이 검사가 양성이다.

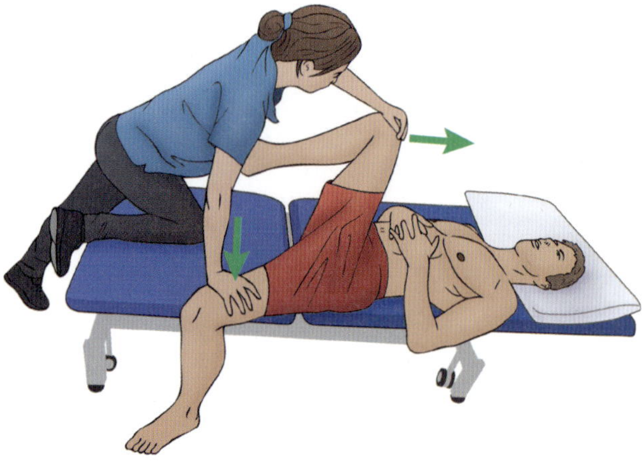

그림 5.24: 간스렌 검사

기능상실에 대한 평가 (Assessing for Loss of Function)

황새 검사(Stork Test)

황새 검사(일명, 변형된 트렌델렌버그 또는 한다리 서기 또는 질렛) 및 능동적 하지 직거상 검사(ASLR)는 모두 검사들 간에 수용 가능한 신뢰도를 보여준다. 또한 Lee와 Lee(2010)는 두덩결합을 통해 체중전달을 검사하기 위해 바로 누운 자세와 서 있는 자세에서 골반의 측면 기울기를 평가하였다.

황새 검사(그림 5.25 참고)는 서 있는 자세에서 골반을 통해 하중이 어떻게 관리되는지 관찰하여 형태 및 힘 폐쇄 메커니즘을 평가하는 동작 제어 검사이다. 체중을 견디는 면(골반뼈의 자체 가드 정렬)을 검사할 때, 엉치뼈에 비해 엉덩뼈의 안정적인 정렬을 유지하는 능력이 예상된다. 이 하중 전달 검사 중에 골반에서 상대 운동이 발생하지 않아야 하며(이 검사는 두덩결합 통증 자극 검사로도 사용됨) 동일한 패턴이 관찰되도록 3번 수행해야 한다.

동측 엉치뼈와 관련하여 후방 회전하도록 비체중부하측(NWB) 골반의 능력(Hungerford et al., 2007; Lee and Lee, 2010) 검사에 의해 평가될 수 있다. 양쪽 대칭 정도를 확인한다.

수행하는 방법:

1. 환자를 서게 한다.
2. 무릎을 꿇고 검사할 측면 엉덩뼈에 손바닥을 놓는다.
3. 같은 손의 손가락을 엉덩뼈 주위에 감싸고 편안하게 유지한다.
   - 같은 손의 엄지손가락을 위뒤엉덩뼈가시(후상장골극, PSIS) 바로 아래에 놓는다.
   - 반대쪽 엄지를 엉치뼈 2번(S2)에서 (반대로) 위치한다.
   - 양손을 편안하게 유지한다.
4. 환자에게 한 발(평가 중인 쪽)로 서서 무릎을 배꼽과 일치하도록 요청한다.
5. 세 번 반복한다. – 매번 같은 결과를 얻었는가?
6. 항상 비교가 필요하므로 반대쪽도 반복한다. (손 주변의 변화를 기억하시오)
7. 양쪽에 동일하게 노력하였는가?
8. 체중지지(WB) 다리로의 체중 이동이 원활했는가?
9. 골반(pelvic)이 같은 위치에 있었는가?
10. 이것은 또한 손을 같은 위치에 둔 채로 할 수 있지만 이번에는 엉덩이가 구부러지는 신체 쪽(비체중하중 쪽)에 놓는다.
11. 골반(pelvic)이 고관절 굴곡 동안 엉치뼈에 대해 뒤로 회전하기 때문에 위뒤엉덩뼈가시(후상장골극, PSIS) 아래에 있는 엄지손가락이 원래 위치 아래로 떨어진다.
12. 대칭을 확인하면서 다시 반대쪽과 비교한다.

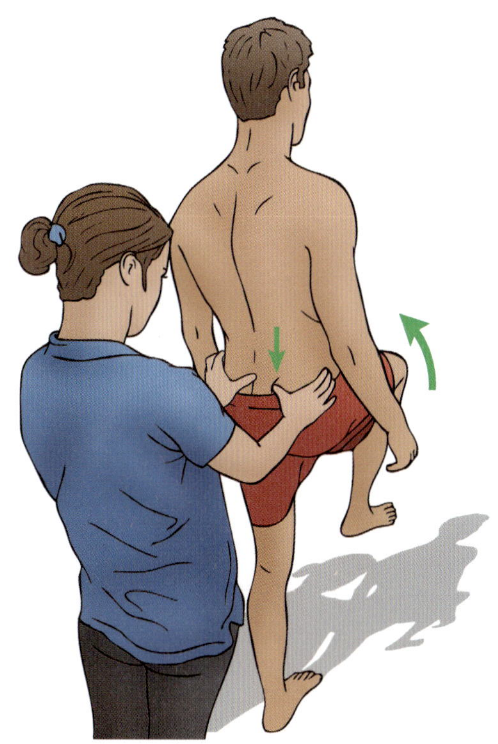

그림 5.25: 황새 검사

능동적 하지 직거상 검사(ASLR)

바로 누운 자세로 골반을 통한 하중을 평가한다.

1. 환자는 건측 다리를 침대에서 8인치를 들어보고, 환측을 들어 올릴 때와 비교한다.
2. 시도는 0-5의 척도로 점수를 매길 수 있다. (Mens et al., 2001)
3. 다리를 받침대에서 들어 올릴 때 가볍게 느껴져야 한다. 몸통이나 다리와 관련하여 어떤 방향으로도 골반(pelvic)의 움직임이 없어야 한다.
4. 이것이 너무 어렵다고 느껴지거나 다리가 무겁게 느껴지면, 국소 근육과 전역 근육의 작용이 적음을 나타낸다.

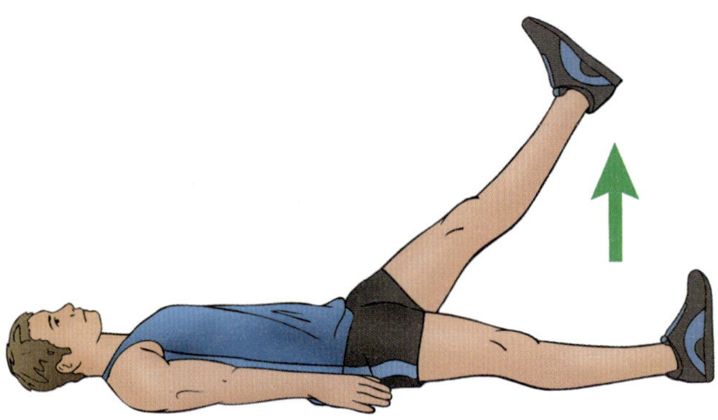

그림 5.26: 능동적 하지 직거상 검사(ASLR)

능동적 하지 직거상 검사(ASLR)에서 허리근(요근)의 역할

Hu 외 연구진들(2011)은 능동적 하지 직거상 검사(ASLR)를 통해 고관절 굴곡에서 허리근의 역할을 조사했다. (엉덩이 굴곡은 골반을 전방으로 당긴다.)

역사적으로 이 작용은 반대쪽 넙다리두갈래근과 동측 배가로근(복횡근)에 의해 대응되는 것으로 간주되었다(강력한 폐쇄를 위해 엉치뼈 쪽으로 골반의 압력을 가함). 그들의 결과는 능동적 하지 직거상 검사(ASLR)의 문제는 힘 폐쇄 문제로 전달된다.

그들의 결과는 능동적 하지 직거상 검사의 문제들이 힘 폐쇄, 복벽 활성화가 볼기뼈의 전방 회전 균형잡는 것, 그리고 반대편 넙다리곧은근의 활성화가 골반의 가로면 회전을 초래할 수 있다는 것을 강조하였다. (임상적으로 반대쪽 능동적 하지 직거상 검사의 상향 운동으로 보인다.) 이것은 동측 횡단 복부와 내부 경사에 의해 대응된다.

허리는 (잠재적인 반사 활성 좌우의 요추를 안정화); 엉덩근(장골근), 넙다리곧은근(대퇴직근) 및 긴모음근(장내전근)은 활성 동측(상승 작용).

골반에 압박을 더하여(골반의 앞쪽부분을 쥐어 압박하거나 양쪽 위앞엉덩뼈가시[전상방골극, ASIS]를 서로 가까워지도록 하면서) 다리가 용이하게 들려지도록 할 수 있다. (이미 너무 많은 압박이 아니라면, 이런 움직임은 더욱 힘들어지게 할 수도 있다.)

압박하는 부위에 따라 힘은 더 많은 압박이 필요한 곳을 결정(약한 부위가 있는 곳)하기 위해 기능적으로 하중을 골반이음구조(골반대, pelvic girdle)(Lee and Lee, 2010)에 전달하게 도울 수 있고 이로 인해 효과적인 치료 프로그램을 계획할 수 있다.

Lee와 Lee(2010)는 골반의 여러 영역에서 압축 차이를 제안한다.

- **전방 압축** – 위앞엉덩뼈가시(전상방골극, ASIS) 서로 가깝게 압착(배가로근[복횡근, transversus abdominis]을 자극한다.)
- 대전자 위로 전방 압축(전방 골반저를 자극한다.)
- **후방 압축** — 두 위뒤엉덩뼈가시(후상장골극, PSIS)를 함께 가져온다. (뭇갈래근[다열근, multifidus muscle] 자극)
- 왼쪽 위앞엉덩뼈가시(ASIS)의 전방압박과 오른쪽 위뒤엉덩뼈가시(PSIS)의 후방압박은 서로를 향하게 한다. (왼쪽 배가로근[복횡근] 및 오른쪽 뭇갈래근[다열근] 자극).

치료를 계획할 때 능동적 하지 직거상 검사(ASLR) 중 환자에게 가장 도움이 되는 것은 압박임을 명심해야 한다.

압박이 너무 많으면 환자가 하지 않거나 다리를 들어 올리는 작업이 더 어려워질 수 있다.

압박이 감소하면 어떻게 되는가?

1. 요추와 고관절을 평가하고 치료하는데, 감소된 움직임이 보여진다면,
   - 엉치엉덩관절(천장관절, sacroiliac joint)에 영향을 미치는 구조에 대한 보상 또는 손상
2. 엉치엉덩관절 벨트의 임시 사용
3. 걷기와 수영이 큰볼기근을 활성화 한다.
   - 흉요추 근막(TLF)에서 장력의 증가
4. 큰볼기근(대둔근)과 넓은등근(광배근)(후방 경사 슬링), 척주세움근(척주기립근) 및 뭇갈래근(다열근)에 대한 특정 훈련(Vleeming and Stoeckart, 2007)
   - 강제 폐쇄 지원
   - 흉요추 근막(TLF) 강화

압박이 과도하게 발견되면 어떻게 하는가?

1. 엉치엉덩관절(천장관절, sacroiliac joint)을 압박하는 요추골반 쪽에서 전체 근육 과사용인가?
2. 통증 검사가 양성인가?
3. 황새 검사 음성인가?
4. 능동적 하지 직거상 검사(ASLR) 음성인가?
5. 엉치엉덩관절 주변의 결합조직 평가 및 치료
   - 연부조직 치료(결합조직)
   - 바닥을 의지하려는게 보이면 고관절 외회근육들
   - 근에너지 기법(MET)
   - 가동성 및 이동성 운동
   - 자세 훈련
6. 우세한 전체 근육의 과긴장 감소
7. 안정화 운동을 중지한다.
   (근육이 이미 너무 활동적임)
8. 호흡 운동을 추가한다.
   - 흉골측면, 횡격막 호흡운동

추가적인 엉치엉덩관절 기능 검사 (Additional SIJ Function Tests)

(이 검사는 감도와 특이성이 감소되었다.)

서서 굴곡 검사 (Standing Flexion Test)

1. 환자가 곧게 선다.
2. 환자의 뒤에 서서:
   - 양손의 바닥을 엉덩뼈에 놓는다.
   - 손가락으로 엉덩뼈 주위를 감싸고 편안하게 유지한다.
   - 위뒤엉덩뼈가시(후상장골극, PSIS) 바로 아래에 엄지손가락을 놓는다.
   - 양손을 편안하게 유지한다.
3. 환자가 할 수 있는 한 앞으로 구부리도록 요청한다(그림 5.27 참고).
4. 세 번 반복한다 — 매번 같은 결과를 얻는가?
5. 측면을 비교하여 대칭을 찾는다.
   - 굴곡 중 엄지손가락이 평행을 유지하면(동일한 거리 이동) 이는 정상/음성이다.
   - 굴곡했을 때 한쪽에서 위뒤엉덩뼈가시(PSIS)가 머리 쪽 방향으로 이동하면, 이는 엉치엉덩관절의 부전/해당 쪽 골반 엉치뼈의 제한적 움직임을 나타낸다.

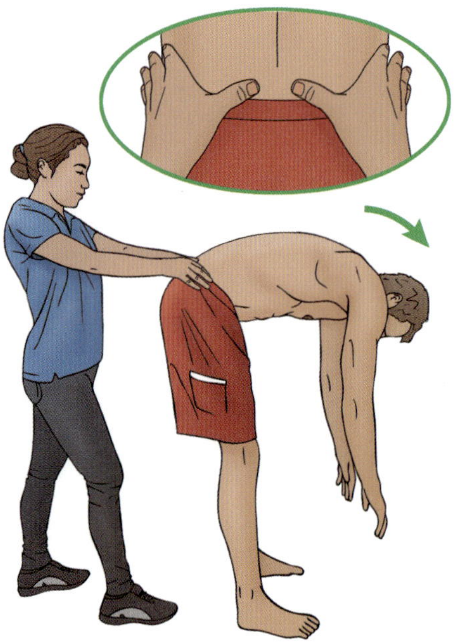

그림 5.27: 서서 굴곡 검사

앉아서 굴곡 검사 (Seated Flexion Test)

1. 발이 바닥에 닿는 상태에서 환자는 받침대 중앙에 앉는다.
2. 환자 뒤에 무릎을 꿇고 다음을 수행한다.
   - 양손의 손바닥을 엉덩뼈에 놓는다.
   - 손가락으로 엉덩뼈 주위를 감싸고 편안하게 유지한다.
   - 위뒤엉덩뼈가시(후상장골극, PSIS) 바로 아래에 엄지손가락을 놓는다.
   - 양손을 편안하게 유지한다.
3. 환자가 할 수 있는 만큼 앞으로 구부리도록 요청한다(그림 5.28 참고).
4. 세 번 반복한다 — 매번 같은 결과를 얻는가?
5. 대칭을 확인하며, 측면을 비교한다.
   - 굴곡 중 엄지손가락이 수준을 유지하면(동일한 거리 이동) 이는 정상/음성이다.
   - 굴곡 시 한쪽에서 위뒤엉덩뼈가시(PSIS)이 머리쪽 방행으로 이동하면 엉치엉덩관절의 장애/동측 골반에 대한 천추의 움직임 제한을 나타낸다.

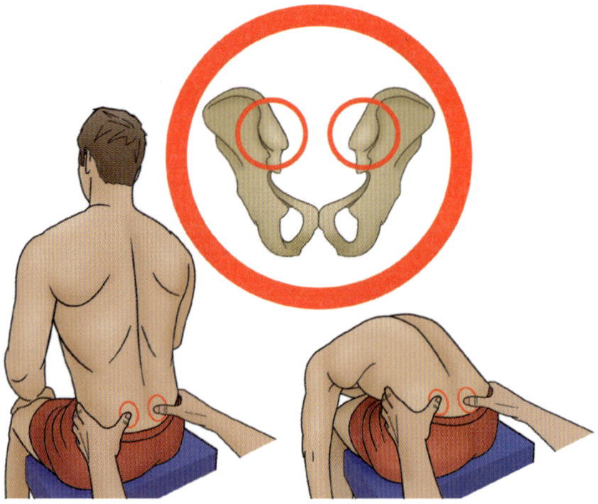

그림 5.28: 앉아서 굴곡 검사

고관절 외전 검사
(Hip-Abduction Test)

1. 요추골반 부위의 안정성 검사
2. 환자는 엉덩이와 무릎이 구부러지고 다리를 펴서 옆으로 누워 있음
3. 다리는 능동적으로 외전 쪽으로 들어 올림
4. 다리는 약 20° 정도 외전해야 한다.
5. 다리의 외측회전은 없어야 한다.
6. 보통수준의 요추의 척주세움근(척주기립근, erector spinae muscle)/허리네모근(요방형근, quadratus lumborum muscle)의 수축은 가능하다.
7. **다음과 같은 경우 양성인 결과:**
   - 대퇴골의 외측회전이 있다 — 궁둥구멍근(이상근)의 단축
   - 골반의 외측회전 — 궁둥구멍근(이상근) 및 다른 측면회전 활동성 과다/단축
   - 엉덩이 굴곡이 발생한다 — 허리근(요근, psoas muscle), 넙다리근막긴장근(대퇴근막장근, TFL) 과잉활동/단축
   - 고관절 외전의 20° 전에 골반이 매달려 움직이는 경우 — 허리네모근(요방형근, quadratus lumborum muscle) 과잉활동/단축
   - 동측 모음근(내전근)의 통증 — 모음근이 짧아짐

고관절 신전 검사
(Hip-Extension Tst)

1. 엎드린 자세에서의 고관절 신전동안, 조정된 근육 활동의 평가를 나타낸다.
2. 환자는 엎드려 양팔을 편히 놓는다.
3. 양발은 받침너머로 펴다.
4. 다리가 신전(폄)하며 들려진다.
5. 흉요추 척추세움근에서 초기수축이 예상된다 (몸통 안정화).
6. 허벅지 뒷쪽근육(슬와부근)과 큰볼기근(대둔근, gluteus maximus muscle)의 조정된 활동에 의해 완전한 동작이 이루어진다.
7. **다음과 같은 경우 양성:**
   - 무릎 굽힘 — 허벅지 뒷쪽근육(슬와부근) 단축으로 나타남
   - 지연/부재(억제) 큰볼기근(대둔근) 동작 — 척주세움근(척주기립근) 과활동성 나타냄. +/-허벅지 뒷쪽근육(슬와부근)
   - 거짓 고관절 신전 — 허리에서 관련 움직임을 만든다-큰볼기근(대둔근) 억제 또는 척추세움근(척추기립근)의 과잉활동을 나타냄
   - 반대측 어깨뼈 주변 근육의 조기 수축 — 기능적인 허리 불안정성을 나타냄(주동체 억제를 보상하기 위해 상반신을 이용함).

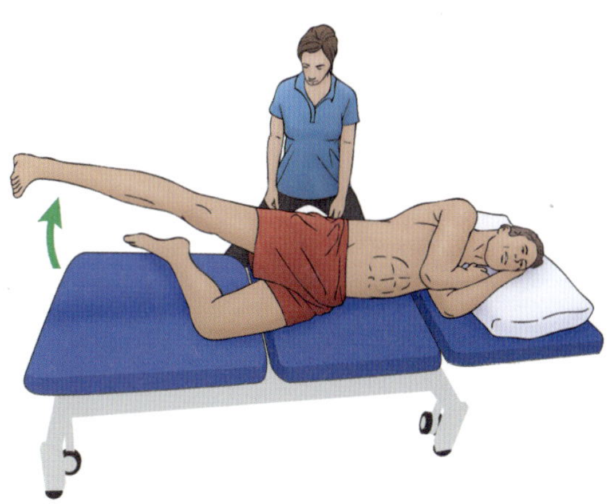

그림 5.29: 고관절 외전 검사

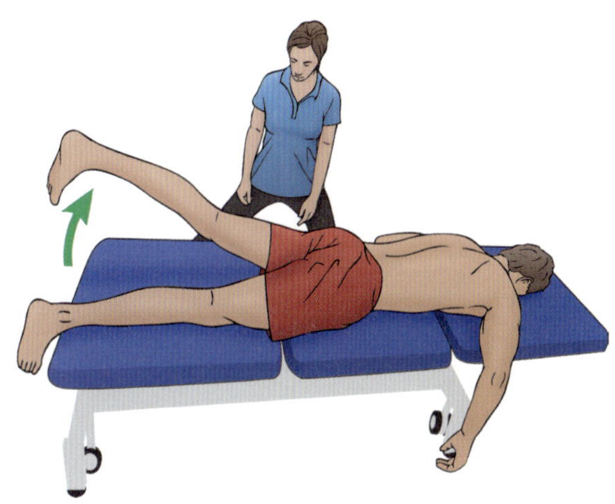

그림 5.30: 고관절 신전 검사

참고문헌(References)

Gibbons SCT, Pelley B, and Molgaard J (2001) Biomechanics and stability mechanisms of psoas major. *Proceedings of 4th Interdisciplinary World Conference on Low Back Pain*, Montreal, Canada, November 9–11, 2001

Hengeveld E and Banks K (2014) *Maitland's Peripheral Manipulation*. Oxford, Churchill Livingstone

Hu H, Meijer OG, van Dieën JH, Hodges PW, Bruijn SM, Strijers RL, and Xia C (2011) Is the psoas a hip flexor in the active straight leg raise? *European Spine Journal* 20(5): 759–765

Hungerford B, Gilleard W, and Hodges P (2003) Evidence of altered lumbopelvic muscle recruitment in the presence of sacroiliac joint pain. *Spine* 28: 1593–1600

Hungerford B, Gilleard W, and Moran M (2007) Evaluation of the ability of physical therapists to palpate intrapelvic motion with the stork test on the support side. *Physical Therapy* 87(7): 879–887

Janda V (1992) Treatment of chronic back pain. *Journal of Manual Medicine* 6: 166–168

Kapandji I (2007) *The Physiology of the Joints*. Edinburgh, Churchill Livingstone

Laslett M, Aprill CN, McDonald B, and Young SB (2005) Diagnosis of sacroilial joint pain: validity of individual provocation tests and composites of tests. *Manual Therapy* 10: 207–218

Laslett M, van der Wurff P, Buijs EJ, Aprill C (2007) Comments on Berthelot et al. review: "Provocative sacroiliac joint maneuvers and sacroiliac joint block are unreliable for diagnosing sacroiliac joint pain." *Joint, Bone Spine* 74: 306–307

Lee D (2004) *The Pelvic Girdle*. Edinburgh, Churchill Livingstone

Lee D and Lee L (2010). *The Pelvic Girdle*. Edinburgh, Elsevier/Churchill Livingstone

Majlesi J, Togay H, Ünalan H, and Tprak S (2008) The sensitivity and specificity of the slump and the straight leg raising tests in patients with lumbar disc herniation. *Journal of Clinical Rheumatology* 14(2): 87–91

Mangen J and Folia V (2009) Validity of clinical tests for sacroiliac and lumbar joint dysfunction: a systematic review of the literature. *Systematic Reviews* 1: 1–35

Mens JM, Vleeming A, Snijders CJ, Koes BW, and Stam HJ (2001) Reliability and validity of the active straight leg raise test in posterior pelvic pain since pregnancy. *Spine* 26(10): 1167–1171

Myers T (2001) *Anatomy Trains*. Edinburgh, Churchill Livingstone

Pel J, Spoor C, Pool-Goudzwaard A, Hoek van Dijke G, and Snijders C (2008) Biomechanical analysis of reducing sacroiliac joint shear load by optimization of pelvic muscle and ligament forces. *Annals of Biomedical Engineering* 36(3): 415–424

Robinson HS, Brox JI, Robinson R, Bjelland E, Solem S, and Telje T (2007) Technical and measurement report the reliability of selected motion- and pain-provocation tests for the sacroiliac joint. *Manual Therapy* 12: 72–79

Sturesson B, Uden A, and Vleeming A (2000) A radiostereometric analysis of movements of the sacroiliac joints during the standing hip flexion test. *Spine* 25: 364–368

Szadek K, van der Wurff P, van Tulder M, Zuurmond W, and Perez R (2009) Diagnostic validity of criteria for sacroiliac joint pain: a systematic review. *Journal of Pain* 10(4): 354–368

van der Wurff O, Hagmeijer RHM, and Meyne W (2000a) Clinical tests of the sacroiliac joint: a systematic methodological review—Part 1: Reliability. *Manual Therapy* 5(1): 30–36

van der Wurff O, Hagmeijer RHM, and Meyne W (2000b) Clinical tests of the sacroiliac joint: a systematic methodological review—Part 2: Validity. *Manual Therapy* 5(2): 89–96

van Wingerden JP, Vleeming A, Buyruk HM, and Raissadat K (2004) Stabilization of the SIJ in vivo: verification of muscular contribution to force closure of the pelvis. *European Spine Journal* 13(3): 199

Vleeming A and Stoeckart R (2007) The role of the pelvic girdle in coupling the spine and the legs: a clinical-anatomical perspective on pelvic stability. In: Vleeming A, Mooney V, and Stoeckart R (eds) *Movement, Stability and Lumbopelvic Pain: Integration and Research*. Edinburgh, Churchill Livingstone.

6장 엉치엉덩관절(천장관절) 기능부전-치료법

Sacroiliac Joint Dysfunction -Treatment

뒤쪽 사선 슬링 (Posterior Oblique Sling)

넓은등근 (광배근) (Latissimus Dorsi Muscle)

부착지점

- 등허리근막의 뒤쪽 층은 6개의 아래등뼈의 가시돌기, 요추와 엉치뼈(천골) 전체 가시돌기를 통하여 가시위근과 가시아래근의 인대에 붙는다.
- 엉덩뼈능선의 뒷부분 바깥쪽 가장자리(lip)에서 근막이 시작되며, 아래쪽 등을 가로질러 위쪽 측면으로 쓸어 올라 간다. 그리고 네 개의 갈비뼈 중 아래 3개를 둘러싼 근막을 통해 어깨뼈의 하각에 붙는다.
- 섬유들은 위팔뼈(humerus)를 지나 한 곳에 모여 얇고 납작한 힘줄을 형성한다.
- 힘줄은 주위를 돌면서 큰원근(대원근, teres major)의 하단 테두리에 붙고, 큰원근의 힘줄 앞쪽에 있는 결절간구의 바닥에 붙는다.(활액낭으로 분리된다.)
- 근육을 180° 비틀어 놓는 효과는 힘줄의 앞쪽 표면이 근육의 뒤쪽 표면과 연속된다는 것을 의미한다.
- 몸통의 가장 낮은 층의 섬유는 가장 위쪽 위팔 골막에 달라 붙는다.

지배신경

- 가슴등신경(흉배신경). (신경 위치 C6-8)
- 피부 분절 (신경 T4-12, L1-3)

움직임

- 굴곡(굽힘)된 팔의 강한 폄근
- 만약 어깨뼈에 대해 위팔뼈가 고정되면 넓은등근(광배근, latissimus dorsi muscle)은 흉곽대(가슴이음뼈)를 끌어당긴다.
- 어깨뼈에 대하여 위팔뼈의 강한 내전(모음)과 내회전을 담당한다.
- 팔이 머리 위에서 고정되어지면, 넓은등근(광배근, latissimus dorsi muscle)은 가슴우리를 들어 올릴 수 있다. (큰가슴근과 함께 작용)
- 노를 저으며 수영할 때 다운스트로크에 사용된다.
- 갈비뼈는 넓은등근(광배근, latissimus dorsi muscle)과 호기 시 함께 활성화 된다. (기침이나 재채기)
- 만약 위팔뼈가 고정되어지면, 예를 들어, 목발을 사용할 때, 넓은등근(광배근, latissimus dorsi muscle)은 팔과 관계하여 몸통을 앞쪽 방향으로 밀 수 있다. (골반 부착 부위의 근막)

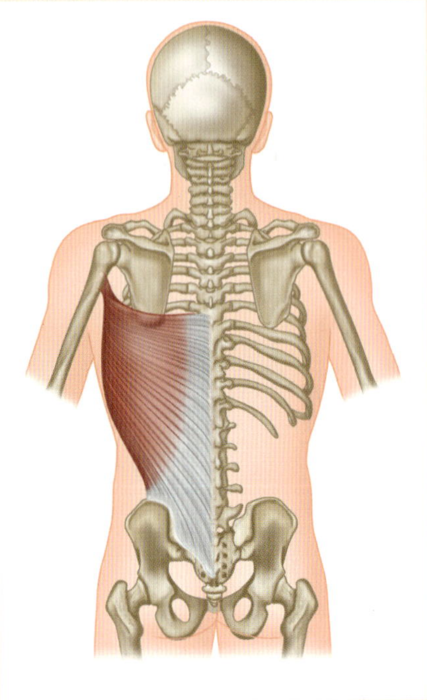

그림 6.1: 넓은등근(광배근, *latissimus dorsi muscle*)

치료 적용 (Therapy Input)

아래의 모든 연부조직 치료를 적용할 때, 제2장에서 강조 표시된 점을 고려해야 한다. (근막 조직 속으로 깊이 이동할 때 [압력을 가할 때]의 속도 조절) 나는 최대 시각적 분석지표(VAS)[1] 6/10을 사용한다(대상자의 인식을 기준으로). 조직에 압력을 가할 때 조직의 저항반응을 이끌어 내지 않으므로 대상자에게 "통증"을 유발하지 않는다. 6/10에 대한 나의 인식은 중간정도의 불편이다. (대상자가 회피를 유도하지 않고); 나는 대상자에게 "용기 있게" 참을 필요가 없으며 이 깊이까지 도달하면 갑작스런 움직임이나 압력의 증가가 없을 것이라고 대상자에게 설명한다. 깊이를 얻는 것은 점진적 과정이며 대상자와 조직 반응에 의해 제어되며 약간의 불편함은 60초 이상 걸릴 수 있다. 이 시점에서 조직의 반응으로 나는 대상자에게 불편함이 약 2/10으로 떨어졌을 때 알려주도록 이야기한다.

다음으로 신체 부위의 능동적 또는 수동적 움직임을 추가한다. 나는 6/10 불편함이 2/10으로 떨어지면 그 위치에서 중단될 것이라고 이야기한다. 그런 다음 모든 관련 조직이 해결될 때까지 작업을 반복한다.

아래 지시사항을 언급하진 않았지만 어느 조직이든 조직에 깊이 압력을 누를 때마다 반복해야 한다는 점을 인지해야 한다.

촉진 (Palpation)

1. 대상자는 엎드린다.
2. 팔은 90° 바깥 돌림(벌림, abduction) 시킨다.
3. 바깥 돌림된 위팔뼈와 어깨뼈의 가쪽면 사이의 조직을 잡는다.
4. 치료사는 저항하고 대상자는 어깨를 내회전을 시킨다(위치를 확인하기 위해).
5. 갈비뼈 바깥쪽과 겨드랑이 안쪽을 촉진.

1. VAS– 시각적 분석지표 (1장, 용어 참고)

길이에 대한 평가 (그림 6.2 참고)

1. 대상자는 엉덩관절(고관절, hip)과 무릎이 굴곡(굽힘) 상태로 눕거나 선다.
2. 대상자가 어깨를 완전히 구부리지 못하고 어깨의 병리 현상이 없다면 움직임을 멈추고 범위를 기록한다.
3. 대상자는 시상면에서 양쪽 상지를 굽힌다.
   - 아래허리가 활모양(arches)인 경우, 움직임을 멈추고 범위를 기록한다.
   - 대상자가 어깨를 완전히 구부리지 못하면 움직임을 멈추고 범위를 기록한다.
   - 이 현상은 넓은등근(광배근, latissimus dorsi muscle)이 단축되었음을 뜻한다.
4. 주의사항:
   - 작은 가슴근육은 어깨뼈를 앞쪽으로 기울여 위치시켜 동일한 결과를 나타낼 수 있다.
   - 앞쪽(전방) 복부가 짧다면 가슴우리는 내려 눌림 되고 어깨뼈가 앞쪽으로 당겨질 수 있다.
5. 치료 후 재평가한다.

근력에 대한 평가

1. 대상자는 엎드린다.
2. 팔꿈치는 굽히고 어깨는 약간 외전(벌림) 시킨다.
3. 대상자는 가슴우리를 고정한다.
4. 치료사의 저항을 이겨내며 대상자는 어깨를 신전(폄)시킨다.
5. 등급:
   - 5/5 – 아주 강한 수축력(Normal)
   - 4/5 – 강한 수축력(Good)
   - 3/5 – 약한 수축력(Fair)
   - 2/5 – 부드러운 수축력(Poor)
   - 1/5 – 꿈틀거리다.(Trace)
   - 0/5 – 근 수축 없다.
6. 약화는 아마도 억제, 통증유발점, 통증, 근육의 길이, 신경학적 결손 때문일 수 있다.
7. 치료 후 재평가.

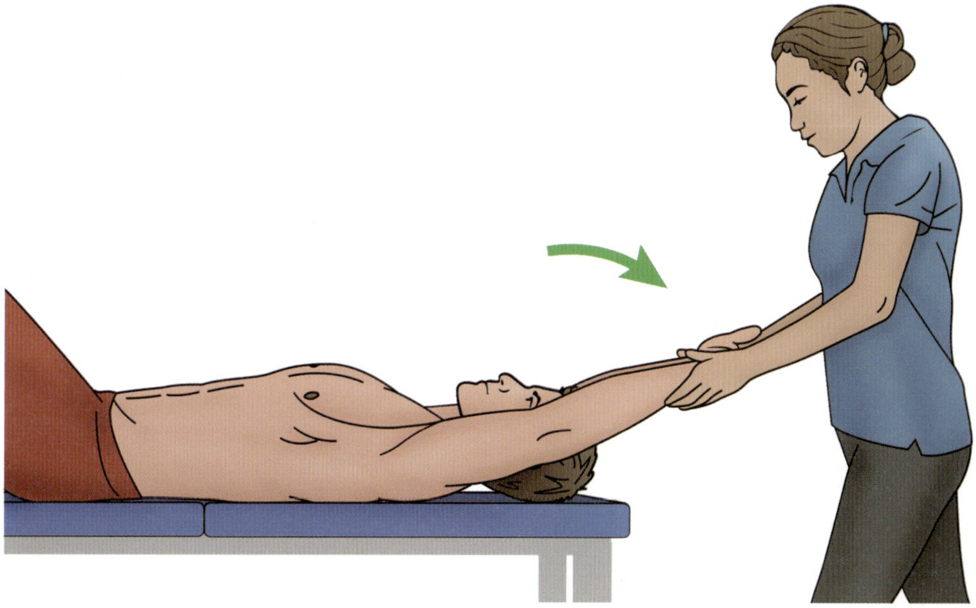

그림 6.2: 넓은등근(광배근, *latissimus dorsi muscle*)의 길이 평가

연부조직 치료 : 대상자의 엎드린 자세

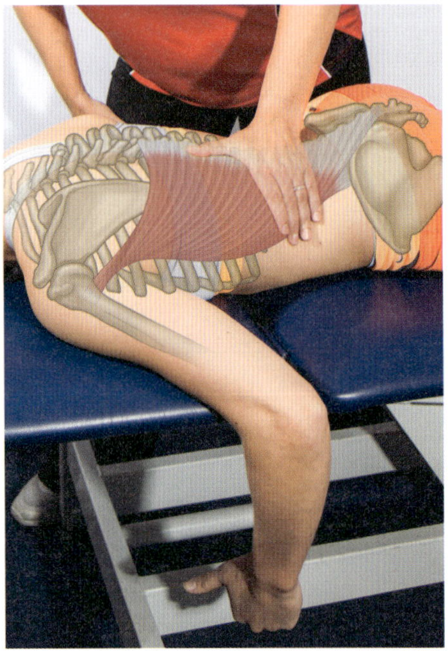

1. 팔은 45° 벌림상태, 팔꿈치는 구부리고 엄지손가락이 "엄지 위로" 자세(이 엄지손가락의 위치는 어깨의 외회전을 유지시키는 자세임)
2. 손 그립의 넓은 면을 이용, 천천히 근막을 부드럽게 만든다. [엉덩뼈가시의 가쪽 가장자리(lip)의 후방 부분으로부터 시작하여 등뼈 아래 부분을 가로 질러 상방 및 가쪽으로 쓸어 올라간다.]

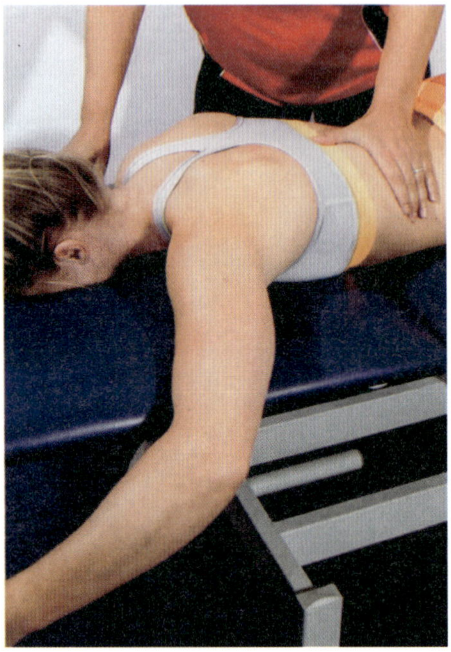

3. 대상자는 천천히 팔꿈치를 피면서 어깨를 굽힌다. (팔은 동측 귀 방향으로 가져간다.)
   - 접촉손(압력 유지)을 따라 가면서 움직임을 촉진한다. 처음에는 약간의 통증스런 움직임이 맞다.
   - 조직을 능동적 또는 수동적으로 제 위치에 놓고 그 위치를 유지하면서 움직임을 저항한다.

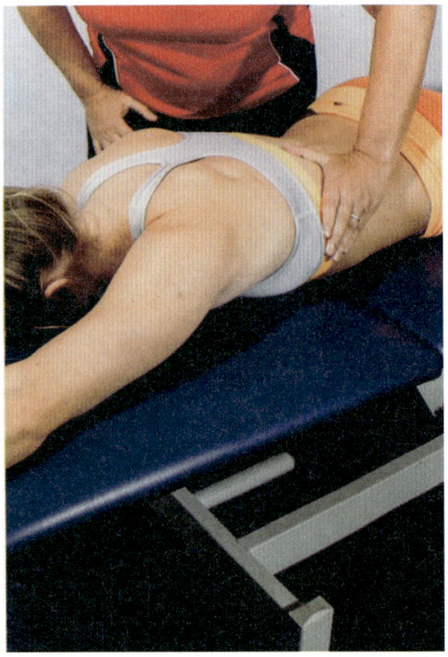

4. 넓은등근(광배근, *latissimus dorsi muscle*)의 조직에 손이 닿는 부분이 편안해질 때까지 반복한다.

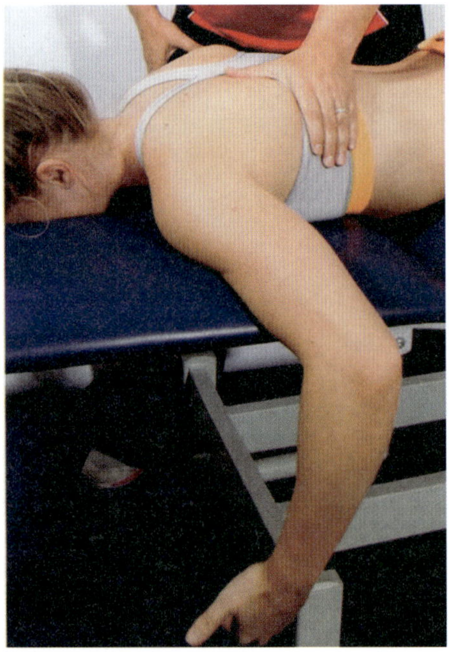

5. 위의 정확한 원칙을 따랐을 때 이 단계에서 어깨뼈의 움직임은 촉진된다.

연부조직 치료 : 대상자의 옆으로 누운 자세

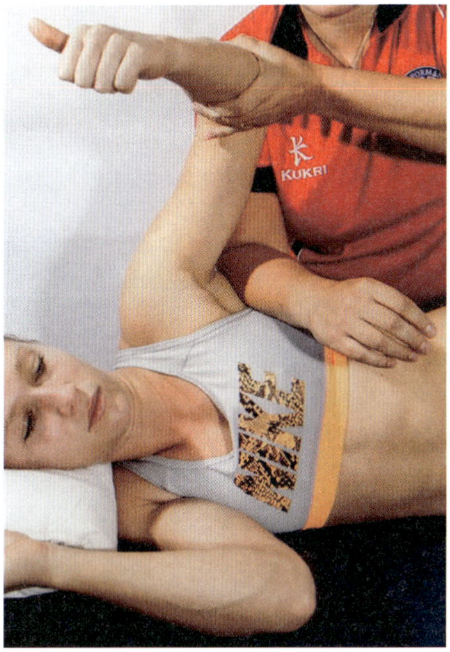

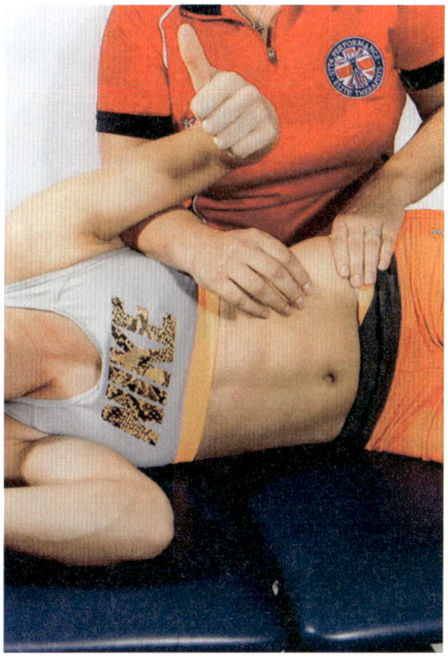

1. 대상자의 팔을 수동적으로 외전(벌림) 시킨다.
2. 팔뚝의 손 그립의 넓은 면 또는 자뼈 경계면을 사용하여, 위팔뼈로 합류하기 직전의 넓은등근 조직을 서서히 부드럽게 만든다.
3. 이제 대상자의 팔은 되돌아올 수 있다(접촉한 손이나 팔을 통해 이완됨.)

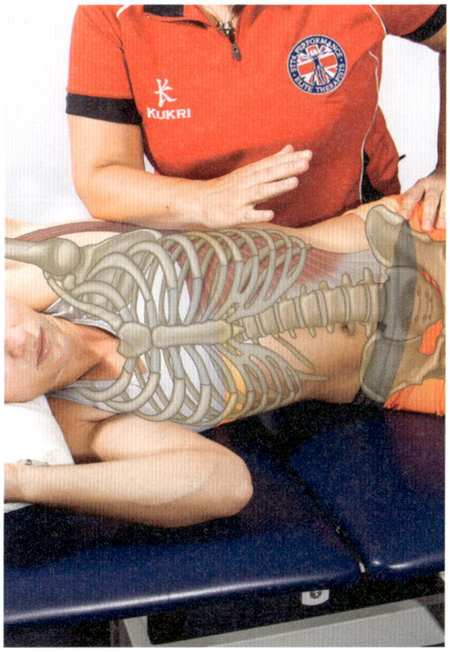

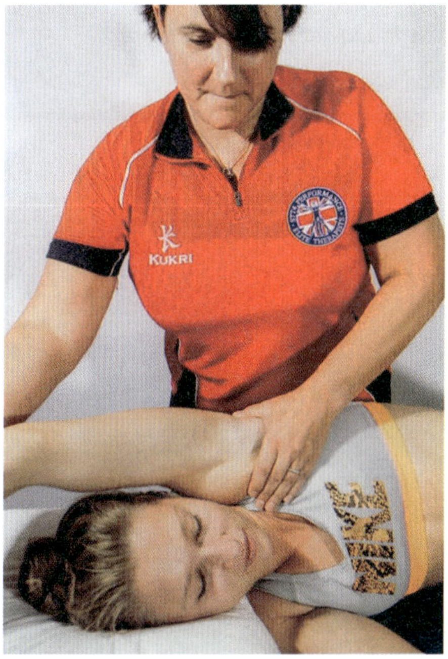

4. 대상자는 천천히 어깨관절을 굽힌다. (엄지는 "엄지 위로" 자세–외회전을 유지한다.)
   - 움직임을 촉진하기 위해 접촉한 손을 따라온다.(압력은 유지한 상태) – 처음에는 약간의 통증스런 움직임이 맞다.
   - 조직을 능동적 또는 수동적으로 제 위치에 놓고 그 위치를 유지하면서 움직임을 저항한다.
5. 엄지두덩(thenar eminence) 또는 엄지손의 바깥쪽 플랫 엣지를 이용하여, 넓은등근(광배근, *latissimus dorsi muscle*)의 가장 높은 부분에 도달할 때까지 반복한다.

연부조직 치료 : 대상자의 누운 자세

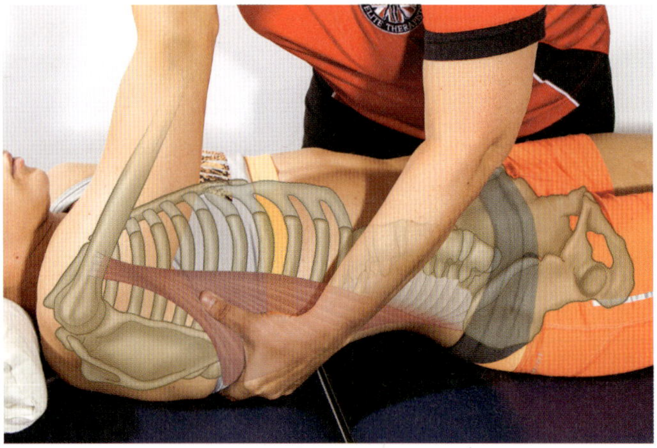

1. 대상자는 팔을 90° 굴곡(굽힘)한다.
2. 엄지손가락의 넓은 면이나 손바닥 면으로 접촉하고, 위팔뼈와 만나는 지점까지 넓은등근(광배근, latissimus dorsi muscle)의 조직을 서서히 부드럽게 만든다.

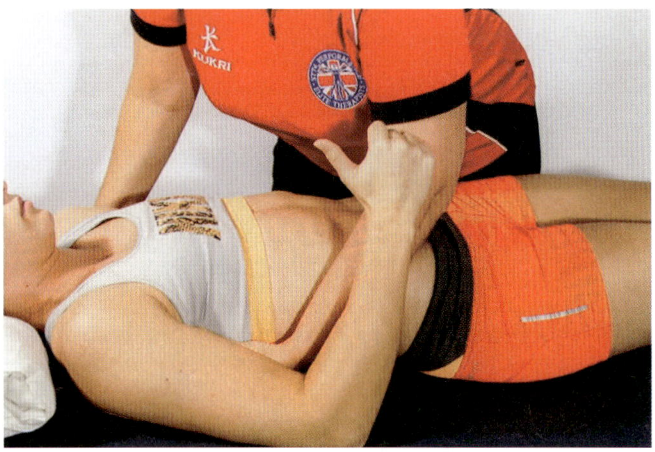

3. 대상자는 약 45°까지 어깨 굴곡(굽힘)을 되돌린다.

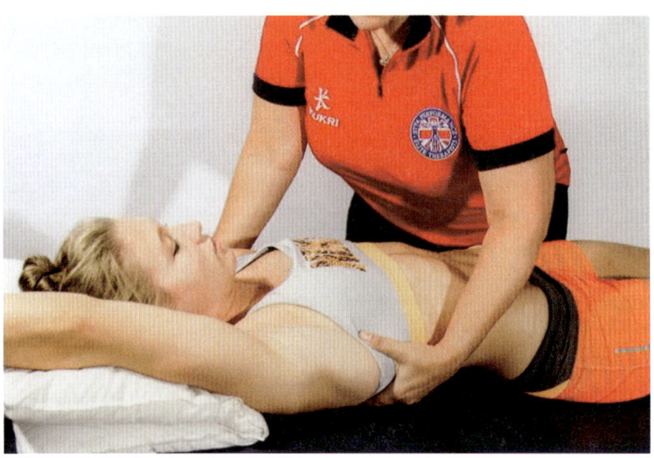

4. 대상자는 천천히 어깨 굴곡(굽힘)과 바깥돌림(외회전)을 한다.
   - 움직임을 촉진하기 위해 접촉한 손을 따라온다(압력은 유지한 상태). – 처음에는 약간의 통증스런 움직임이 맞다.
   - 조직을 능동적 또는 수동적으로 제 위치에 놓고 그 위치를 유지하면서 움직임을 저항한다.

넓은등근(광배근) 건침(Dry Needling) 적용

건침(DN)은 섬세한 해부학적 고려사항과 자체가 침습적인 치료기법이므로 보험에 가입이 되어 있고, 자격조건이 되는 물리치료사에 의해 시행되어야 한다.

1. 대상자는 엎드리거나/눕거나/옆으로 눕는다.
2. **연관통 패턴 기록** – 이것 때문에 대상자의 통증을 나타내는지?
3. 팔을 90° 외전(벌림) 시킨다.
4. 움켜쥐는 그립(lumbrical grip)을 이용하여 조직을 잡는다(**그림 6.4 참고**). 갈비뼈와 가슴우리에서 조직을 들어 올린다.
5. 단단한 띠(taut band) 조직들을 촉진한다.
6. 바늘을 피부와 단단한 띠(taut band)에 수직으로 삽입한다.

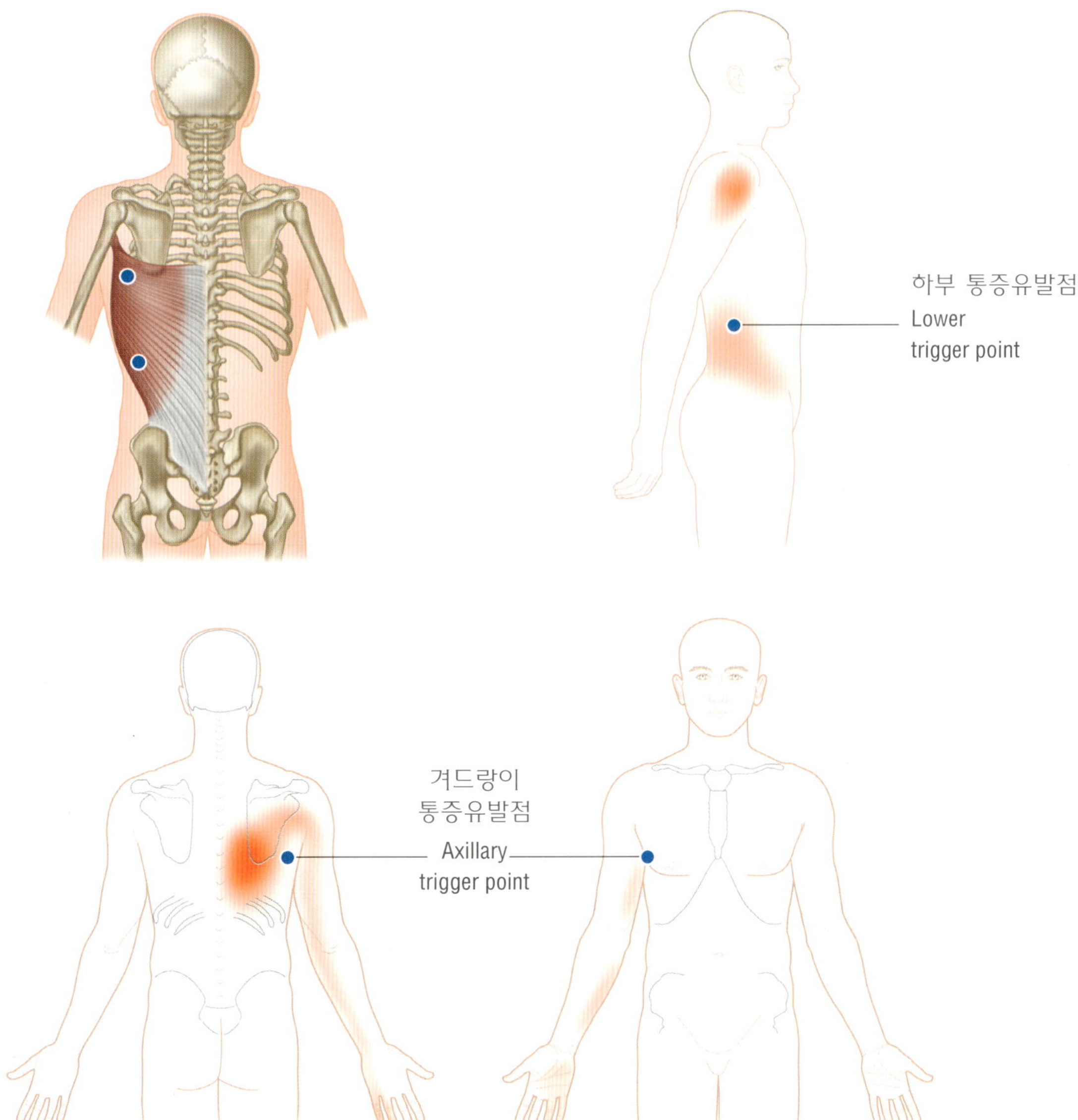

그림 6.3: 넓은등근(광배근)의 통증유발점(Trigger point)과 연관통 패턴(Referral pattern)

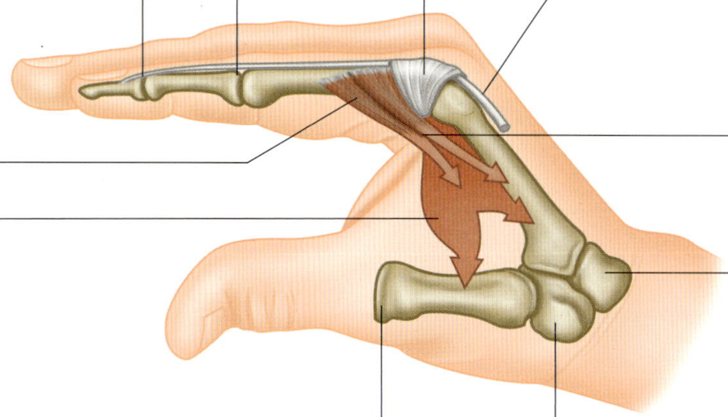

그림 6.4: 벌레근(충양근, lumbrical muscle), 내재근(interossei muscle)의 굽힘과 손허리손가락관절(중수지관절, MCP), 손가락뼈사이관절(interphalangeal)의 신전(폄)의 복합 동작. 벌레근은 손허리손가락관절(MCP) 굴곡(굽힘) 시 가장 큰 능률의 팔을 가지고 있다.

도구 활용 연부조직 가동술 치료(IASTM)

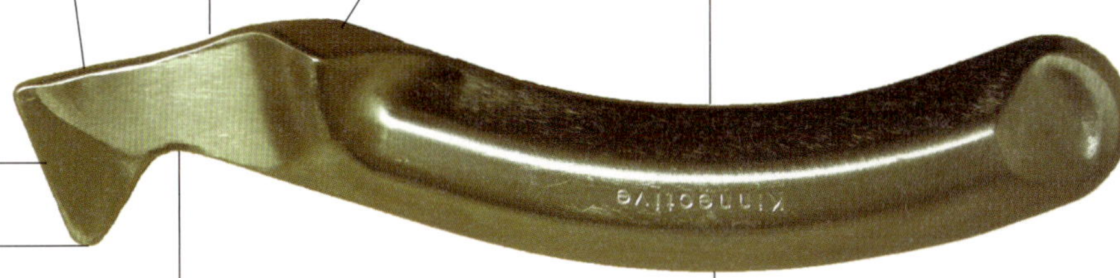

그림 6.5: 도구활용 연부조직 가동술 치료 장비. 운동결합 장비의 3-D 모양은 다기능 치료와 유연한 임상 응용 프로그램 제공 능력에 중점을 두고 개발되었다. 모든 IASTM 적용에는 하나의 도구만 필요하다. 단일 도구의 장점은 분명하지만 일반적으로 제품에 대한 타협이 필요하다. 그러나 운동결합 장비는 임상 연습에서 최적의 인체 공학, 피드백 및 유연하게 적용하도록 특별히 설계되었다.

도구 활용 연부조직 가동술 치료(IASTM) : 대상자의 옆으로 누운 자세

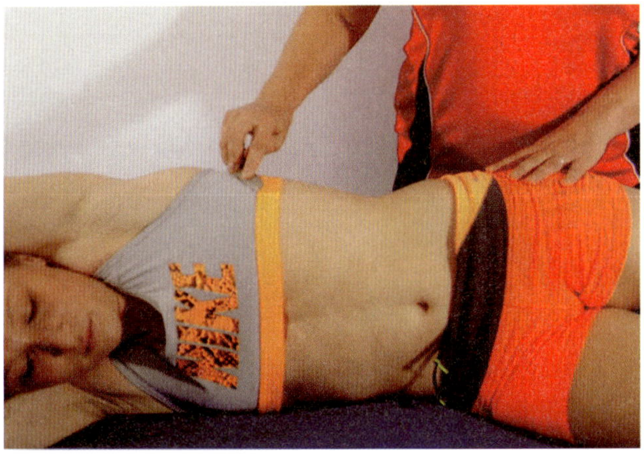

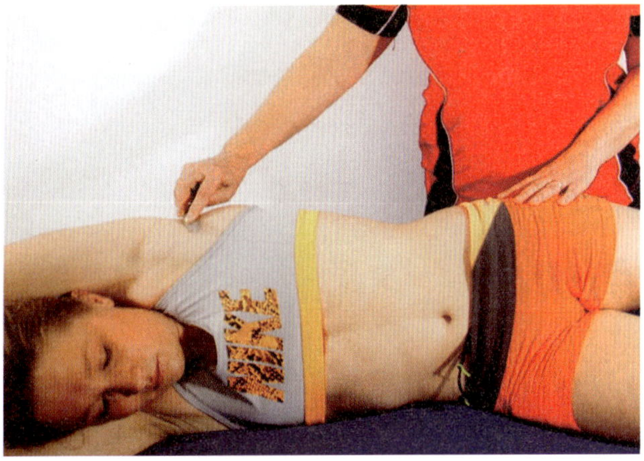

1. 도구와 피부는 접촉이 필요하다. 그림에는 모델을 존중하기 위해 옷을 입었다.
2. 대상자의 자세는 동측 상지와 하지는 신전(폄)한다.
3. 상지의 신전(폄)은 상부섬유가 겨드랑이 쪽으로 나선 형태로 쉽게 수렴할 수 있도록 돕는다.
4. 보조손은 조직의 느슨함을 유지하고 뼈의 돌출된 부분과 경계면을 보호하도록 한다.
5. 처음에는 롱커브 또는 숏커브를 사용하여 영역을 스캔하여 제한 또는 저항 지점을 식별한다.
6. 가측 근막과 피부 사이에 긴장완화:
   - 가벼운 압력을 유지하라.
   - 스트로크를 신속하게 유지하라.
7. 대상자는 흡기 시 팔과 다리를 동시에 신전(폄)시키고, 호기 시에 이완하는 것을 반복한다.
8. 층과 층 사이에 슬라이딩과 글라이딩을 다시하기 위해 움직임을 추가할 때, 압력이 조직을 고정하지 않았는지 확인하라.
9. 도구의 돌출부위(thumb part)를 이용하면 우수한 특이성과 정확성을 얻을 수 있다.

도구활용 연부조직 가동술 치료(IASTM) : 대상자의 앉은 자세

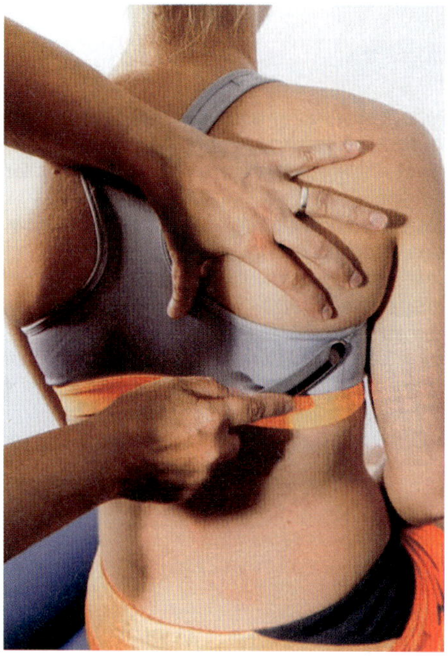

1. 보조손은 조직의 느슨함을 유지하고 뼈의 돌출된 부분과 경계면을 보호하도록 한다.
2. 처음에는 롱커브 또는 숏커브를 사용하여 영역을 스캔하여 제한 또는 저항 지점을 식별한다.
3. 표층 근막과 피부 사이에 긴장완화:
   - 가벼운 압력을 유지하라.
   - 스트로크를 신속하게 유지하라.

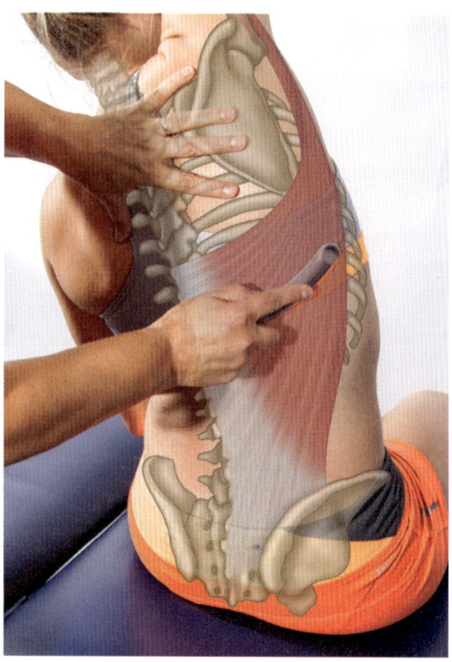

4. 넓은 면 스트로크 시(broad stroke 롱커브를 사용한다.) 천천히 위아래로 쓸어 사용한다.
   - 동측 어깨를 180°까지 신전(폄)하고 동시에 척추를 반대쪽으로 구부리라고 대상자에게 지시한다.
5. 당신의 지시에 따라, 대상자는 척추를 동시에 좌우로 휘게 하여 방향을 변경한다.
6. 반복하여 치료할 때 붉은 멍이 들지 않도록 한다.

근에너지 기법(MET) : 대상자의 옆으로 누운 자세

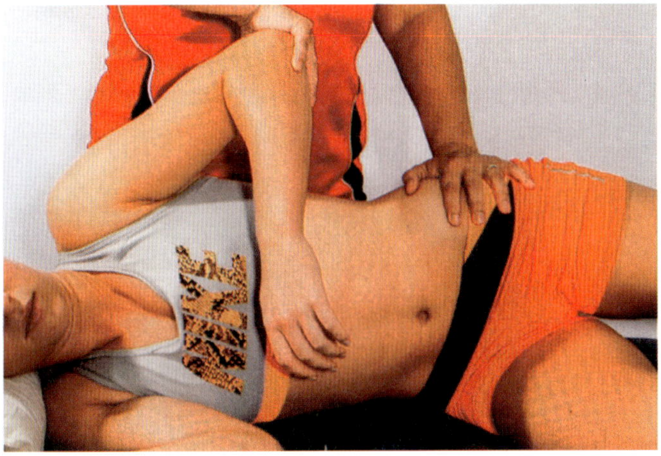

1. 대상자는 밑에 다리는 굽히고 위에 다리는 편 상태로 옆으로 눕는다(기둥처럼 휴식을 취한다).
2. 대상자의 동측 팔꿈치와 엉덩뼈능선을 접촉한다.
3. 어깨를 외전(벌림)하고, 조직의 저항감을 느낀다 (준비자세).
4. 대상자는 10초에서 20초 동안 전체 힘의 20%의 힘으로 저항에 대하여 능동적으로 어깨를 내전(모음)시킨다.
5. 등척성 후 이완(PIR) 과정을 이용하여 (약 20초간), 다른 손으로 골반 자세를 유지하는 것과 동시에 어깨를 더 외전(벌림)으로 가져간다.

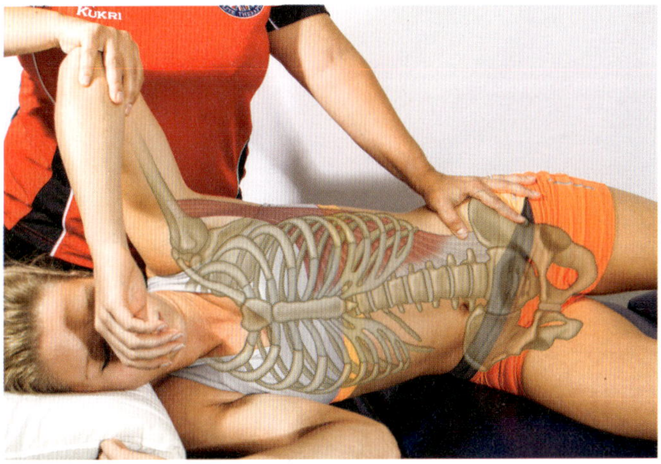

6. 치료사는 대상자의 근육이 더 이상 길어지지 않을 때까지 계속해서 위를 반복해서 시행한다.

등허리근막 (Thoracolumbar Fascia)

등허리근막(TLF)은 3개의 층으로 나누어진다:

1. 후면(척주세움근[척주기립근]의 바깥층) 섬유는 상극인대와 연관되는 등, 허리, 엉치뼈의 가시뼈 내측으로 부착한다.
   - 이 층은 엉치뼈(천골, sacrum)와 엉덩뼈능선(장골능, iliac crest)에서 시작하여 늑골각, 엉덩갈비 바깥으로 뻗는다.
   - 넓은등근(광배근)은 부분적으로 이 층의 강한 막부분에서 부분적으로 발생한다.
2. 중간층은 허리뼈 횡돌기와 내측 횡인대를 둘러싼 조직 내측으로 붙는다.
   - 중간층은 12번 갈비뼈 아래쪽 경계와 허리갈비인대의 위에서부터 시작하여 엉덩뼈능선과 엉덩허리인대 아래로 이어진다.
   - 이것은 척주세움근과 허리네모근(요방형근) 사이에 자리 잡고 있다.
3. 앞쪽 층은 허리네모근 앞쪽에 있으며, 허리뼈 내측 횡돌기의 전면부를 둘러싼 조직에 붙는다.
   - 측면에 있는 부분은 허리네모근(요방형근) 바깥쪽의 중간층과 융합된다.
   - 이것은 엉덩뼈능선과 엉덩허리인대 아래에서 12번 갈비뼈의 아래쪽 경계까지 확장된다.
   - 윗부분은 12개의 갈비뼈와 허리뼈 1번 횡돌기 사이에서 두껍게 되어 옆 아치인대를 형성한다.
   - 가쪽 근막의 단일 배가로근(복횡근)과 배속빗근(내복사근)의 부착점으로 작용한다.
   - 허리뼈 부위에서는 두꺼운 근막의 띠는 12번 갈비뼈와 엉덩뼈능선 사이의 공간을 채우며 보호막 역할을 한다.
   - 가슴우리에서는 근막이 얇으며, 또한 앉은 자세에서 척주세움근(척주기립근), 넓은등근(광배근), 마름근(능형근)도 마찬가지이다.

움직임

- 여러 개의 근육이 등허리근막에 붙어 있으며, 아래허리, 골반(pelvic), 그리고 근위부 하지를 연결하는 연결점 역할을 한다.
- 이 근막은 근육이 수축되면 긴장을 일으켜 안정성을 만든다.

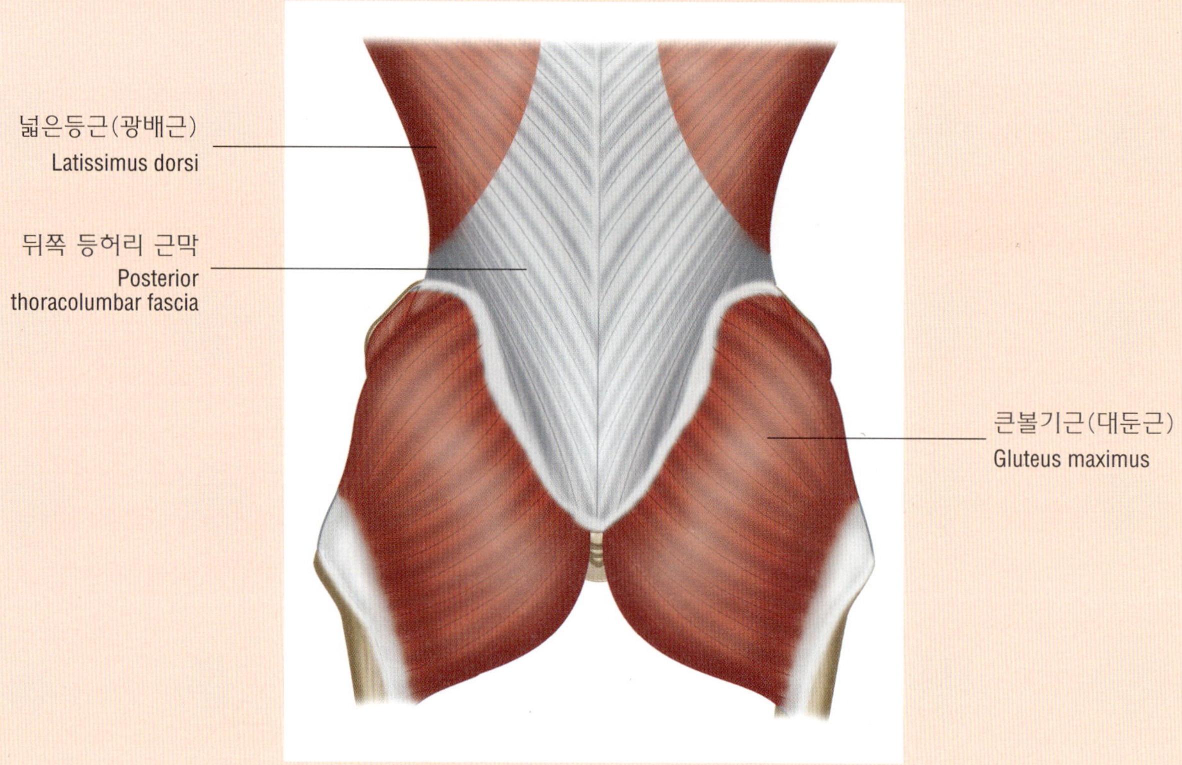

그림 6.6: 등허리 근막(*thoracolumbar fascia*)

연부조직 치료 : 대상자의 앉은 자세

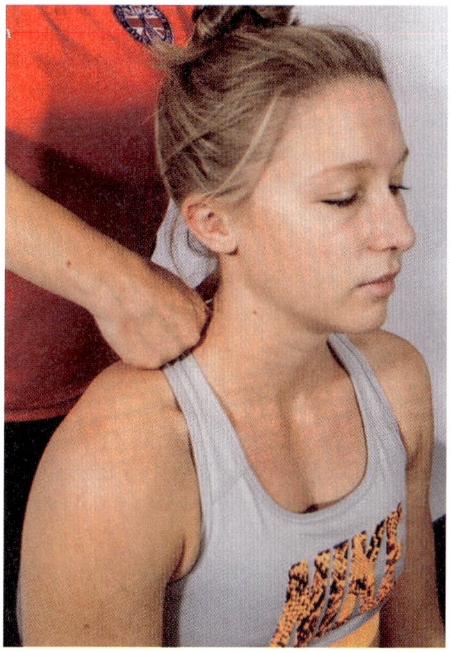

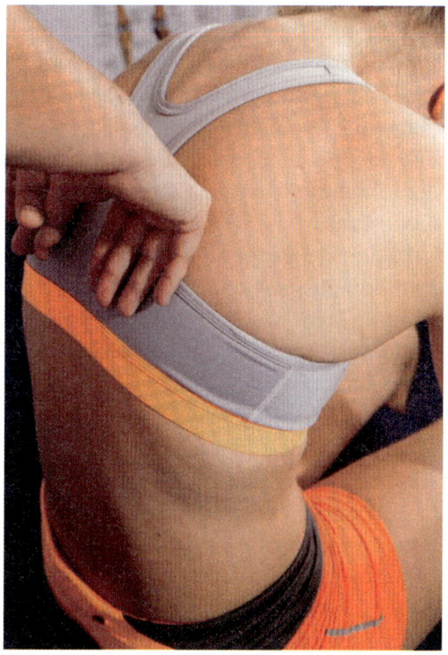

1. 대상자는 바닥에 단단히 고정된 의자의 중앙에 자리 잡는다.
2. 치료사는 대상자 뒤에 선다.
3. 상부 승모근 부분에 주먹 앞쪽을 부드럽게 올려놓는다.
4. 압력을 유지하고, 조직이 허용할 때 천천히 손을 말단(말초) 쪽으로 움직인다(제 2 장 : 근막 참고).

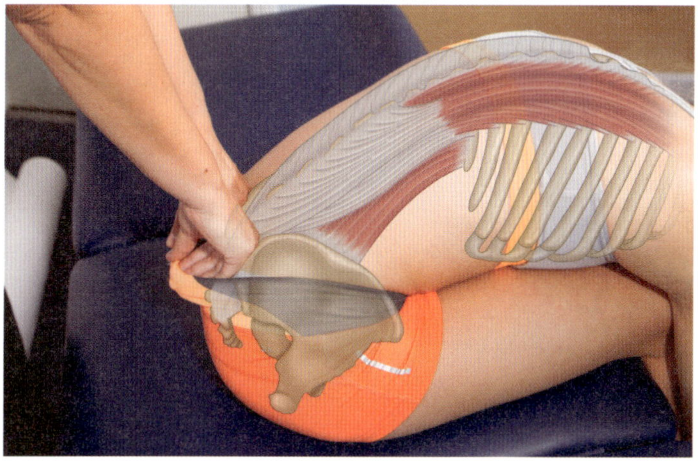

5. 손이 엉치뼈(천골, sacrum)에 도달할 때까지 압력을 유지한다.
6. 불편한 영역이 있을 것이다. (대상자에게 사전에 이야기함.)
7. 매우 느리게 움직이는 부분이나 움직임이 없는 부분은 조직이 움직일 때까지 기다린다.
8. 전체 운동이 유동적일 때까지 2~3회 반복한다.

도구활용 연부조직 가동술 치료(IASTM) : 대상자의 손과 무릎을 바닥에 놓는다 (척추 중립)

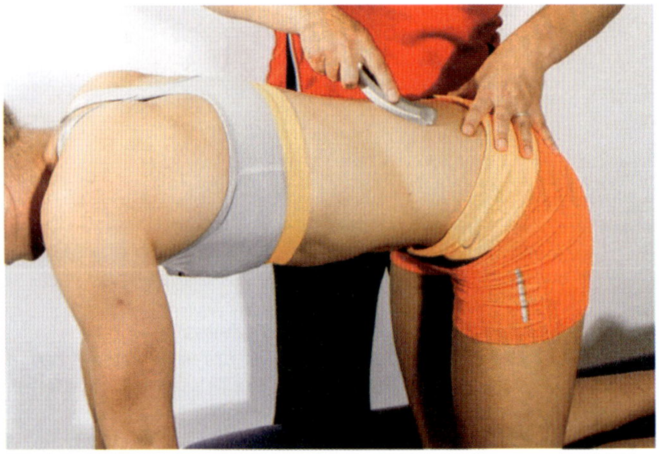

1. 먼저 롱커브와 숏커브를 사용하여 영역을 스캔하여 제한 또는 저항 부위를 식별한다.
   - 넓은 스트로크를 사용하고 상향, 하향, 비스듬히, 가로로 천천히 치료한다(모든 방향).
2. 표층 근막과 피부 사이에 긴장완화:
   - 가벼운 압력을 유지하라.
   - 스트로크를 신속하게 유지하라.

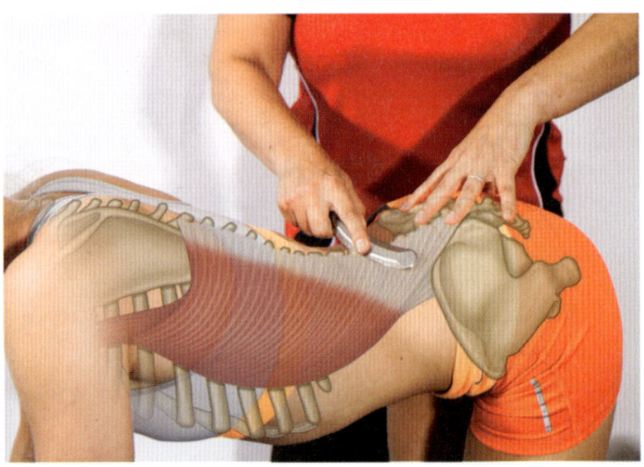

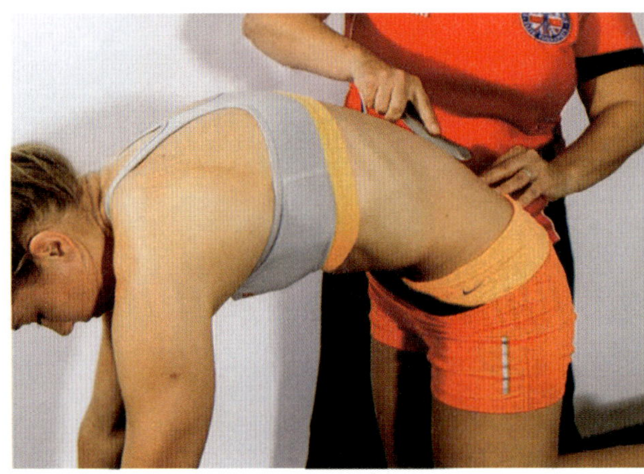

3. 대상자에게 척추를 동시에 구부리고 늘리라고 지시한다.
4. 반복하여 면을 쓸어내릴 때 붉은 멍이 들지 않도록 한다.

도구활용 연부조직 가동술 치료(IASTM) : 대상자의 서 있는 자세

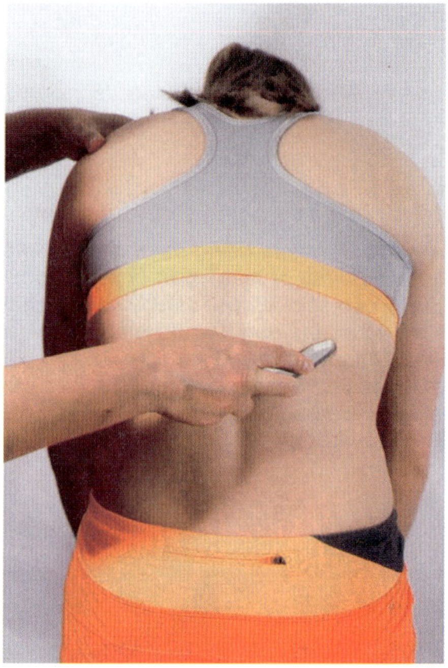

1. 스캔할 때 기구의 흐름을 방해하는 피부의 느슨함을 피하기 위해 중립 또는 경미한 허리 굴곡(굽힘)으로 시작한다.
2. 롱커브 또는 숏커브를 사용하여 스캔한다.
   - 짧은 곡선은 일반적으로 갈비뼈의 외곽과 측후면 허리근육 주위에 잘 맞는다.
   - 어깨 부분 도구는 척추뼈고랑에 잘 맞아서 도구가 가시돌기에 “부딪히지” 않도록 한다. – 피하는 것이 좋다.
3. 또한, 도구를 잡지 않는 손은 피부를 느슨하게 한다.
4. 넓은 스트로크를 사용하고 천천히 위, 아래, 비스듬히, 가로로(모든 방향) 치료한다.

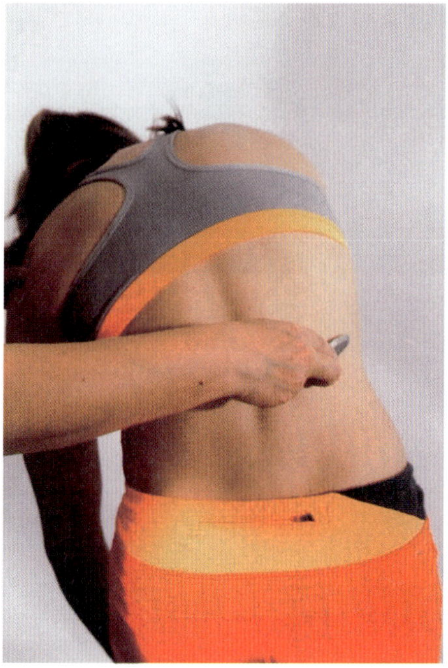

5. 서 있을 때 :
   - 대상자는 동시에 척추를 앞으로, 옆으로 구부린다.
6. 붉은 타박상을 피하면서 반복 치료한다.

큰볼기근 (대둔근, gluteus maximus)

부착

- 후면 볼기근선 뒤에 있는 엉덩뼈의 엉덩이 면
- 엉덩뼈의 후방 경계와 엉덩뼈능선의 인접부분
- 꼬리뼈 측면과 엉치뼈(천골, sacrum)의 뒤쪽 면에서 발생
- 위쪽부분의 엉치결절인대(천결절인대, sacrotuberous ligament)
- 상부 섬유는 천극근(천골 척주근, sacrospinalis muscle)의 널힘줄(건막, aponeurosis)에 부착
- 앞쪽 깊은 섬유는 큰볼기근(대둔근, gluteus maximus)을 덮고 있는 근막에서 나온다.
- 섬유는 넙다리뼈(대퇴골, femur) 윗부분을 향해 아래쪽과 전방으로 통과한다.
- 후기 섬유(대략 3/4)는 별도의 얇은 판을 형성하여 근막의 두 층 사이를 좁히고 엉덩정강근막띠(장경대, iliotibial tract)를 형성하는 것을 돕는다.
- 깊은 섬유(1/4)는 넓은 널힘줄을 형성하여 넙다리뼈와 볼기근거친면(둔근조면, gluteal tuberosity)의 골막에 부착한다.

신경지배

- 아래볼기신경(하둔신경, inferior gluteal nerve) (신경 위치 L5, S1, 그리고 S2)
- 피부가 근육을 덮고 있다. (신경분지 L2 그리고 L3)

움직임

- 넙다리뼈의 축을 뒤로 당겨 신전(폄)을 만들고 엉덩관절(고관절, hip)을 고정시킨다.
- 허벅지의 바깥측면에 더 가까운 아래섬유는 신전 중에 측면으로 허벅지를 돌림 시킨다.
- 아래섬유는 넓적다리를 내전(모음) 시킨다.
- 위섬유는 내전(모음)을 돕는다.
- 엉덩정강근막띠(장경대, iliotibial tract)에 부착되는 섬유는 무릎의 신전(폄)을 만든다.
- 넙다리뼈가 고정되어진 상태에서, 큰볼기근(대둔근)이 수축하면 고관절을 중심으로 몸통과 골반을 뒤로 당긴다. (몸통을 구부러진 위치에서 들어 올린다.)
- 뒤넙다리근(슬괵근)과 큰볼기근(대둔근)은 몸통을 굴곡(굽힘)된 위치에서 들어 올린다.
- 넙다리뼈머리(대퇴골두) 위에 있는 골반의 균형을 잡는다(직립 자세 유지).
- 서 있을 때 넙다리뼈의 가쪽돌림을 돕는다. (발의 장측 족궁을 올릴 때)
- 상자 위로 올라가고, 등산하고, 달리기.

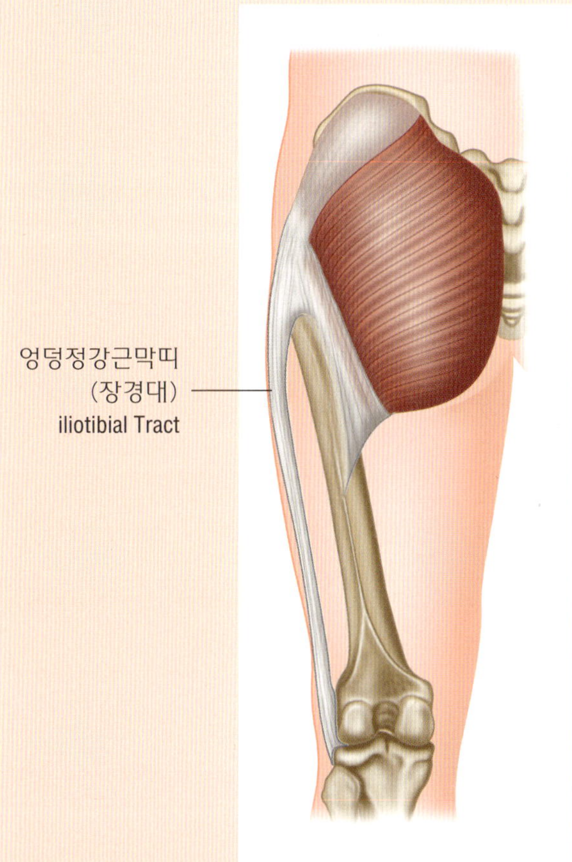

그림 6.7: 큰볼기근(대둔근, *gluteus maximus*)

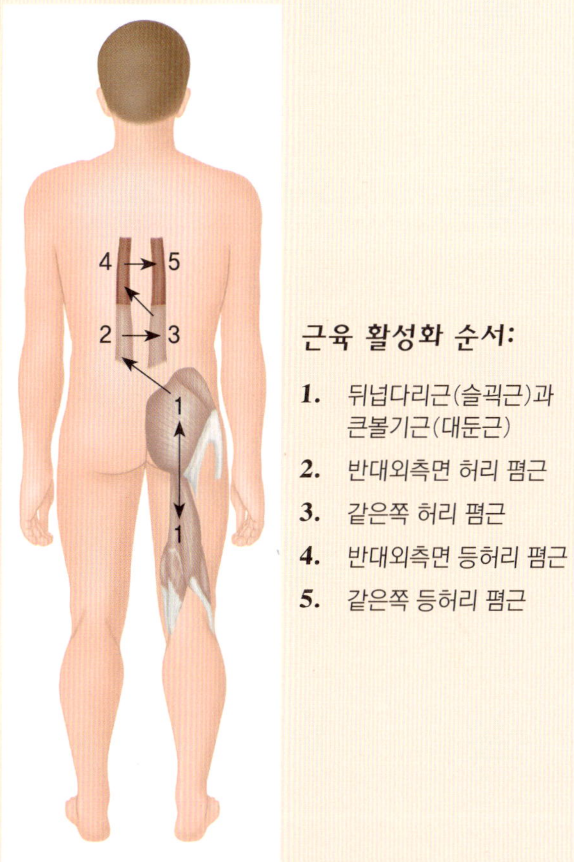

그림 6.8: 엉덩관절(고관절, *hip*) 신전 발화 패턴

큰볼기근(Gluteus maximus, GM)

큰볼기근은 보행주기 동안 뒤넙다리근과 상호작용하는 강력한 폄근이다. 이 근육 약화는 후방 슬링의 기능/고정 및 엉치엉덩관절(천장관절) (초기 및 중기 단계)뿐만 아니라 뒤넙다리근 그룹의 활성화 증가(과도증 및 잠재적 상해 유발)에 직접적인 영향을 미친다. 억제는 또한 보상 작용을 만들고(넓은등근[광배근] 활성화/과도증), 신체 전체의 기능을 변경시킨다(예: 어깨 위치).

또한, 큰볼기근과 큰허리근(대요근, psoas)은 상호 관계가 있다: 큰볼기근의 억제는 과 활동성 또는 큰허리근의 긴장항진(hypertonic)으로 (길이를 평가) 이어질 수 있다. 큰볼기근 과민성은 큰허리근의 비활성/억제로 이어질 수 있다. 이 이론은 엉치엉덩관절(천장관절)이 최적의 기능을 달성/유지하기 위해 애쓰고 있는 이유를 임상적으로 추론할 때 중요하다는 것을 제시한다.

이상적인 신전 패턴은 관련된 모든 근육이 미리 결정된 최적의 순서로 동원될 때 얻어진다(그림 6.8 참고).

- 큰볼기근 또는 뒤넙다리근(슬괵근, hamstring muscle) 그룹이 먼저 활성화되어야 한다.
- 반대측 허리 척주세움근(척주기립근, erector spinae muscle) 그 다음 동측 허리 척주세움근
- 반대쪽 등허리 척주세움근(척주기립근, erector spinae muscle) 다음 동측 등허리 척주세움근

특정 근육 그룹의 과다 활성화 또는 불활성화가 감지되면, 골반 위치는 허리뼈 척추의 과도한 과신전과 함께 영향을 받을 수 있다(과한 앞굽음, hyperlordosis).

촉진

1. 대상자는 엎드린다.
2. 꼬리뼈에 도달할 때까지 엉치뼈(천골, sacrum)의 옆 가장자리를 따라 촉진한다.
3. 엉덩뼈능선의 후면을 따라 대략 2인치까지 위뒤엉덩뼈가시(후상장골극, PSIS)에서 촉진된다.
4. 볼기근거친면(둔근조면, gluteal tuberosity)을 촉진.
5. 이점들의 모든 조직을 만져서 팽팽한 밴드와 긴장항진(hypertonic)조직을 확인하라.
6. 위치를 확인하기 위해, 대상자는 엉덩관절(고관절, hip)을 신전(폄) 시킴.

길이에 대한 평가

1. 대상자는 눕고 엉덩관절(고관절, hip)과 무릎을 굴곡(굽힘) 시킨다.
2. 골반(pelvic)은 중립을 맞춘다.
3. 골반 앞쪽을 향해 후부 골반 기울기(엉치뼈[천골] 평평한 바닥) 없이 대상자의 허벅지 굴곡(굽힘) 시행
   - 엉치뼈(천골, sacrum)가 받침을 들어 올린 경우, 움직임을 멈추고 범위를 기록하라.
   - 이것은 짧은 큰볼기근(대둔근)을 나타낸다.
4. 치료 후 재평가

근력에 대한 평가

1. 대상자는 바닥으로부터 몸통 굴곡(굽힘)으로 서 있다.
2. 대상자는 무릎을 구부리고 엉덩관절을 신전(폄) 시킨다.
3. 요추의 과신장력을 방지하면서 대상자의 골반(pelvic)을 안정시킨다.
4. 대상자는 엉덩관절(고관절, hip)을 신전(폄) 시키고 치료사의 저항을 이겨낸다. (근위 무릎관절)
5. 등급:
   - 5/5 – 아주 강한 수축력(Normal)
   - 4/5 – 강한 수축력(Good)
   - 3/5 – 약한 수축력(Fair)
   - 2/5 – 부드러운 수축력(poor)
   - 1/5 – 꿈틀거리다(trace)
   - 0/5 – 근 수축 없다.
6. 약화는 억제, 통증유발점, 통증 또는 근육 길이 때문일 수 있다.
7. 치료 후 재평가

중간볼기근(중둔근)과 작은볼기근(소둔근)

중간볼기근(중둔근) 부착

- 둔부 건막과 바깥쪽 가쪽 엉덩뼈를 덮고 있는 조직의 가쪽면(엉덩뼈능선과 큰돌기 사이)에서 유래한다.
- 근막의 강한 층으로 덮여, 큰볼기근(대둔근)과 함께 뒷부분을 공유한다.
- 후부 섬유는 아래쪽과 전방으로 통과한다.
- 중간 섬유는 곧장 아래쪽을 통과한다.
- 앞쪽 섬유가 아래쪽으로 그리고 뒤로 지나간다.
- 섬유는 평평한 힘줄로 수렴하고 대퇴 전자를 둘러싼 다른 구조물의 골막과 근육막 조직에 부착된다.
- 건조직은 아래쪽과 전방으로 지나가고 관절낭에 의해 전자(돌기)와 분리된다.

중간볼기근 신경지배

- 상둔신경(superior root value L4, L5, and S1)
- 피부 분절 (L1 and L2)

운동

- 골반(pelvic)은 고정된 상태에서 큰 돌기를 위쪽으로 넙다리뼈몸통을 가쪽면으로(외전[벌림]) 그리고 넙다리뼈의 내회전을 돕는다.
- 아래 부착 고정 시에는 동측 골반(골반의 아래쪽 기울기)을 일방적으로 당김으로써 반대쪽으로 위쪽 기울임을 일으킨다.
- 넙다리뼈가 고정된 상태에서 반대측 골반을 앞으로 돌린다.
- 걷기, 달리기, 한발 체중 부하 시 중요한 역할을 한다.
- 반대편 다리가 땅에서 떨어졌을 때 체중을 지지하는 골반을 약간 지지하고 약간 들어 올려 사지가 다음 단계를 위해 앞쪽에 위치하도록 한다.
- 역학적 기능장애가 있거나 골반이 떨어지는 경우 (트렌들렌버그 징후, Trendelenberg sign), 걷기가 어렵고 실제로 달리기가 불가능하다.

작은볼기근 부착

- 엉덩뼈의 둔부근육 표면에 가장 많이 부착된다.
- 앞쪽의 전면부 그리고 뒤쪽 둔부선의 아래쪽
- 섬유는 하강, 후진 및 약간 옆으로 지나서 힘줄을 형성한다.
- 힘줄은 큰돌기의 전상방 부위에 둘러싸고 있는 조직에 붙는다.

작은볼기근 신경지배

- 상둔신경(superior root value L4, L.5, and S1)
- 피부 분절 (L1)

동작

- 상부 고정된—앞쪽 섬유는 넙다리뼈를 내회전시킨다.
- 아래가 고정되어 반대쪽 골반을 들어올린다. (중간볼기근과 유사함)
- 전방 골반을 앞으로 당겨 반대쪽 골반을 앞으로 민다.
- 걷기와 달리기(골반 반대편 다리가 땅에서 떨어져 있을 때)에서 골반 움직임을 지지하고 조절한다.

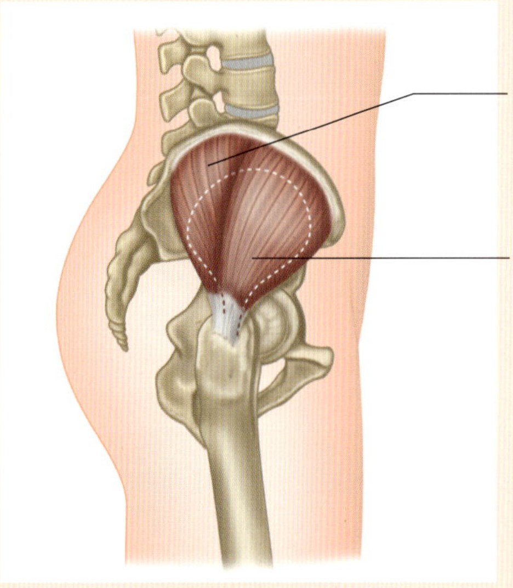

그림 6.9: 중간볼기근(중둔근)과 작은볼기근(소둔근)

촉진

1. 대상자는 옆으로 눕는다.
2. 위앞엉덩뼈가시(전상방골극, ASIS)과 위뒤엉덩뼈가시(후상장골극, PSIS) 위치한다.
3. 이 조직은 엉덩뼈능선(장골능, iliac crest)과 이 랜드마크 사이에 앉아있다.
4. 엉덩뼈능선 바로 아래에서 큰돌기(대전자, greater trochanter)까지 조직을 촉진(소전자를 찾기 위해 더 깊이 들어가라)
5. 위치를 확인하기 위해 대상자는 엉덩관절(고관절)을 외전(벌림)시킨다.

길이에 대한 평가

1. 대상자는 옆으로 눕고 아래 엉덩관절(고관절)과 무릎은 굽힌다.
2. 위쪽 엉덩관절(고관절)과 무릎은 편다.
   - 나리가 바닥에 있는가?
   - 아니라면—중간볼기근(중둔근, gluteus medius muscle), 작은볼기근(소둔근, Gluteus minimus muscle), 넙다리근막긴장근(대퇴근막장근, tensor fasciae latae muscle)의 단축을 의미한다.
3. 치료 후 재평가한다.

근력에 대한 평가

1. 대상자는 옆으로 눕는다.
   아래 엉덩관절(고관절)과 무릎은 굽힌다.
2. 위쪽 엉덩관절(고관절)과 무릎은 펴고 바닥에 놓는다.
3. 대상자는 엉덩관절(고관절)을 외전(벌림) 시킨다.
   - 굴곡(굽힘)과 가쪽돌림이 없어야 한다.
4. 대상자의 골반(pelvic)을 안정시키고 무릎 관절의 근위부에 저항력을 제공한다.
5. 등급:
   - 5/5 – 아주 강한 수축력(normal)
   - 4/5 – 강한 수축력(good)
   - 3/5 – 약한 수축력(fair)
   - 2/5 – 부드러운 수축력(poor)
   - 1/5 – 꿈틀거리다.(trace)
   - 0/5 – 근 수축 없다.
6. 약화는 억제, 통증유발점, 통증 또는 근육 길이 때문일 수 있다.
7. 치료 후 재평가

연부조직 치료 : 대상자는 엎드린다.

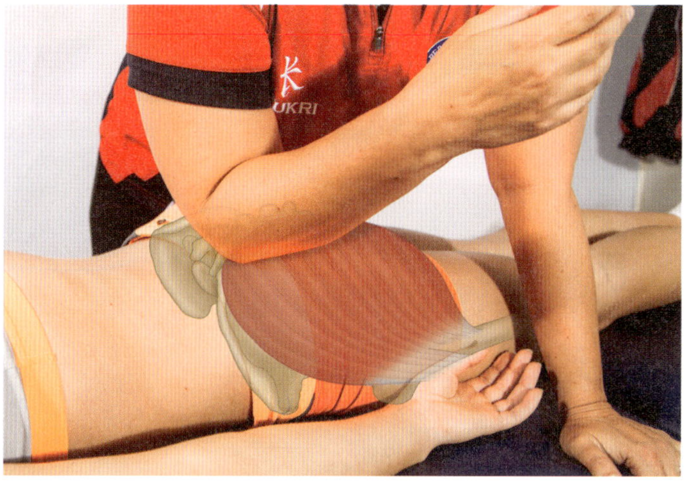

1. 팔꿈치를 사용하여 천천히 6/10의 시각적 분석지표(VAS) 점수를 사용하여 위뒤엉덩뼈가시(후상장골극, PSIS) 옆쪽의 조직을 천천히 이완시킨다.
2. 시각적 분석지표(VAS) 점수가 약 2/10로 감소할 때까지 압력 유지
3. 대상자는 동측 엉덩뼈를 꼬리방향으로 기울인다. (발 쪽으로 내려감)
4. 섬유의 방향(하향 및 전진)에 따라, 동측의 엉치뼈의 가쪽 경계선을 따라 큰돌기에 이 과정을 접근할 때까지 이 과정을 매 인치마다 반복하라.
5. 시작 위치에서 약 1 인치 아래로 돌아가서 반복하라.
6. 통증유발점은 허혈성 압축 또는 건침으로 치료할 수 있다.

연부조직 치료 : 대상자는 바로 눕는다.

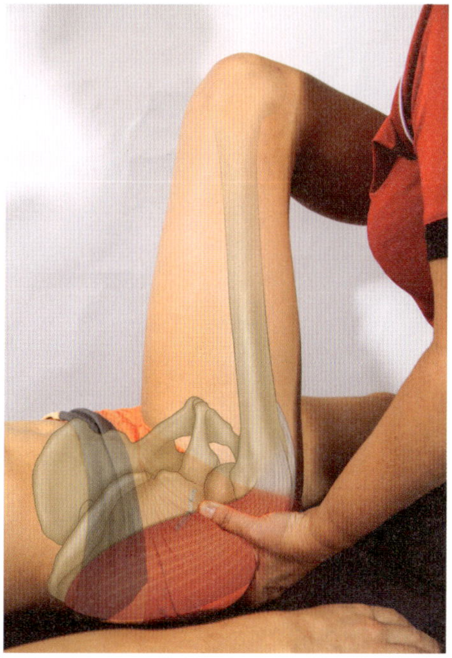

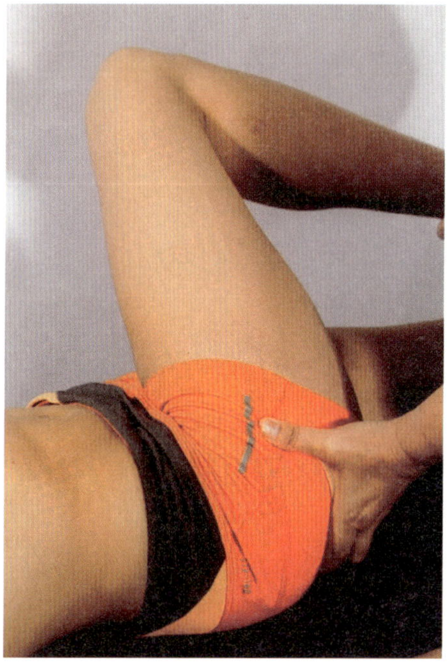

1. 대상자의 치료하려는 쪽에 선다.
2. 대상자의 엉덩관절과 무릎이 수동적으로 구부러지고 올라와 발이 테이블에서 들려있다.
3. 엄지의 부드러운 부분을 큰돌기(대전자, greater trochanter) 주위의 조직을 잡고 수동적으로 엉덩관절(고관절, hip)을 내전(모음) 시킨다(천천히).

연부조직 치료: 대상자는 옆으로 눕는다 1

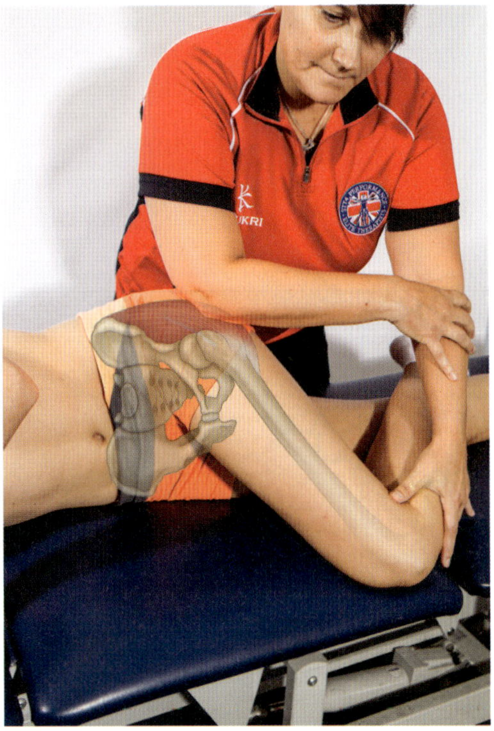

1. 치료할 쪽이 위쪽이 된다.
2. 대상자 뒤에 선다.
3. 대상자의 맨 위의 엉덩이와 무릎은 90° 굴곡(굽힘)되고, 무릎은 주름이 앞에 놓여져 있다.
4. 피부와 피부로 접촉(만약 가능하면; 그렇지 않으면 충분히 얇은 옷을 통과하는 것이 허용 가능하며, 특히 트랙사이드인 경우)은 큰돌기를 감싸는 조직을 팔꿈치로 가라앉힌다.
5. 큰돌기(대전자, greater trochanter)에서 시작하여 시계 반대 방향으로 움직이면서 큰돌기를 둘러싼 조직에 부드럽게 가라앉힌다.
6. 치료를 하던 영역에서 신축성 조직을 감지하자마자, 다음 위치로 이동하여 전자 둘레를 둘러싼 조직이 회복될 때까지 반복하라.

연부조직 치료: 대상자는 옆으로 눕는다 2

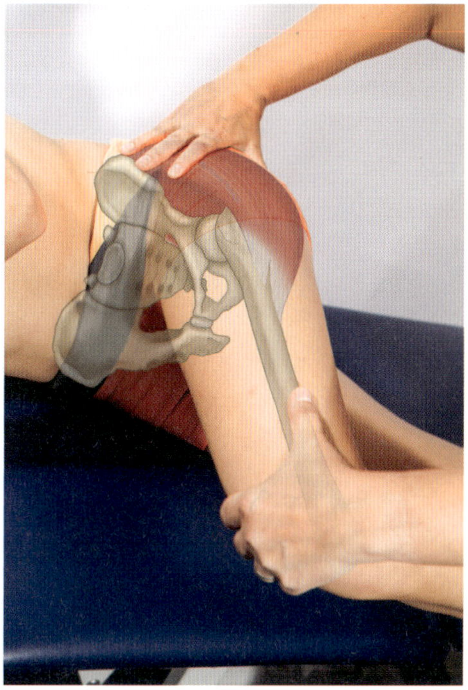

1. 대상자의 앞면에 선다.
2. 대상자의 위쪽다리는 무릎과 엉덩관절을 90°로 구부리고 발은 치료사의 엉덩관절(고관절, hip)에 위치한다.
3. 손가락과 엄지 사이의 근복부를 잡고 있으면 앞으로 나아가 허리를 수동적으로 구부릴 수 있다.

- 접촉한 손을(압력 유지) 따라오는 것으로 운동을 촉진한다. – 처음에는 약간의 통증은 있으나 괜찮은 것이다.
- 조직에 고정시켜 운동을 저항하며, 그 위치를 유지하는 동안 조직은 능동적으로 또는 수동적으로 그 위치를 유지하게 된다.

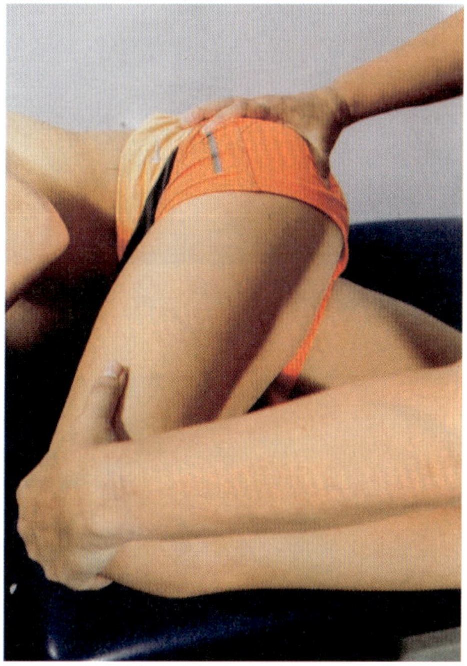

4. 엄지손의 부드러운 부분으로 큰돌기의 1~1.5인치 떨어진 뒤쪽면 말단부 부착주변(큰돌기)까지 따라간다.

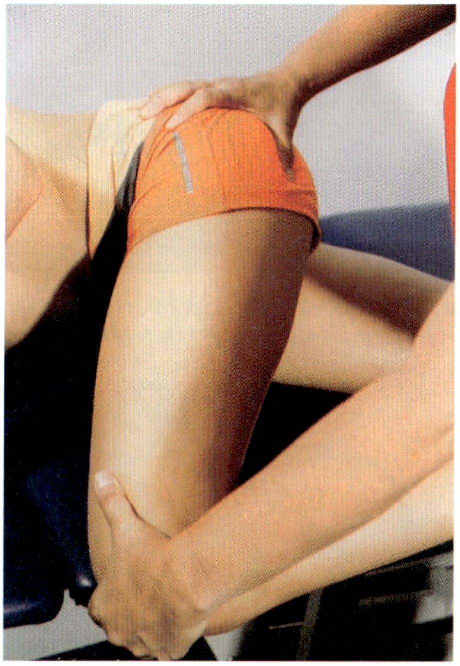

5. 엉덩이 깊숙이 굴곡(굽힘)을 하고 그리고 무릎의 측면에 천천히 아래로 밀어내는 힘을 더한다.

연부조직 치료: 대상자는 옆으로 눕는다 3

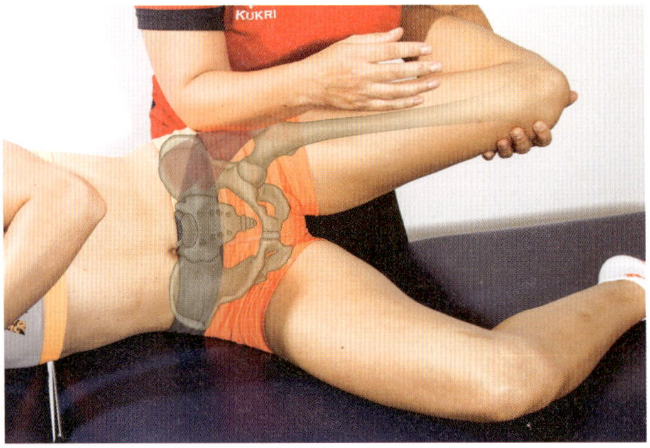

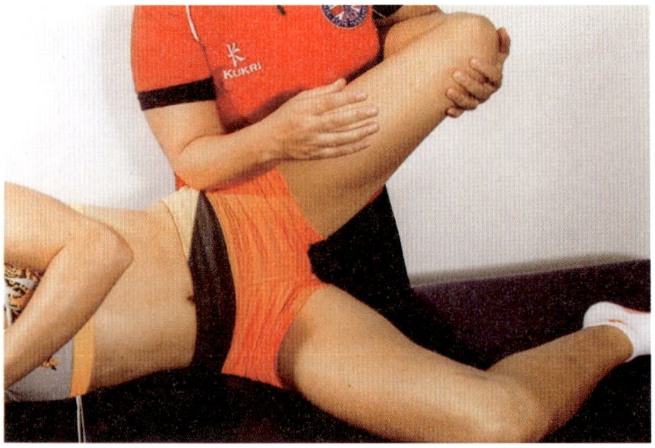

1. 대상자는 무릎과 엉덩관절을 굴곡(굽힘) 시킨다.
2. 중간볼기근(중둔근)과 작은볼기근(소둔근)의 벌크(bulk)에 팔꿈치를 접촉시킨다. 그리고 다른 한 손으로 무릎을 잡는다.
3. 수동적으로 무릎을 든 손으로 위쪽 엉덩이를 유지하고 팔꿈치로 조직을 천천히 가라앉힌다.
4. 이 접촉한 부분과 깊이를 유지한다.

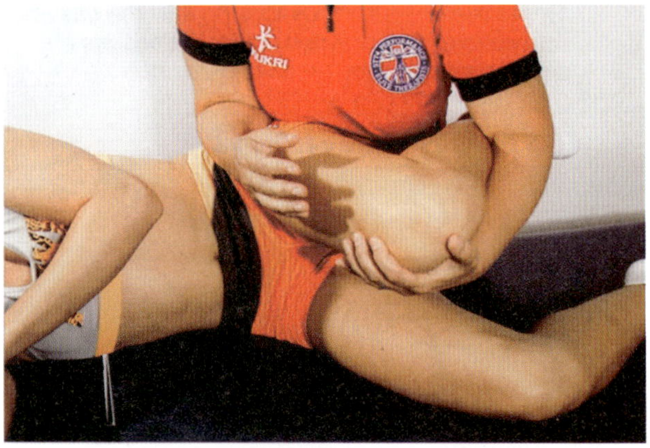

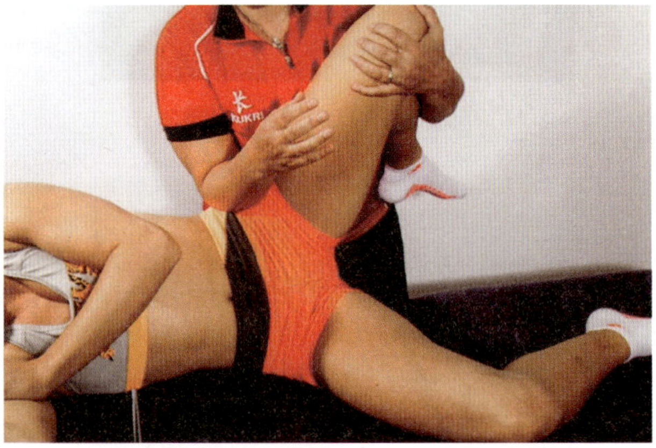

5. 잡고 있던 엉덩관절(고관절, hip)을 천천히 굴곡(굽힘)과 내전(모음)을 시킨다. (이 동작은 아플 수 있다. 시각적 분석지표[VAS]를 기억해야 한다.)
6. ... 그런 다음 외회전

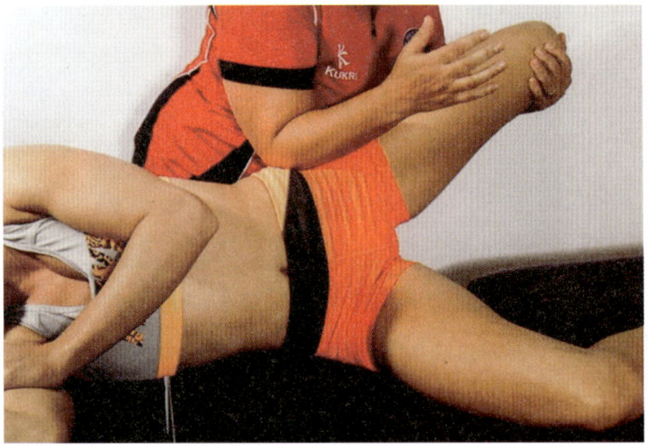

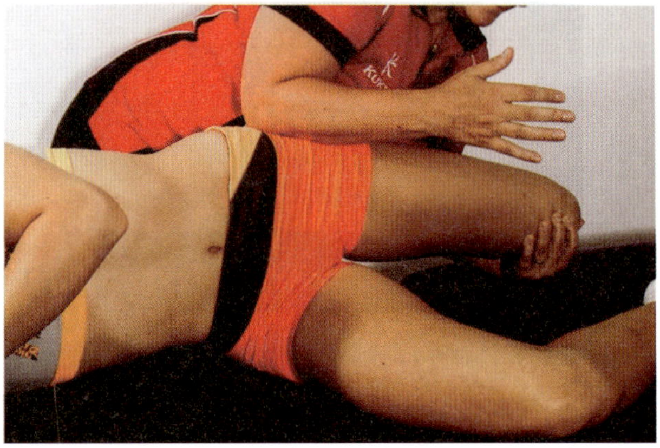

7. ... 그런 다음 신전(폄)
8. ... 그런 다음 내전(모음)

연부조직 치료: 대상자는 옆으로 눕는다 4

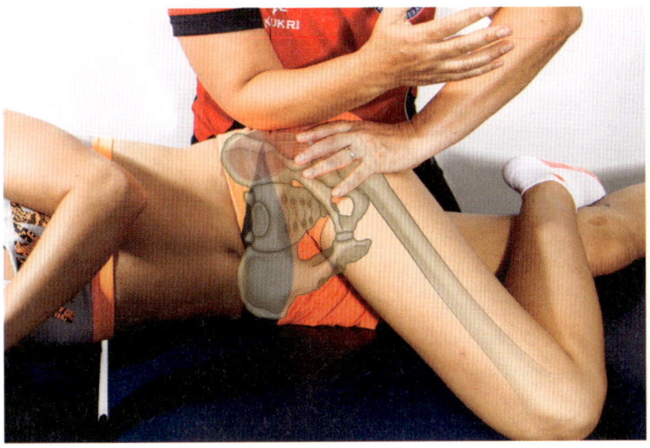

1. 대상자는 위쪽 다리를 무릎 굴곡(굽힘), 펴진 아래 다리를 휴식을 취한다.
2. 팔꿈치를 이용하여 중간볼기근(중둔근), 작은볼기근(소둔근)의 벌크(bulk)를 접촉한다.

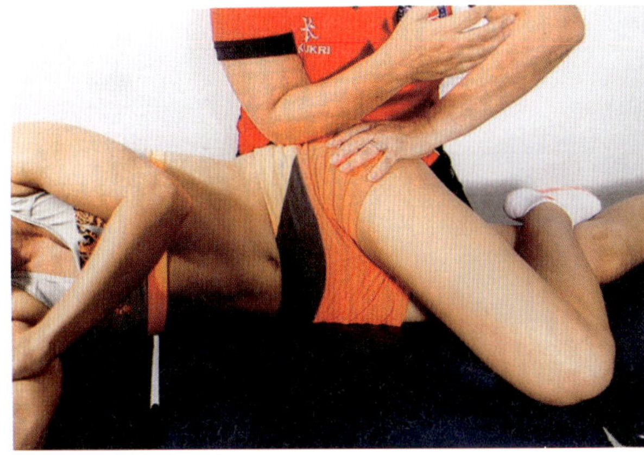

3. 대상자는 엉덩관절(고관절, hip)을 외전(벌림) 시키고 바닥에서 무릎을 약간 들어올린다.

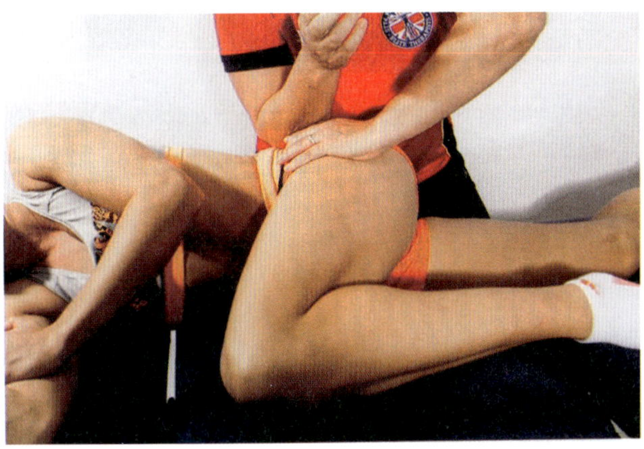

4. 대상자는 굽힌 엉덩관절(고관절, hip)을 가슴 쪽으로 가져간다.

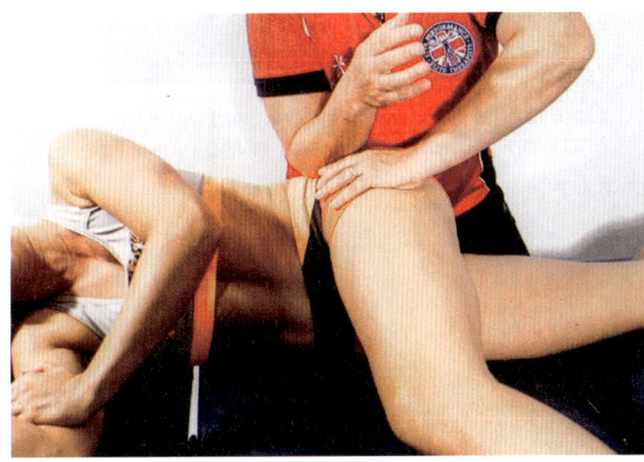

5. 이 자세에서 대상자는 무릎을 편다.

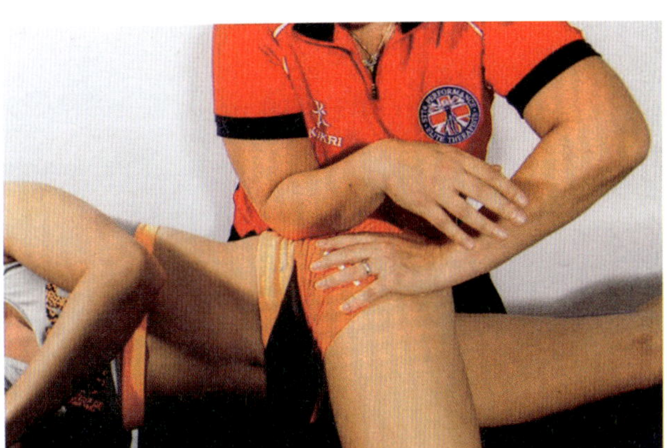

6. 대상자는 신전(폄)된 다리를 받힘대 끝으로 내전(모음) 시킨다.

연부조직 치료: 대상자의 선 자세

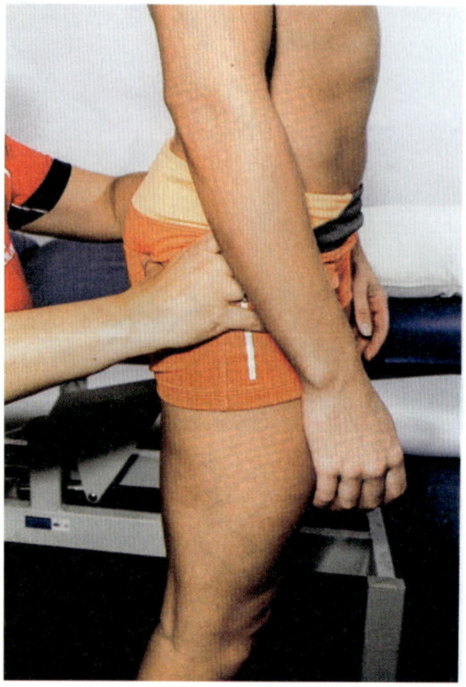

1. 평편한 엄지로 둔부 벌크(bulk)를 접촉하고 다른 부분의 근복부(belly) 안으로 들어간다.

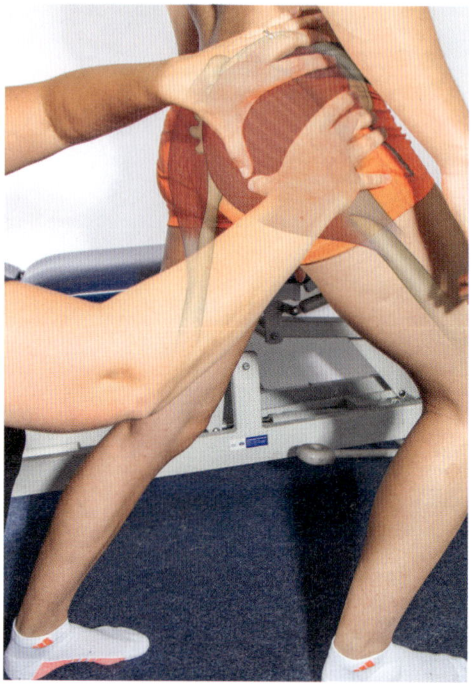

2. 대상자는 천천히 앞쪽으로 런지자세를 취한다. 접촉은 유지한다.

둔부근육 건침(DN) 적용

건침(DN)은 섬세한 해부학적 고려사항과 자체가 침습적인 치료기법이므로 보험에 가입이 되어 있고, 자격조건이 되는 물리치료사에 의해 시행되어야 한다.

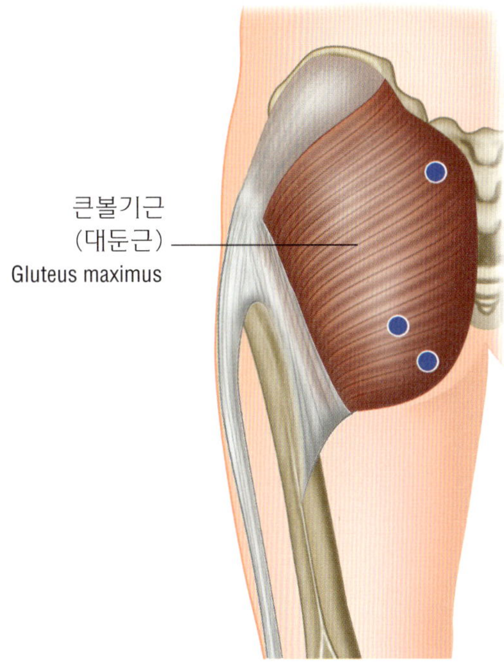

큰볼기근(대둔근) (Gluteus Maximus)

1. 대상자는 엎드리거나 옆으로 눕는다.
2. **연관통 패턴 기록** – 이것이 당신의 대상자의 통증을 나타내는가?
3. 조직의 단단한 띠(Taut band)를 촉진
4. 바늘을 피부와 단단한 띠(Taut band)에 수직으로 삽입한다.
5. 궁둥신경(좌골신경, sciatic nerve) 침투를 피해야 한다. (해부학적 구조를 잘 알고 있어야 한다.)

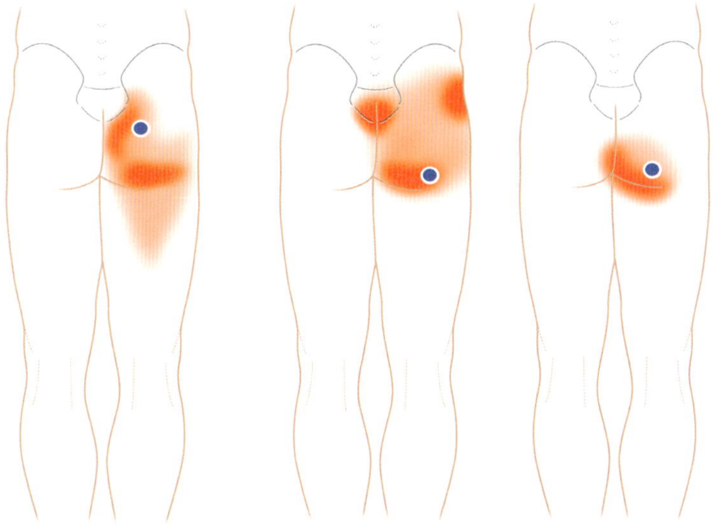

그림 6.10: 큰볼기근(대둔근) 통증유발점 (엉치엉덩관절에 공통의 연관통)

중간볼기근(중둔근) 또는 작은볼기근(소둔근)

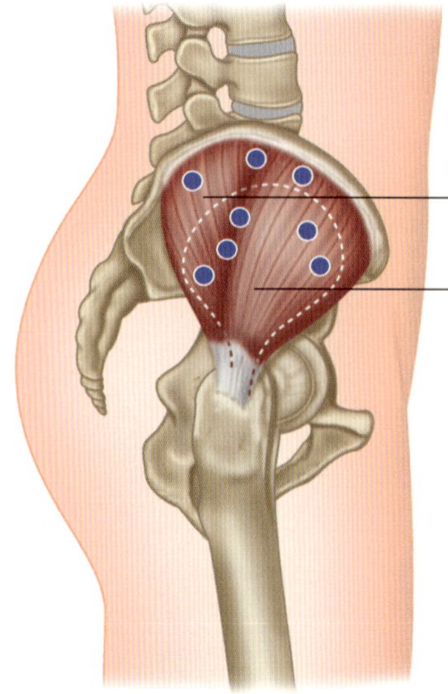

1. 대상자 엎드림/바로 누움/ 옆으로 누움.
2. **연관통 패턴 기록** – 이것 때문에 대상자의 통증을 나타내는지?
3. 단단한 띠(Taut band) 조직들을 촉진한다.
4. 바늘을 엉덩뼈능선(장골능, iliac crest)의 곡선을 따라 타우트 밴드의 피부에 수직으로 삽입한다. (뼈 / 골막 두드리기가 일반적이다.)
5. 궁둥신경과 상부 엉덩이 혈관을 관통하지 않도록 한다.

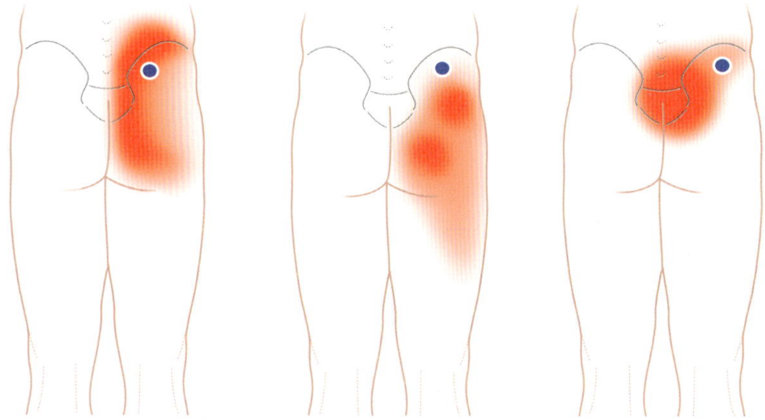

그림 6.11: 중간볼기근(중둔근) 통증유발점과 연관통

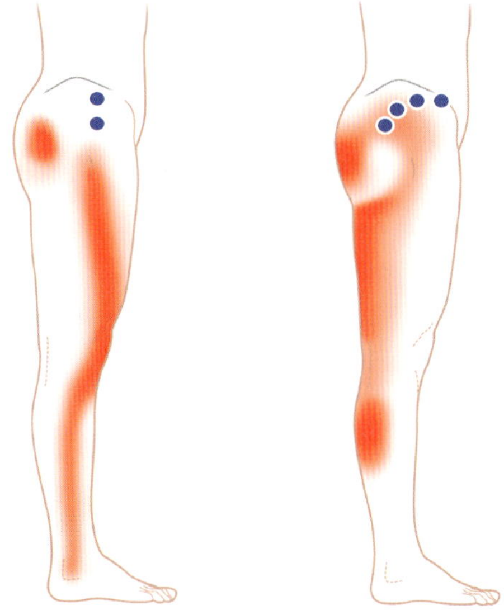

그림 6.12: 작은볼기근(소둔근) 통증유발점과 연관통

근에너지 기법(MET): 대상자의 바로눕기 1

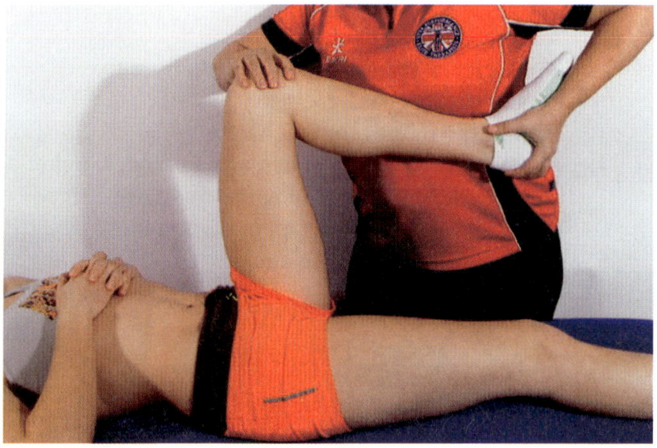

1. 대상자의 엉덩이와 무릎을 구부려서 저항이 처음 감지되는 위치(시작점) 또는 엉치뼈(천골, sacrum)가 바닥에서 뜨는 위치로 이동한다.
2. 대상자는 10~12 초 동안 전체 강도의 약 20%를 사용하여 저항에 대해 적극적으로 엉덩이를 신전(폄) 시킨다.

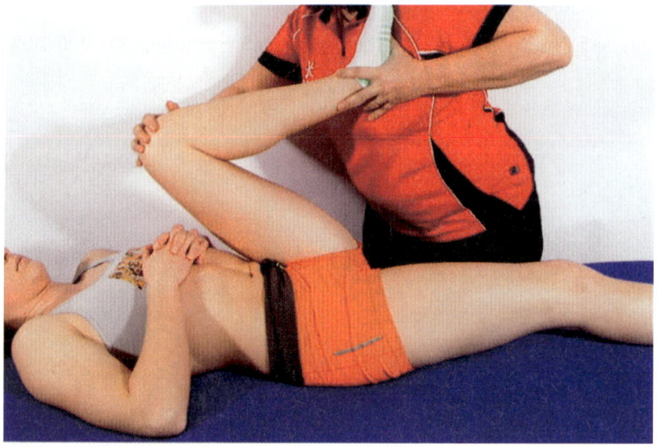

3. 등척성 후 이완 시간(약 20 초)을 이용하여 반대쪽 넙다리뼈(대퇴골) 위치를 유지하면서 대퇴부를 더 굴곡(굽힘) 시킨다.
4. 더 이상 근육길이의 변화를 얻을 수 없을 때까지 이 단계를 반복한다.

근에너지 기법(MET): 대상자의 바로 눕기 2

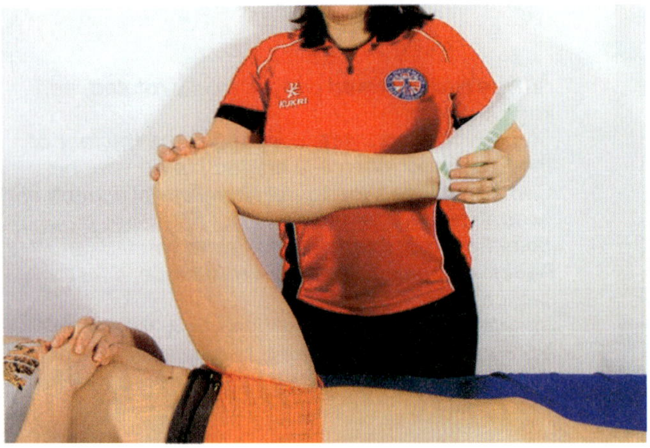

1. 대상자는 엉덩관절(고관절, hip)과 무릎을 굽힌다.

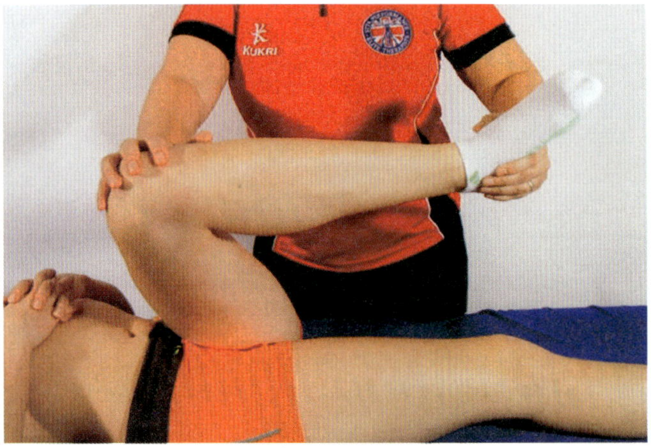

2. 넙다리뼈(대퇴골)를 저항이 가장 먼저 발견되는 위치(시작점)로 이동시킨다.
3. 대상자는 적극적으로 외전(벌림)을 하며 전체 강도의 약 20%를 10~12 초 동안 사용하여 저항에 대항하여 엉덩이를 외회전 시킨다.

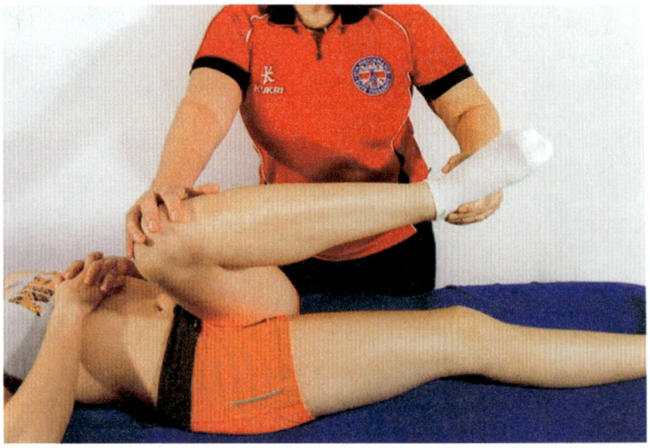

4. 등척성 후 이완 시간(약 20초)을 이용하여 반대쪽 손으로 골반 자세를 유지하면서 넙다리뼈(대퇴골) 내전(모음)을 유도한다.
5. 더 이상 근육길이의 변화를 얻을 수 없을 때까지 이 단계를 반복한다.

근에너지 기법(MET): 대상자의 바로 눕기 3

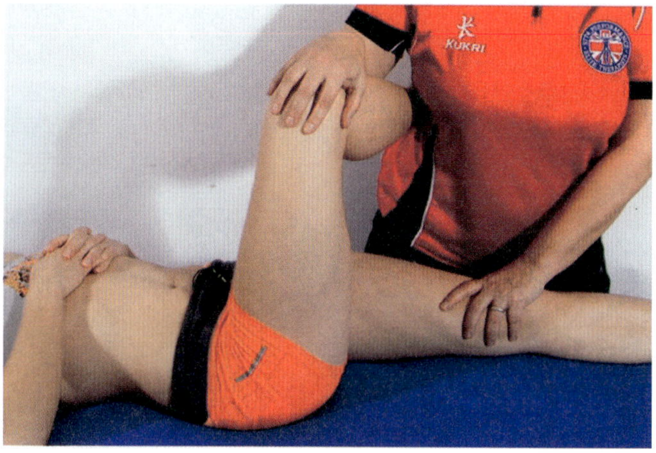

1. 대상자의 엉덩이가 굴곡(굽힘)과 외회전하고 무릎은 굴곡(굽힘)한다.
2. 반대편에 서서, 굴곡(굽힘)과 외회전된 발을 바깥으로 나가도록 한다.
3. 대상자의 동측 무릎(옆면)과 반대쪽 넙다리뼈(대퇴골)에 손을 접촉한다.
4. 넙다리뼈(대퇴골)를 조금 더 외회전, 굴곡(굽힘) 자세를 시킨다.
5. 대상자는 치료사의 저항에 대항하여 능동적으로 엉덩이를 신전(폄), 내회전시킨다. 저항이 처음 발견되는 넙다리뼈(대퇴골)(시작점) 부분에서 전체 강도의 약 20%를 10초에서 12초 동안 적용한다.

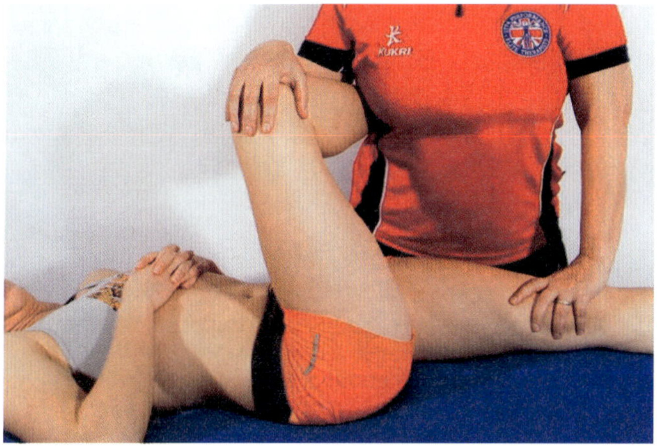

6. 등척성 후 이완 시간(약 20 초)을 이용하여 조금 더 대퇴부를 굴곡(굽힘)과 외회전으로 가져가라. 다른 손으로 반대편 대퇴 자세를 유지한다.
7. 더 이상 근육길이의 변화를 얻을 수 없을 때까지 이 단계를 반복한다.

후면 골반 인대들 (Posterior Pelvic Ligaments)

후면 엉치엉덩인대 (Posterior Sacroiliac Ligament)

- 골반 뒷면, 엉치엉덩관절(천장관절, sacroiliac joint) 위에 있고, 전면 골반 인대들보다 두껍고 질기다.
- 골반 얕은에서 골반 인대와 엉치엉덩관절에 이르는 구조
- 엉치뼈(천골, sacrum)와 엉덩뼈 사이를 지나는 수많은 인대로 구성
- 긴 부채형태의 섬유로 대각선 방향, 아랫방향으로 그리고 중간방향으로 이루어짐
- 윗부분(단후면 천장인대)은 첫 번째, 두 번째 엉치뼈 횡결절과 궁둥뼈결절 사이를 가로 지난다.
  - ***엉치뼈의 전방 움직임을 제한***
- 장후면 엉치엉덩인대는 얕은 대부분에 위치해 있고 위뒤엉덩뼈가시에서 대부분 수직하게 내려가 3, 4번째 엉치뼈횡결절에 이르러 있다.
  - ***엉덩뼈로부터 엉치뼈의 하방 움직임을 제한***

엉덩허리인대 (Iliolumbar Ligaments)

- L5 횡돌기 주변조직, 또는 가끔 L4 횡돌기 주변조직과 함께 아랫방향, 바깥방향으로 지나 나와 엉덩뼈능선 뒤쪽, 안쪽 테두리(lip)에 이르러 있다.
- 사실상 흉요근막 앞쪽 중앙층의 아래경계면에 두껍게 자리잡고 있다.

엉치뼈결절인대 (Sacrotuberous Ligaments)

- 엉치뼈결절인대는 편평한 삼각형태의 밴드이다.
- 위에 있는 위뒤엉덩뼈가시, 아래뒤엉덩뼈가시 사이의 엉덩뼈 후면에서부터 동측 후 가쪽 엉치뼈의 바깥쪽 귀모양면(auricular surface)와 상부 가쪽 꼬리뼈에 붙어있다.
- 인대 섬유들은 궁둥뼈결절 방향으로 아래쪽, 바깥쪽으로 향해 본연의 역할을 할 수 있도록 모여 있다.
- 여기 이 섬유들은 꼬여서 또 다시 분지되면서 좌골지 아래면을 따라 붙어있다.
- 대부분의 얕은 섬유들은 넙다리두갈래근(대퇴이두근, biceps femoris muscle) 근섬유와 혼제되어 궁둥뼈결절에 지지해있다.
- 후면 인대는 둔부 근육에 부착되어있다.
- 엉치결절인대는 전방굽힘을 예방함으로써 둔부에 있는 엉치뼈의 안정성을 제공한다.

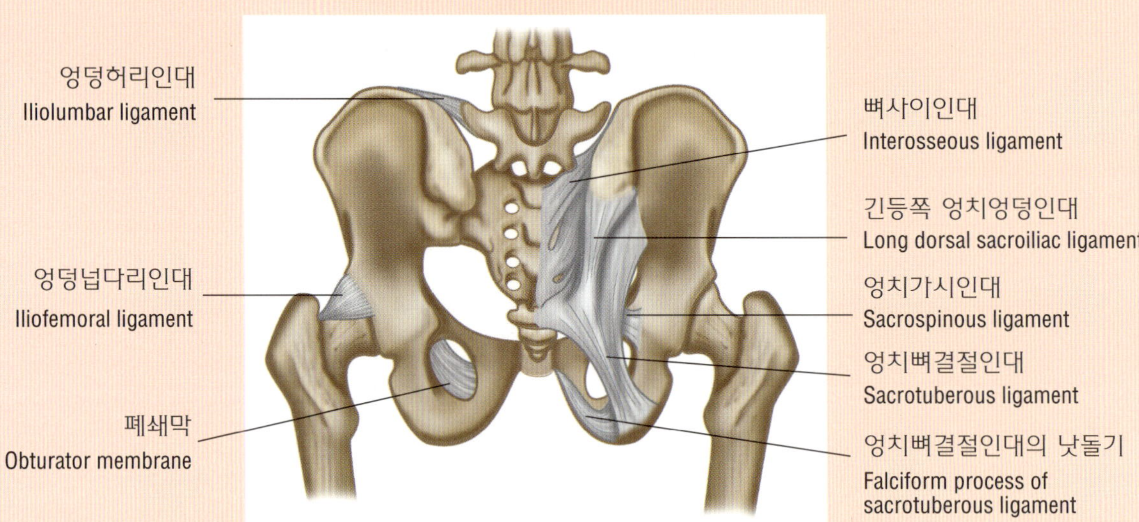

그림 6.13: 후면 골반(pelvic) 인대

엉덩허리인대와 엉치엉덩인대의 촉진

1. 대상자가 엎드렸을 때, 위뒤엉덩뼈가시, L4와 L5 사이에 위치해 있다.
2. 위뒤엉덩뼈가시과 L4/L5의 횡돌기 사이를 손가락으로 미끄러지듯이 촉진
3. 요추 근막의 근막조직을 통과해 천천히 가라앉은 지점
4. 치료사는 이때 약간 대각선 방향의 섬유인 팽팽한 인대를 느낄 수 있다.

엉치엉덩결절인대의 촉진

1. 대상자가 엎드렸을 때, 궁둥뼈결절과 엉치뼈(천골, sacrum)의 바깥쪽면 사이에 위치해 있다.
2. 궁둥뼈결절에서 엉치뼈의 가장자리로 미끄러지듯이 손가락으로 촉진한다.
3. 두 지점 사이에서 치료사는 넓고 단단한 인대를 촉진할 수 있다.

연부조직 치료 : 대상자의 엎드린 자세

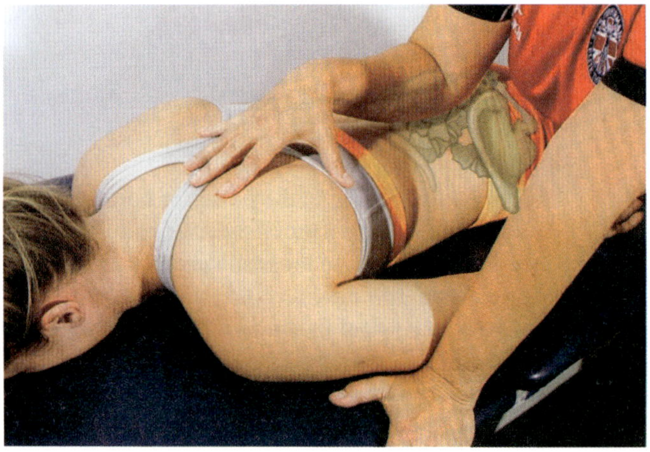

1. 과 긴장성/ 조직의 긴장도/ 조직의 저항 정도를 알기 위해 아래 허리뼈와 엉덩뼈능선을 촉진한다.
2. 팔꿈치 끝을 엉덩뼈 안쪽 가장자리와 L4 횡돌기 사이에 위치해 둔다.(시각적 분석지표 [VAS] 6/10 최대)
3. 근육의 긴장이 어느 정도 떨어질 때까지 기다리며 근육조직을 천천히 이완시켜 간다.(시각적 분석지표 [VAS] 2/10) 그리고 나서 치료사의 손이 두개골 방향으로 부채처럼 손가락을 펼쳐 전완을 척추 극돌기와 평행하도록 둔다.
4. 근육조직을 누르는 깊이를 유지하다가 조직이 허용하며 이완 시, 아주 천천히 궁둥뼈와 궁둥뼈결절 사이방향으로 이동해간다 – 엉치뼈능선 밖을 따라 머무른다.
   - 치료는 부드럽게 진행해야 한다.
     (운동 전 대상자에게 적용할 수 있다.)
5. 반대쪽도 반복해서 시행한다.

연부조직 치료 : 대상자의 옆으로 누운자세 (엉덩허리인대와 엉치엉덩인대)

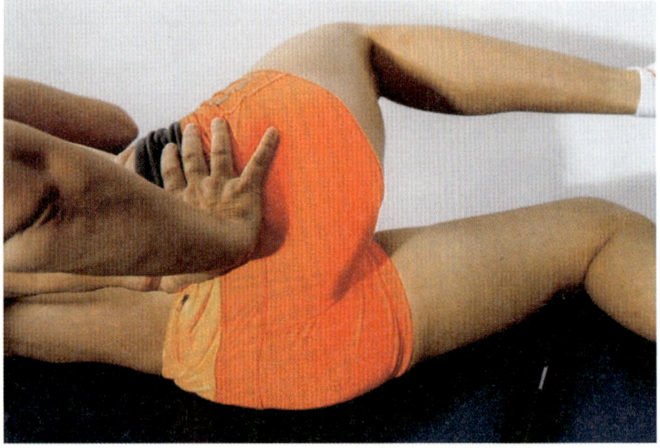

1. 치료사의 엄지손가락을 엉덩뼈 가장자리와 L4 횡돌기 사이 안쪽에 위치시킨다.(시각적 분석지표 [VAS] 6/10 최대)
2. 조직의 긴장이 어느 정도 줄어들 때까지 기다리며 인대조직을 천천히 눌러간다.(시각적 분석지표 [VAS] 2/10)

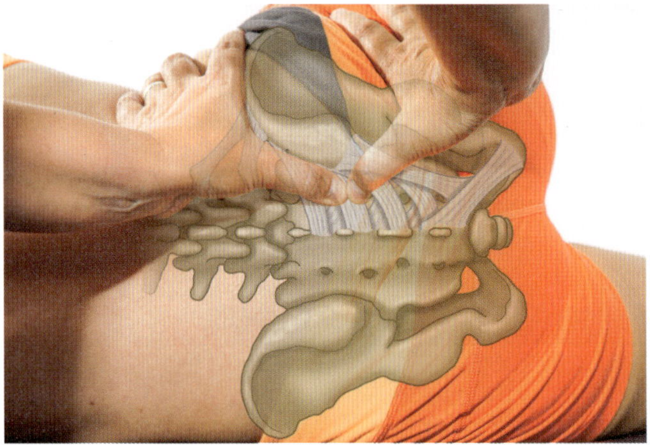

3. 대상자에게 동측 엉덩관절(고관절, hip)을 천천히 굴곡(굽힘)하라 한다.
4. 치료사의 엄지손가락을 약간 움직인다.
   (근막 층에서 이 인대들로 점차 위치해간다.)
   - 초기 시작부위에서 위로
     - 대상자는 동측 엉덩관절을 굴곡(굽힘)하도록 한다.
   - 초기 시작부위에서 아래로
     - 대상자는 동측 엉덩관절을 굴곡(굽힘)하도록 한다.

연부조직 치료 : 대상자의 옆으로 누운자세 (엉치결절인대)

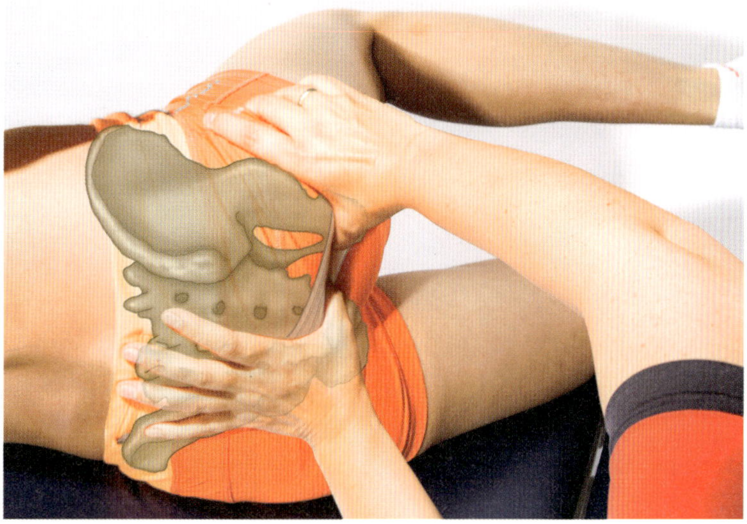

1. 대상자는 균형을 잡기 위해 아래에 있는 다리를 약간 구부리고, 위쪽 다리는 신전(폄) 시킨다.
2. 치료사의 엄지손가락으로 엉치뼈(천골, sacrum) 중앙경계면과 궁둥뼈결절 사이에 위치한다.
(시각적 분석지표 [VAS] 6/10 최대)
3. 인대조직의 긴장도가 약간 떨어질 때까지 기다리며 인대를 눌러간다.(시각적 분석지표 (VAS) 2/10)
4. 대상자는 엉덩관절(고관절, hip)을 굴곡(굽힘)하며 무릎 신전(폄)에서 좀 더 굴곡(굽힘) 시키도록 당겨준다.
5. 위 1~4 동작 포인트를 엉치뼈(천골, sacrum) 안쪽과 궁둥뼈결절 사이에 있는 모든 조직을 눌러 모두 치료할 때까지 반복한다.
(바깥쪽으로 시행)

연부조직 치료 : 대상자의 서 있는 자세(엉치결절인대)

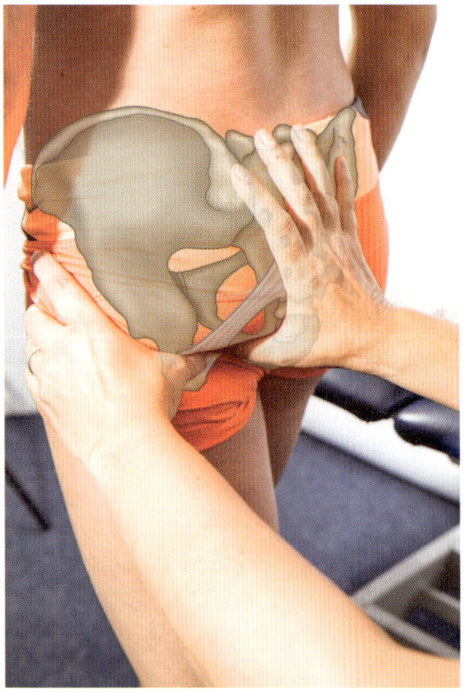

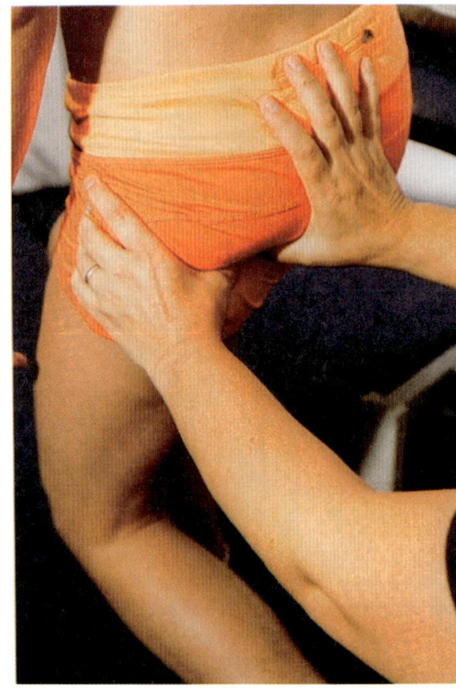

1. 대상자는 좁은 보폭 면으로 서 있는다.

2. 치료사는 치료하기 위해 대상자의 치료 다리의 뒤에 위치한다.

3. 치료사의 양 엄지손가락을 엉치뼈(천골, sacrum) 가장자리와 궁둥뼈결절 사이에 놓고 점차 눌러 치료해 간다.

4. 눌러 지료하는 방향과 압력을 유지

- 인대조직들이 골반(pelvic) 움직임을 촉진하기 위해 쭉 눌러간다
- 인대조직들이 늘어나는 것을 촉진하기 위해 "잠김(lock)"을 유지하며 움직임을 제한한다.

5. 대상자는 약간 쪼그려 앉는다.

6. 모든 조직들이 두 지점 사이에 잘 위치할 때까지 반복한다.

후면 골반 인대들을 위한 건침(Dry Needling) : 통증 완화

건침(DN)은 섬세한 해부학적 고려사항과 자체가 침습적인 치료기법이므로 보험에 가입이 되어 있고, 자격조건이 되는 전문가에 의해 시행되어야 한다.

1. 대상자는 엎드린다.
2. 치료사는 인대들에 위치한다.
   (106쪽 촉진 편을 참고하자)
3. 많은 수의 침을 놓을 때는 신경공(foramina)을 피하기 위한 각도나 수직하게 놓여져야 한다.
4. 중간둔피신경을 관통하지 않도록 치료해야 한다.
   (엉치엉덩인대)
5. 하, 상둔신경을 관통하지 않도록 치료해야 한다.
   (엉덩허리인대)
6. 침은 아래쪽이면서 바깥쪽을 향해 위치해야 한다.

도구활용 연부조직 가동술 치료 (IASTM)

인대조직이 있는 근막 구조 위로의 도구적용은 후면 엉치엉덩관절(천장관절, sacroiliac joint)의 관절캡슐과 연관되어 있는 주변 근막 위에 치료적 영향을 주기 위함이다. (얕은 흉요근막, 가쪽솔기[lateral raphe], 중간볼기근[중둔근, gluteus medius muscle], 큰볼기근[대둔근, gluteus maximus muscle])

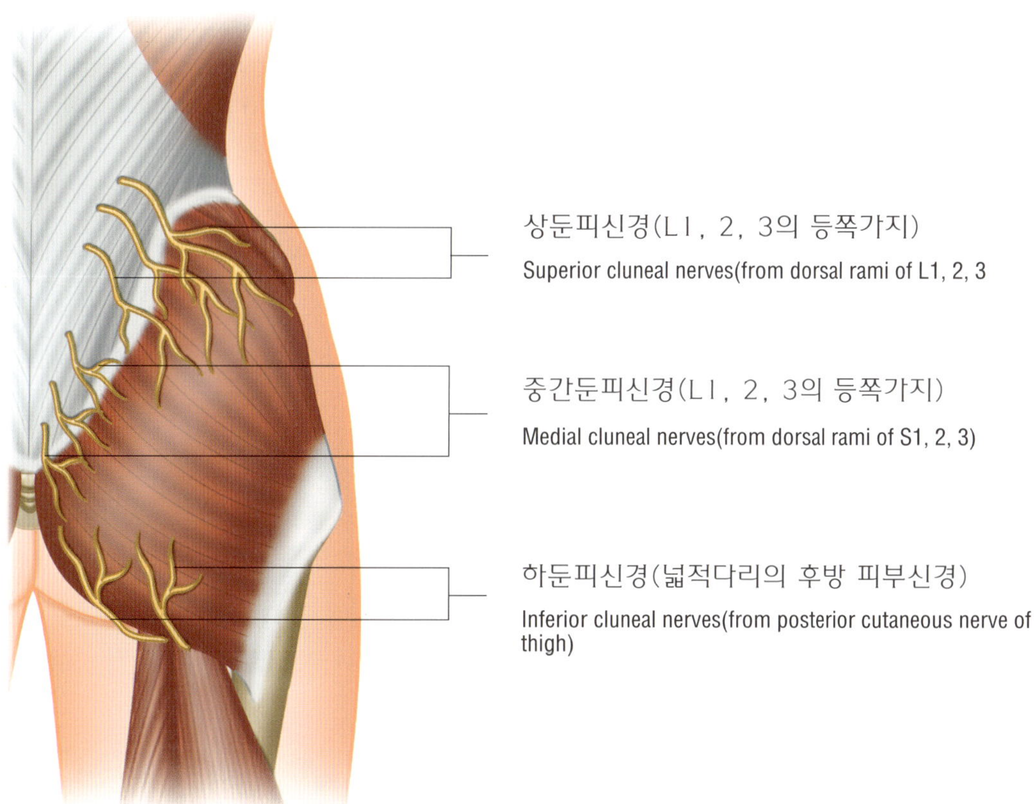

그림 6.14: 둔부신경의 해부도

도구활용 연부조직 가동술 치료(IASTM) : 대상자의 옆으로 누운 자세

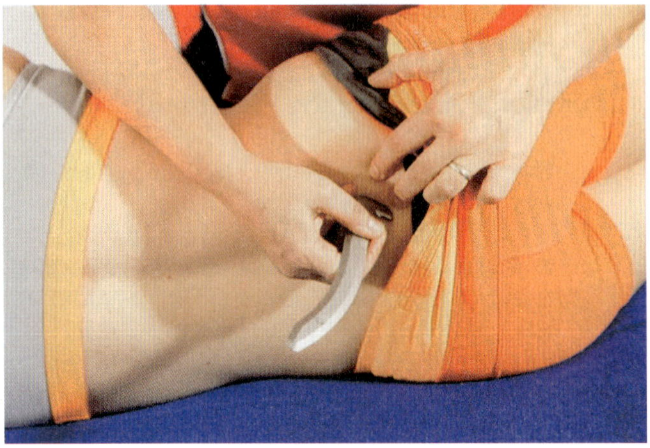

1. 엉치엉덩관절(천장관절, sacroiliac joint) 주변 부위에 제한점들이 있는지 스캔한다.
2. 도구의 플랫 엣지 끝 모서리를 이용해 접촉한다.
3. 접촉면을 떼지 않고 벡 부분을 사용한다.

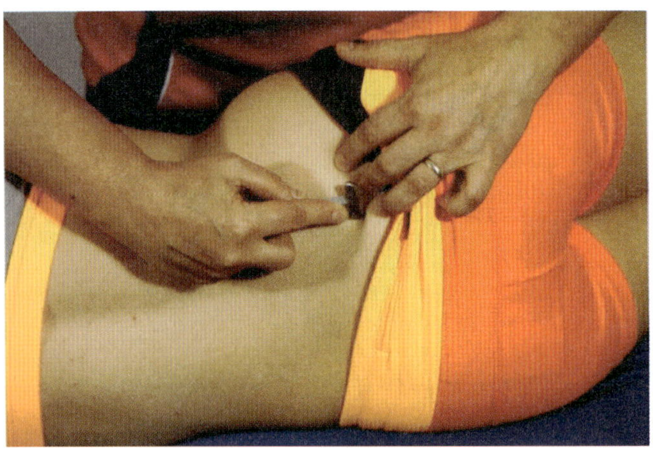

4. 대상자는 엉덩관절(고관절, hip)을 굴곡(굽힘)시켰다가 다시 출발자세로 돌아온다.
5. 치료사는 필요하다면 이 치료기법으로 움직임을 향상시킬 수 있다.

도구활용 연부조직 가동술 치료(IASTM) : 대상자의 네발기기 자세

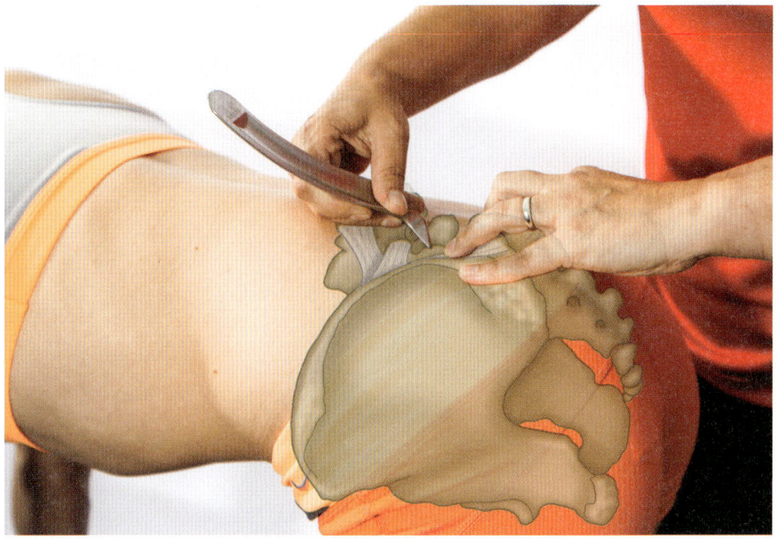

1. 작은 스트로크 도구로 인대 위를 싸고 있는 조직에 천천히 다양한 방향으로 적용한다(플랫 엣지 끝 모서리 이용) 그 이후에 인대 사이를 파내기 위해 벡 부분을 사용한다.
2. 대상자는 골반(pelvic)을 전방 돌림함과 동시에 뒤로도 움직여야 한다.
3. 치료사는 적용면이 빨갛게 멍들지 않도록 넓게 문질러 적용하는 것을 반복한다.

넙다리두갈래근 (Biceps Femoris)

부착지점

- 대퇴 가쪽 면에 위치해 있다.
- 상당히 길게 두 갈래로 나누어져 있다.
- 긴 갈래 — 반건양근의 힘줄과 함께 엉치결절인대에 퍼져서 궁둥뼈결절 안쪽 아래쪽에 부착되어 있다.
- 긴 갈래와 짧은 갈래는 위에서 짧은 거리만큼 같이 내려오다가 두 근육이 각각 개별적으로 나눠져서 내려온다.
- 넙다리두갈래근(대퇴이두근, biceps femoris muscle) 긴갈래(장두)는 방추형 근육으로 진행되어 내려오고, 대퇴 후면 바깥쪽에서 궁둥신경(좌골신경, sciatic nerve) 쪽으로 가로질러 진행한다.
- 대퇴 긴 갈래 아래 1/3부터 좁아지는데 이곳에서 넙다리두갈래근 짧은 갈래가 깊게 연접해 있다.
- 짧은 갈래는 대부분 대퇴후면 가쪽조선(linea aspera) 아래 1/3과 또한 위쪽으로는 큰볼기근(대둔근, gluteus maximus muscle)에 붙어서 대퇴의 가쏙상과선 위쏙 절반에 걸쳐 붙어있다.
- 넙다리두갈래근의 짧은 갈래는 점차 얕은에 있는 긴 갈래힘줄의 좁아지는 곳과 합쳐져 있다.
- 넙다리두갈래근의 건은 무릎 후가쪽을 가로질러 종아리뼈 쪽으로 향해서 붙는다.
- 넙다리두갈래근은 우선 종아리뼈머리 주변골막에 붙어 있고 종아리뼈(가쪽) 측부인대에 의해 넙다리두갈래근의 건은 두 갈래로 나뉜다.
- 넙다리두갈래근의 건의 일부는 인대와 연접해 있기도 하고, 반면에 다른 부분은 또 정강뼈융기 가쪽 주변 골막에 붙어 있고, 또 다른 부분은 넙다리두갈래근 앞쪽 근육 중간막 뒤에 붙어 있기도 하다.
- 점액낭(Bursa)은 가쪽부 인대로부터 넙다리두갈래근(대퇴이두근) 힘줄을 분리시킨다.

지배신경

- 긴 갈래는 궁둥신경(좌골신경, sciatic nerve)의 정강뼈분지에 의해 지배받고 있다.
- 짧은 갈래는 온종아리신경분지에 의해 지배 받는다.
- 피부가 근육을 바로 덮고 있다(S2 신경뿌리).

운동

- 몸통이 굴곡(굽힘)하여, 앉은 자세에서 막 일어서려고 할 때 다른 두 개의 뒤넙다리근을 도와 엉덩관절(고관절, hip)을 신전(폄)시킨다.
- 모든 3종류의 뒤넙다리근은 몸통이 앞으로 굴곡(굽힘)할 때 원심성 수축을 조절해주는 역할을 한다.
- 다른 두 종류의 뒤넙다리근은 무릎을 구부릴 때 지원된다.
- 무릎을 부분 굴곡(굽힘) 자세 시 정강뼈가 바깥쪽으로 넙다리뼈를 축으로 축돌림한다.
- 발이 만약 지면에 고정이 되어 있으면, 넙다리뼈와 골반(pelvic)이 정강뼈를 축으로 안쪽으로 축돌림을 한다.

뒤넙다리근(슬괵근)의 기능적 운동

- 무릎 굴곡(굽힘)과 더불어 무릎 안정도의 중요한 기능을 한다.
- 몸통을 앞으로 구부리며 잡고 있다가 (단거리 출발블록), 굴곡(굽힘) 자세에서 일어설 때 강력한 힘이 요구된다. 바로 이러한 형태의 움직임에서 뒤넙다리근이 빈번히 손상되는 이유이다. (단거리 스프린트에서 초기 10~20 미터)
- 또한, 일어설 때 골반(pelvic)의 올바른 균형을 유지하도록 돕는 중요한 역할도 하며, 부분적으로는 몸통을 수직면으로부터 움직임을 가질 때 균형도 조절해준다.
- 뒤넙다리근은 전상방에서는 복근과 연접해 있고, 후하방으로는 큰볼기근(대둔근, gluteus maximus muscle)과 연접해 있어서 골반의 전상방 방향으로 신전(폄)하도록 작용하는 것은 허리뼈의 앞굽음 정도에 영향을 주어 변화시킨다.
- 뒤넙다리근은 걷는 동안 자유진행단계(free swing)에서 무릎이 신전(폄)될 때(무릎 폄 시 "딱" 소리 나는 것을 예방) 정강뼈의 전방 움직임을 잡아주며 감소시키는 역할을 한다.

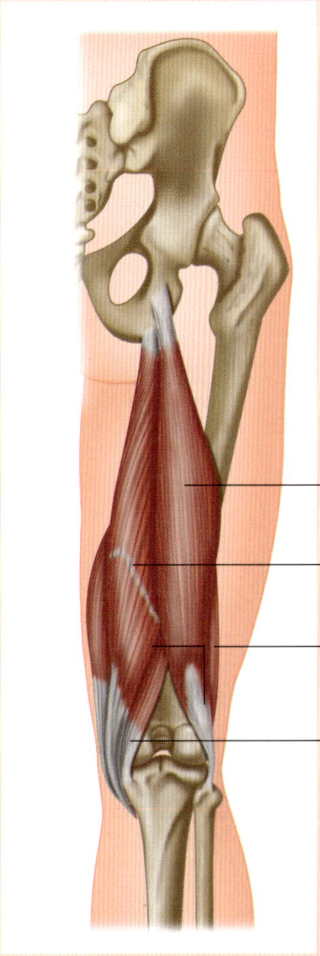

그림 6.15 : 후면 대퇴근육들

촉진

1. 대상자는 엎드린다.
2. 근위부의 총 부착지점 주변의 궁둥뼈에서부터 먼쪽인 종아리뼈머리 주변까지 촉진된다.
3. 대상자의 무릎 굴곡(굽힘)에 저항한다. 〔굴곡(굽힘) 시킨다.〕

근육 길이 측정 1

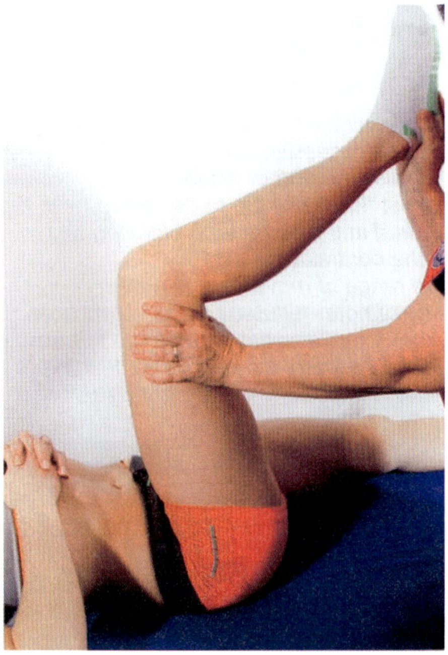

1. 대상자는 양손을 가슴 위에 놓고 눕는다.
2. 치료사는 동측 엉덩관절(고관절, hip)을 수동적으로 90°까지 구부린다〔무릎 굴곡(굽힘)〕. 반면에 반대쪽 다리는 신전(폄) 시킨 채 유지하며 바닥 위에서 쉬게 한다.
3. 대상자는 발을 치료사에게 잡힌 채로 전체적으로 이완되게 한다.

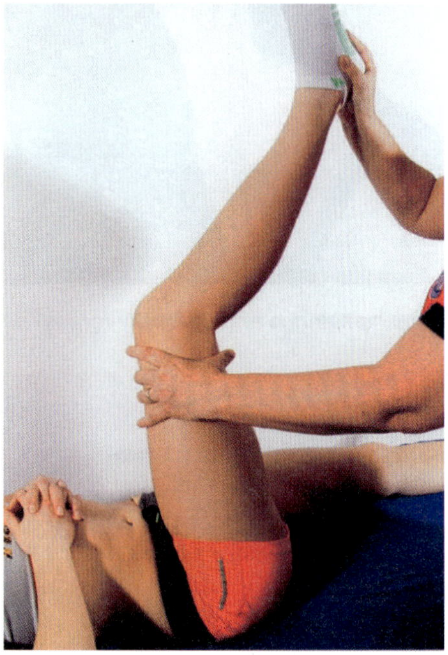

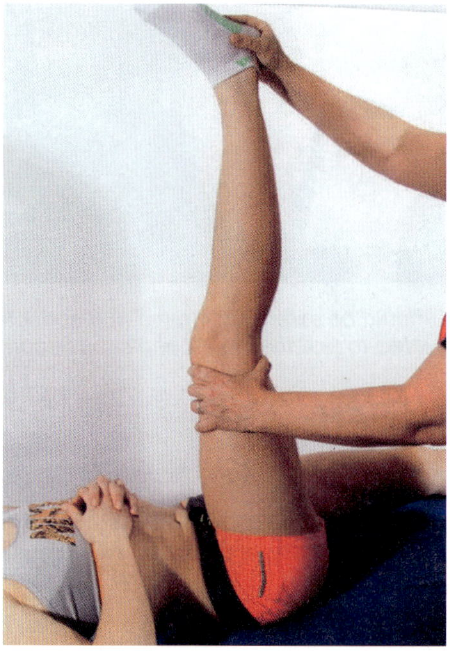

4. 치료사는 수동적으로 대상자의 다리를 신전(폄) 시킨다. 이때 엉덩관절(고관절, hip)을 계속해서 90° 굴곡(굽힘)을 유지한다.
5. 넙다리뼈(대퇴골, femur)와 정강뼈(경골) 사이의 각도를 측정한다.

근육 길이 측정 2

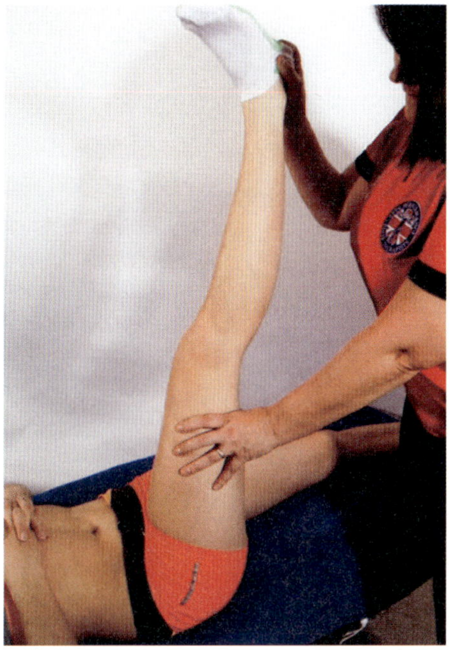

1. 대상자는 골반(pelvic)이 과도하게 후방 굴곡(굽힘)되지 않도록 두 손을 본인 등 뒤에 위치하도록 한다. (유연성을 잘못 파악할 수도 있기 때문)
2. 치료사는 반대쪽 다리가 어떤 움직임이 생기지 않도록 하는 동시에 대상자의 엉덩관절(고관절, hip)을 굴곡(굽힘)시켜 테스트한다. (검사하는 쪽 다리를 신전[폄]한 채로)
   - 움직임의 범위를 기록한다.
3. 기록의 가치 – 큰볼기근(대둔근, gluteus maximus muscle)의 약화는 뒤넙다리근(슬괵근, hamstring muscle)이 보상하도록 한다. 그래서 초기 엉덩관절(고관절, hip) 펌근으로서 작용하게 된다. 이는 근육의 불균형과 잘못된 운동패턴을 만들어 내게 된다.

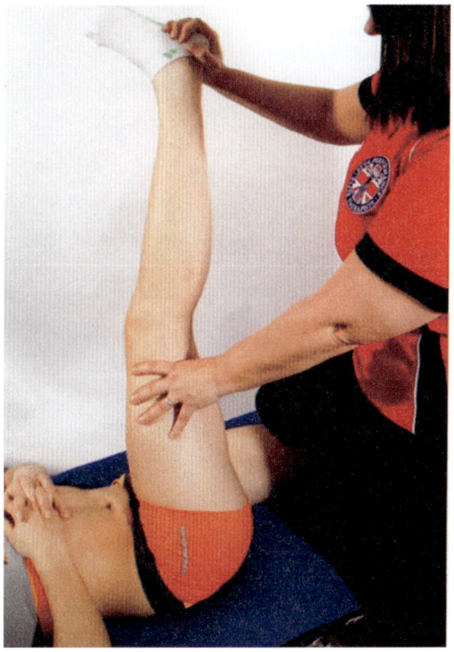

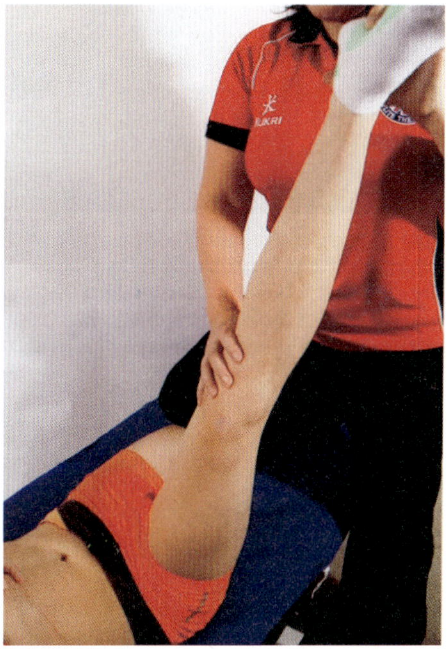

4. 엉덩관절(고관절, *hip*)을 외회전, 벌림시키면, 뒤넙다리근(슬괵근, *hamstring muscle*) 내측의 길이측정을 위한 것이고, 엉덩관절을 내회전, 내전시키면, 넙다리두갈래근(대퇴이두근, *biceps femoris muscle*)의 길이를 측정하기 위한 것이다.

근력 평가

1. 대상자는 엎드린다.
2. 치료사가 무릎을 신전(폄)시키려고 시도하는 동안, 대상자는 다양한 각도(90°, 45°, 10°)에서 무릎을 굴곡(굽힘)시키고, 그 각도를 유지하려 한다.
   - 보상적인 패턴을 허용치 않는다.
   - 엉덩관절(고관절, hip), 가슴우리 또는 양 어깨의 축회전과 들려지는 것을 일어나지 않도록 한다.
   - 양팔을 이용하지 않도록 한다.
3. 등급:
   - 5/5 – 아주 강한 수축력(Normal)
   - 4/5 – 강한 수축력(Good)
   - 3/5 – 약한 수축력(Fair)
   - 2/5 – 부드러운 수축력(Poor)
   - 1/5 – 꿈틀꿈틀(Trace)
   - 0/5 – 전혀 움직이지 않는다.

연부조직 치료 : 대상자의 누운 자세

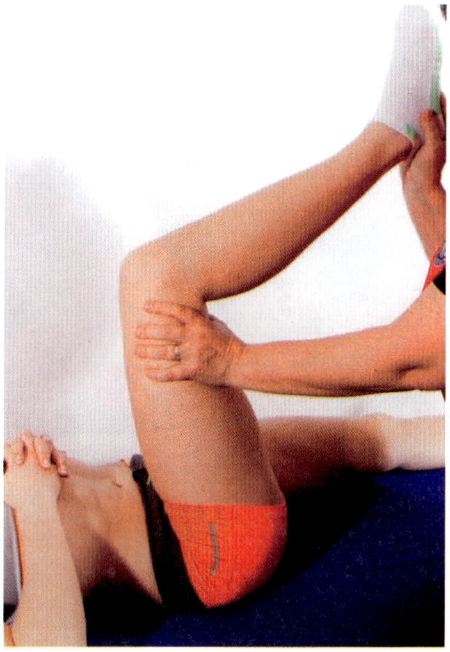

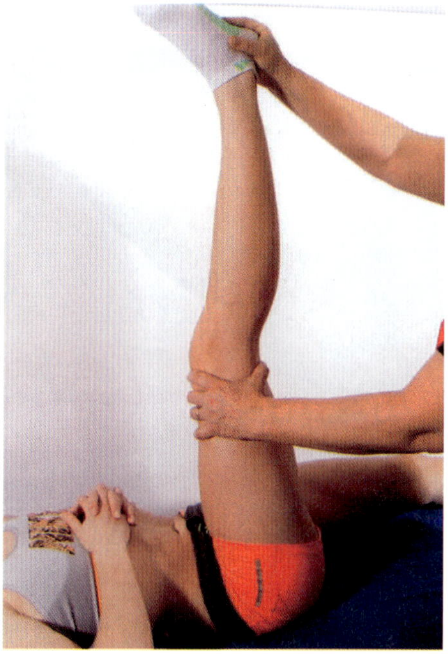

1. 엉덩관절(고관절, hip)과 무릎을 포함한 다리 전체를 90°까지 굴곡(굽힘) 시킨다.
2. 치료사의 엄지손가락의 평평한 가장자리를 이용하여 천천히 녹아내리듯이 넙다리두갈래근(대퇴이두근, biceps femoris muscle)의 근조직의 근복을 미끄러져 나간다. 이때, 압력을 통증 시각적 분석지표(VAS)로 최대 10 중 6 정도로 한다.
3. 통증 시각적 분석지표(VAS)가 최대 10 중 2 정도로 떨어질 때까지 압력을 동일하게 유지하도록 한다.
4. 무릎을 수동적으로 신전(폄)시킨 채, 궁둥뼈까지 엄지손가락으로 문질러 가는 과정을 반복해서 한다.
5. 위 2번, 3번을 반복한다; 그 후에 대상자에게 스스로 본인의 무릎을 일자로 펴보라고 한다.
   이때 전과 같이 주변 조직을 제한하고 통증 시각적 분석지표 (VAS)가 최대 10 중 2 정도로 떨어질 때까지 기다린다.
6. 추가적으로 대상자에게 무릎을 펼 때, 엉덩관절(고관절, hip)을 외회전 또는 내회전하라고 한다.

근에너지 기법(MET) : 뒤넙다리근 1 - 대상자의 누운 자세

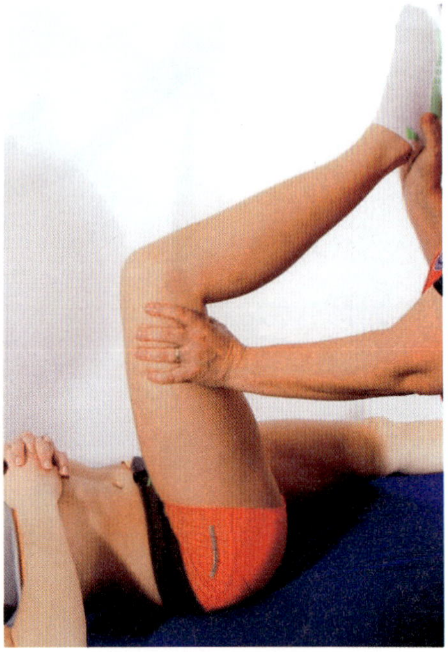

1. 치료사는 하지 직거상의 정도를 측정한다.(질적, 양적으로)
2. 대상자는 다리를 신전(폄)한 채로 누워있다.
3. 요측 궁둥신경 검사 자세를 취한다.
   [엉덩관절과 무릎 포함 다리 전체를 굴곡(굽힘)]
4. 대상자가 동측 종아리를 치료사 어깨에 올려놓은 상태에서 수동적으로 대상자의 엉덩관절(고관절, hip)을 90°까지 굴곡(굽힘) 시킨다. 이 가운데 첫 번째 저항을 감지하면 된다.

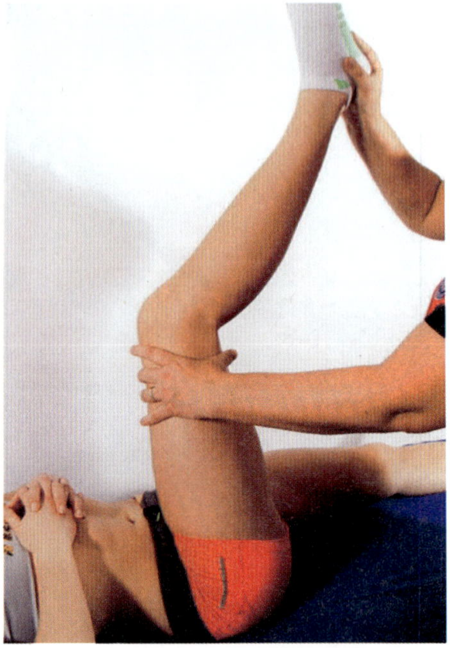

5. 무릎 관절 근위부에 치료사의 두 손을 위치하여 넙다리뼈(대퇴골, femur)를 잡아 유지한다.
6. 대상자는 대략 10~20초 동안 총 근력의 20%를 이용해 치료사의 저항을 이겨내고 무릎을 굴곡(굽힘) 시킨다.

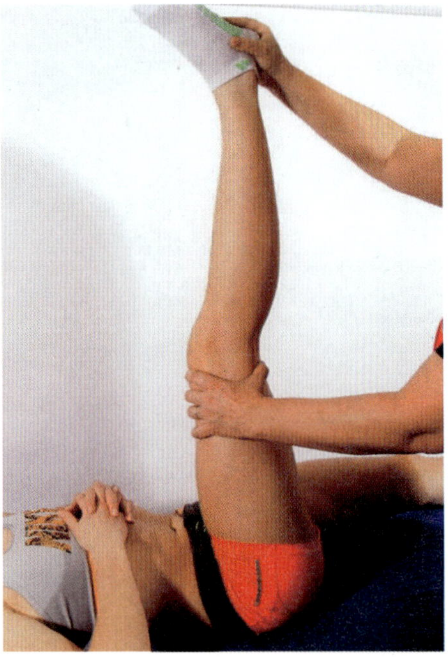

7. 등척성 후 이완(PIR) 기법을 활용하여(약 20초), 치료사는 대상자의 동측 무릎의 신전(폄) 정도를 좀 더 확보한다.
8. 치료사는 대상자의 근육이 더 이상 길어지지 않을 때까지 계속해서 위를 반복해서 시행한다.

근에너지 기법(MET) : 뒤넙다리근 2 - 대상자의 누운 자세

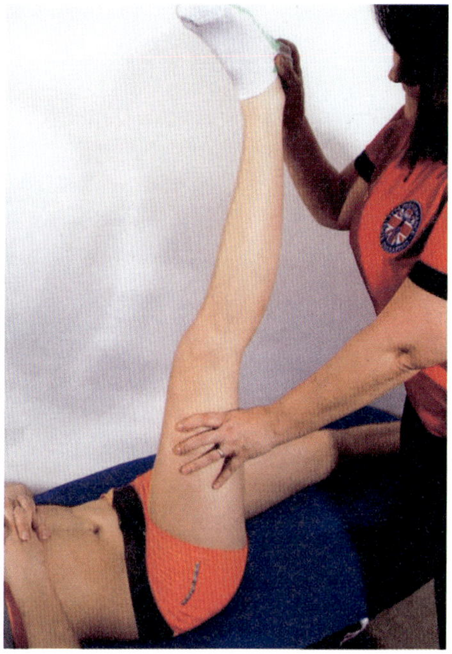

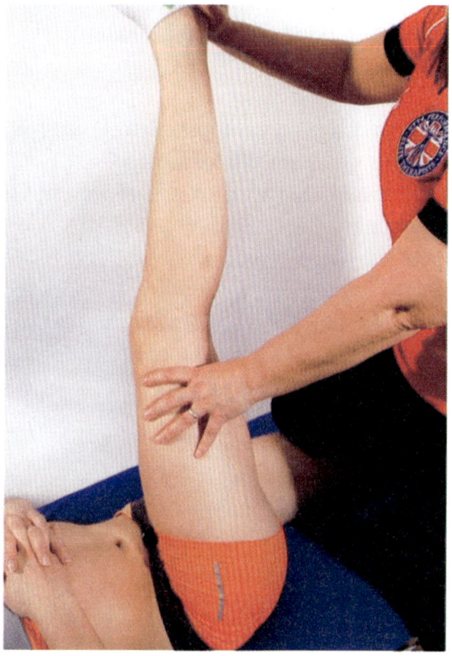

1. 치료사는 대상자의 다리를 직 거상하여 관절가동범위를 측정한다.(질적, 양적으로)
(엉치뼈[천골]의 움직임으로 운동범위가 영향을 받는 것을 방지하고자 대상자의 두 팔을 등 뒤 골반에 올바르게 위치시킨다.)
2. 대상자는 다리를 신전(폄)한 채로 똑바로 눕는다.
3. 치료사는 수동적으로 대상자의 엉덩관절을 저항을 느끼는 지점까지 굴곡(굽힘) 시킨다(뒤넙다리근의 저항 정도).
   - 엉덩관절(고관절, hip) 굴곡(굽힘), 외전(벌림)과 외회전〔내측 뒤넙다리근(슬괵근)〕
   - 엉덩관절 굴곡, 내전(모음)과 내회전〔넙다리두갈래근(대퇴이두근)〕
4. 치료사는 한쪽 손으로는 반대쪽 위앞엉덩뼈가시에 위치시켜(또는 반대쪽 대퇴 굴곡[굽힘] 저항) 안정성을 확보
5. 치료사는 다른 한손으로는 같은 쪽 다리를 잡는다. 또는 손 대신 치료사의 어깨 위에 놓는다.
6. 선수는 시술자의 저항에 반하여 10~12초 동안 전체 힘의 약 20%의 힘으로 무릎을 굴곡(굽힘)한다.
7. 등척성 후 이완(PIR) 기법을 활용하여(약 20초), 치료사는 대상자의 동측 대퇴를 더 굴곡(굽힘) 시킨다.
8. 치료사는 대상자의 근육이 더 이상 길어지지 않을 때까지 계속해서 위를 반복해서 시행한다.

뒤넙다리근(슬괵근)을 위한 건침(Dry Needling) : 통증 완화

건침(DN)은 섬세한 해부학적 고려사항과 자체가 침습적인 치료기법이므로 보험에 가입이 되어 있고, 자격조건이 되는 물리치료사에 의해 시행되어야 한다.

1. 대상자는 완전히 이완한 상태로 엎드려 있는다. (베개를 하퇴 아래에 둘 수도 있다.)
2. 연관통 패턴 기록 –
   이 치료를 적용 시 대상자에게 통증이 나타나는가?
3. 넙다리두갈래근(대퇴이두근, biceps femoris muscle)의 단단한 띠(taut band)를 촉진한다.
4. 침을 수직하게 피부를 관통해 단단한 띠 또는 통증 부위에 적용한다.
5. 궁둥신경(sciatic nerve)이 관통되지 않도록 주의한다. (치료사가 반드시 알아야 하는 해부학 지식이다.)

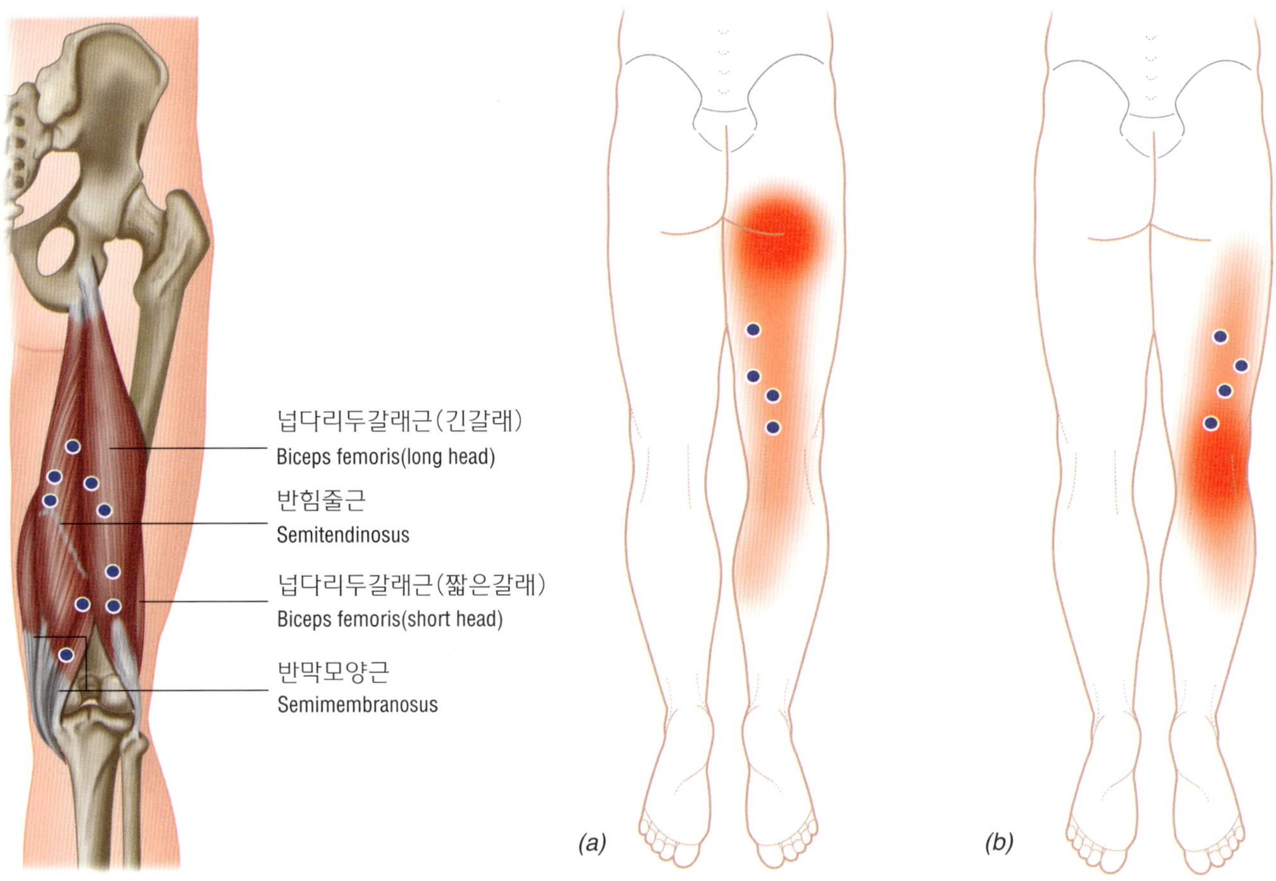

그림 6.16: 뒤넙다리근(슬괵근, hamstring muscle) 통증유발점(Trigger poinnt)과 연관통(Referral pattern), (a) 반막모양근과 반건양근, (b) 넙다리두갈래근(대퇴이두근, biceps femoris muscle).

후면 대각선 슬링 근육군에 대한 동적 테이핑

목표

- 넙다리두갈래근(대퇴이두근)의 과도한 활성으로 인한 보상과 큰볼기근(대둔근)과 척주세움근의 부담을 줄여 엉덩관절과 몸통의 굴곡(굽힘)에 저항하도록 하기 위해서 적용하거나 외부에서 부하를 분산시키며 발생하는 힘을 제공하므로 얻어지는 단거리 스프린팅 전략을 제거, 잘못된 패턴을 줄이기 위해서이다.
- 감소된 허리뼈 앞굽음력에 저항하고 엉치뼈의 전방돌림(nutation)을 유지하게 하기 위해서이다. 그로 인해 효율적으로 형태가 잡히고 힘을 받게 되고 하중이 이동해간다.
- 큰볼기근, 엉덩정강근막띠(장경인대) 그리고 반대측 넓은등근으로 구성된 후면 대각선 슬링 근육군의 활동을 돕기 위한 것이다.
- 척추가 굴곡(굽힘)된 자세로부터 신전(폄)의 회복을 시작하기 위함이다.

장비

- 3인치 동적 테이프, 동적 테이프의 부착 스프레이(Adhesive spray)

대상자의 자세

- 대상자는 팔꿈치로 지탱한 채로 엎드린 자세에서 엉치뼈를 전방돌림시키고, 어깨를 후인 하방시킨다.
- 대상자인 선수가 누운 자세로부터 일어났다 누웠다 하는 반복이 많아 힘들어 할 때는 서서 이 치료기법을 적용할 수도 있다.

견인 작용력선

- 어깨뼈에서 시작한다.
- 하방 대각선으로 몸통 후면을 가로질러서 아래 허리뼈 하고, 반대쪽 엉치엉덩관절을 지난다.
- 계속해서 지나 하방 대퇴부 중앙선 부근에서 엉덩관절(고관절, hip) 신전요소를 돕는다.
- 반대쪽도 똑같이 구성되어 있다.
- 테이핑 적용 시 아래 허리뼈 지점에서 좌우 교차지점이 되게 해야 하고, 이로써 허리뼈가 줄어든 앞굽음에 힘을 받도록 한다.

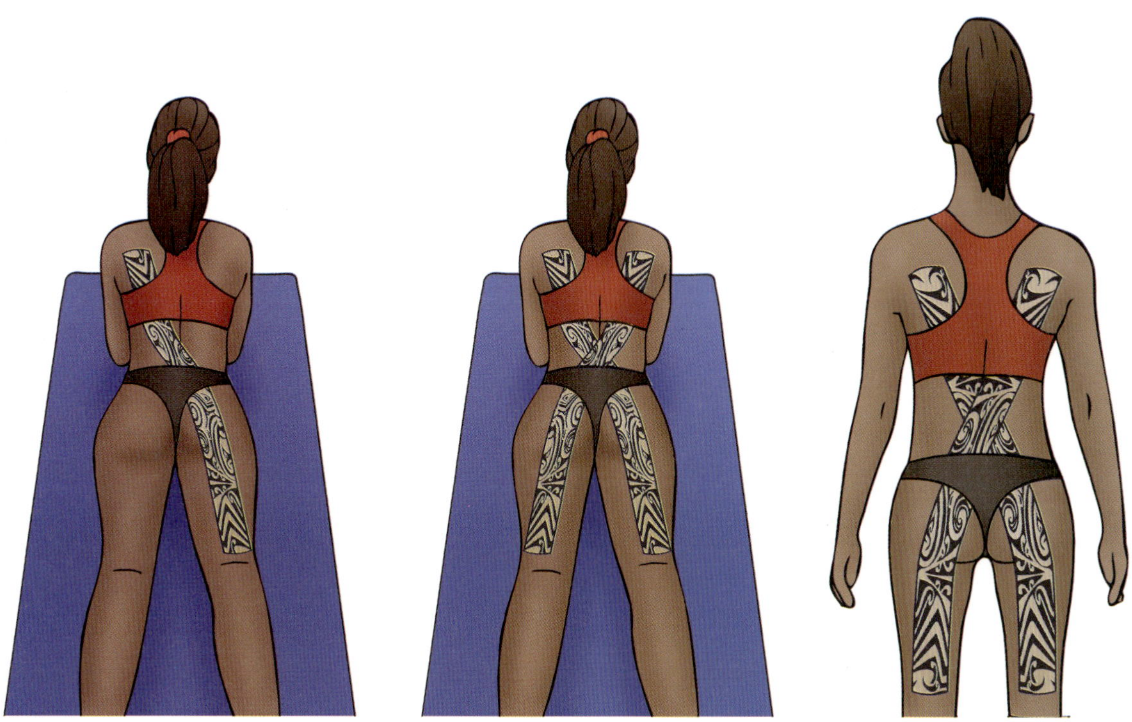

그림 6.17: *그림과 같이 대상자의 품위를 위해 테이핑 위에 옷을 입힌다. 하지만, 테이핑을 피부에 꼭 직접해야만 한다. 대상자에게 보다 작은 속옷을 입도록 요구하여 쉽게 해결이 된다. 그렇게 되면 테이핑을 속옷 아래로 피부에 적용될 수 있다.*

재평가

- 요추의 굴곡(굽힘)과 신전회복, 부분적으로 허리골반 리듬의 반대로 혹시 초기에 작용하는지, 정상 동작패턴에서 부하이동이 부족한지, 정상인지를 재평가한다.

기록

- 두 번째 층인 테이핑이 적용되기 전에 살짝 첫 번째 층인 등에 접착 스프레이를 도포한다.

골반 고정을 위한 동적 테이핑 (Dynamic Taping for Pelvic Closure)

목표

- 큰볼기근(대둔근)과 넙다리두갈래근(대퇴이두근)의 활성화 및 작용 타이밍 개선과 운동력을 증가시키기 위해 외적 골반(pelvic) 압박력을 제공하기 위해서 적용한다.

장비

- 2~3인치 동적 테이프, 테이프의 사이즈는 대상자의 신체 크기와 발생되어지는 힘의 정도에 따라 다르다.
- 두 겹의 파워밴드(Power band)는 충분한 힘을 발생시키기 위해 필요할 수도 있다.

대상자의 자세

- 엉치뼈(천골, sacrum)의 전굴(전방돌림, nutation)이 만들어지도록 허리뼈의 앞굽음을 증가시키기 위해 대상자를 서게 하여 보통 적용한다.

견인 작용력선

- 테이핑은 골반 양쪽 엉덩뼈날개 위로 몸통의 근위부에서 넙다리뼈의 큰돌기에 이르기까지 위치되어 압박력의 효과가 발생할 수 있도록 돌아가며 적용한다. (접착력을 증가시키기 위해 피부에 직접 적용)

재평가

- 하지 직거상의 활성 정도를 재평가 또는 부하 이동력이 부족하다는 것을 나타낼 수 있는 다른 기능적 과제를 수행하여 재평가 해본다. (예를 들어, 한 다리로 서기, 층계 오르기)

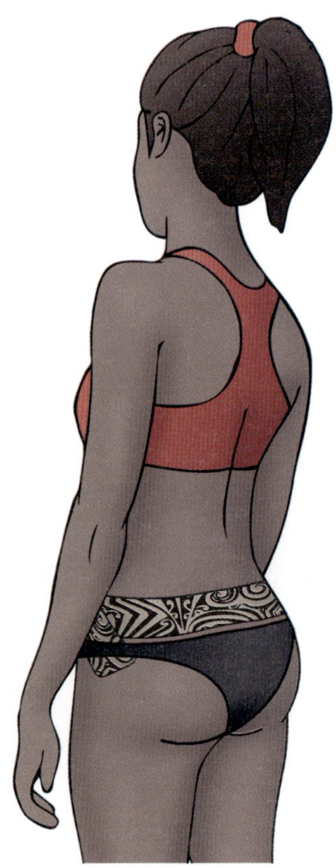

그림 6.18 : 골반(pelvic) 고정을 위한 동적 테이핑

후면 인대구조의 부하를 줄여주기 위한 동적 테이핑

(Dynamic Taping to Reduce Load on Posterior Ligamentous Structures)

목표

- 엉치엉덩관절(천장관절, sacroiliac joint)의 기능을 무력화되도록 하는, 후면 인대구조의 부하를 줄이고 후면 압박력을 제공하기 위해서 이다.
- 엉치뼈(천골, sacrum) 후방돌림이 안 되도록 저항하고, 효율적인 형태와 힘의 잠김을 만들어서 허리뼈의 앞굽음을 잘 유지하도록 하기 위해서 이다. 그리고 허리뼈 굴곡(굽힘)이 되지 않게 하며 뭇갈래근과 척주세움근의 기능을 보조하기 위한 목적이다.
- 엉덩관절(고관절, hip)의 굴곡(굽힘), 내회전을 조절하기 위한 목적이고(특히, 다리에 가해지는 부하) 약해지고 지연되거나 반대로 과활성화된 큰볼기근(대둔근, gluteus maximus muscle)이나 과부하, 보상적 활성을 하게 된 넙다리두갈래근(대퇴이두근, biceps femoris muscle)을 보조하기 위함이다.
- 근육이 수축이나 부종으로 인하여 안정성이 증가될 수 있기 때문에 압력이 발생할만한 요소를 제한하기 위해 단단한 판은 뒤에 제공할 수도 있다.

장비

- 2~3인치 동적 테이프

대상자의 자세

- 대상자는 엎드리거나 누운자세 또는 팔꿈치로 지지하여 엎드려 엉치뼈(천골)의 전방돌림된 자세

견인 작용력선

- 골반(pelvic) 테이핑은 위앞엉덩뼈가시 한쪽에서 시작하여 엉치엉덩관절(천장관절, sacroiliac joint)을 직접 지나 반대쪽 엉덩관절(고관절, hip) 축의 뒤로 (신전[폄]을 보조, 굴곡[굽힘] 제한) 향해간다. 그리고 전방, 하방의 반대쪽 큰돌기에서 마무리된다.
- 테이프로 수동적으로 연부조직을 들어 올리는 것은 근 이완이 증가되고 근육이 이와 같이 수축됨으로써 긴장도도 생기게 된다.
- 요천추 테이핑은 위뒤엉덩뼈가시 살짝 바깥쪽에서 시작하여 위쪽, 중앙쪽으로 따라 나가 L3/L4에 긴장력 있게 정지한다. 이 중요 지점이 위아래로 확장될 수 있음을 유의해야 한다.
- 엉치뼈(천골)의 후방돌림(countornutation)을 제한하고, 아래 허리뼈의 신전(폄)을 만들기 위해 비대칭이 의심된다면 테이핑을 동측, 편측으로 적용할 수도 있다. 하지만, 보통은 양측으로 시행한다.

재평가

- 하지 직거상의 활성 정도를 재평가 또는 부하 이동력이 부족하다는 것을 나타낼 수 있는 다른 기능적 과제를 수행하여 재평가 해본다. (예를 들어, 한발 서기, 층계 오르기)

전면 대각선 슬링 근육군(Anterior oblique sling)

배속빗근 (내복사근, obliquus internus)

부착지점

- 배바깥빗근(외복사근)보다 심부근
- 배속빗근(내복사근)군은 서혜부인대 가쪽 2/3, 엉덩뼈능선과 흉요근막에서부터 나타난다.
- 후방 근섬유는 대부분 수직적으로 아래 4개의 갈비뼈 아랫면 주변조직에 삽입된다.
- 전방과 아래 근섬유는 위쪽 중앙쪽으로 가며, 건막(복직근막)과 백선과 섞여 삽입된다.
- 서혜부 인대에서 만들어지는 근섬유는 중앙과 아랫방향으로 지나가 복횡근과 섞이거나 결합성 건 형태가 된다.
- 결합성 건으로 두덩능선과 두덩 주변에 있는 결합조직들로 삽입된다.

지배신경

- 아래 6개 등신경(T7~T12)
- 첫 번째 허리신경(L1)

운동

- 몸통 굴곡(굽힘)(내외복사근의 구심성 수축과 복직근의 양측성 수축)
- 아래 갈비뼈가 고정되어 있다면 - 골반(pelvic)의 앞쪽을 위로 들어 올려 골반의 기울기에 변화를 준다. (허리뼈 앞굽힘을 감소시킨다.)
- 몸통의 돌림, 외측 굴곡(굽힘)을 한다.

배바깥빗근 (외복사근, external obliques)

부착지점

- 복근벽 전방, 양 가쪽면에 위치해 있다.
- 배바깥빗근 섬유는 아래 갈비뼈로부터 중앙으로 향하며 하방이며 중앙방향으로 뻗어있다.
- 배바깥빗근의 상부 부착지점은 아래 8개 갈비뼈의 바깥쪽면, 갈비연골, 앞톱니근(전거근)과 맞물려서 위에 그리고 넓은등근(광배근, latissimus dorsi muscle) 밑에서부터 붙어 시작한다.
- 배바깥빗근은 상부 부착지점에서 하방, 중앙쪽을 향하는데 아래 2개 갈비뼈에서부터 붙고 거의 수직하게 대각선으로 내려가 엉덩뼈능 앞쪽 2/3 바깥쪽에 붙고, 몸 뒤쪽으로는 12번째 갈비뼈에서 엉덩뼈능선에 이르러 붙어있다.
- 배바깥빗근의 나머지 근섬유는 크게 근막을 이루는데 근막은 윗부분보다 아랫부분에 넓게 형성되어 있다.
- 각 근막은 복직근(복직근초)을 가로질러 중앙으로 향하는데 반대편에 백선(linea alba)에 융합되어 있다.(섬유성 봉합인 백선은 검상돌기 끝에서 두덩결합까지 이다.)
- 아래의 근막 경계면은 서혜인대를 형성하고 있는 두덩결합과 위앞엉덩뼈가시에 이르러 있다.

지배신경

- 등신경 T7~T12번의 전방 일차 가지
- 동일한 신경 가지로 피부도 지배한다.

운동

- 몸통 굴곡(굽힘)(내, 외복사근의 구심성 수축과 복직근의 양측성 수축)
- 아래 갈비뼈가 고정되어 있다면 — 골반(pelvic)의 앞쪽을 위로 들어 올려 골반의 기울기에 변화를 준다. (허리뼈 앞굽힘을 감소시킨다.)
- 몸통의 돌림, 가쪽굽힘을 한다.

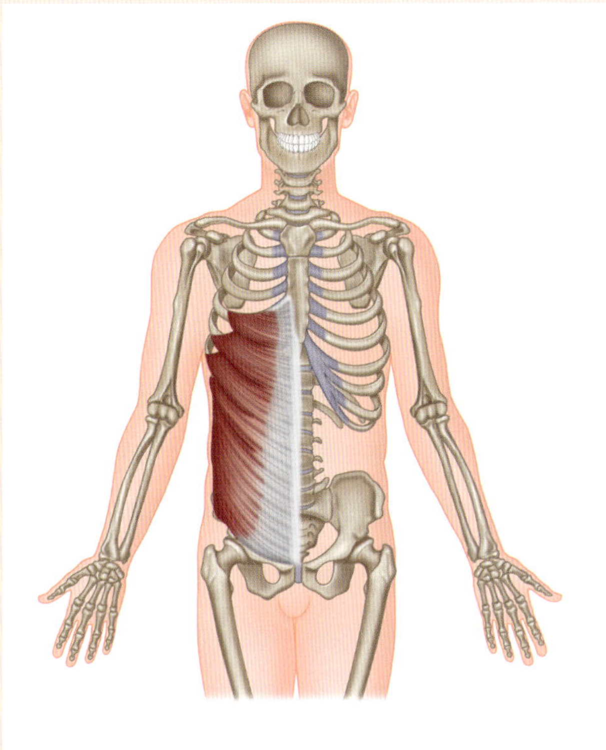

그림 6.19 : 배바깥빗근(외복사근 *External Obliques*)

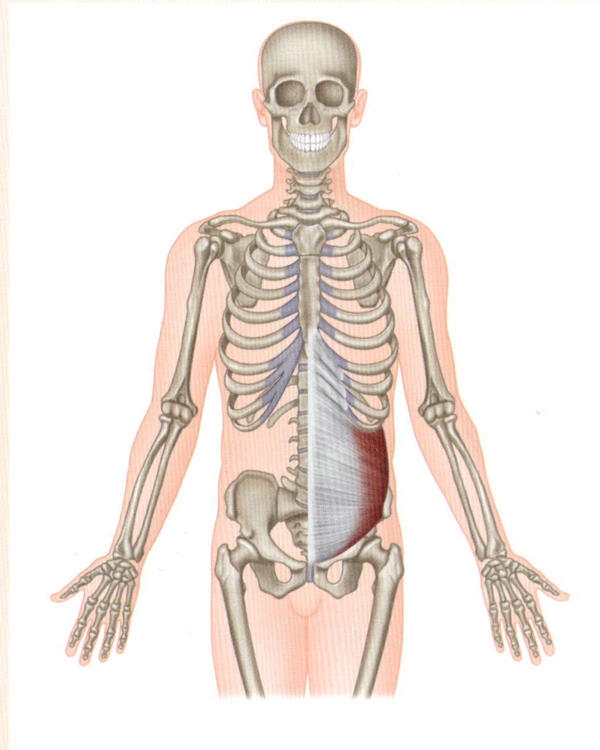

그림 6.20 : 배속빗근(내복사근, *obliquus internus*)

근력 평가

1. 대상자가 엉덩관절(고관절, hip)과 무릎을 신전(폄) 한 채로 누워있다.
2. 대상자의 골반(pelvic)과 하체를 안정시킨다.
3. 대상자는 대각선 패턴의 윗몸일으키기를 한다. (옆에서 반대쪽 팔 쪽으로 한다.)
4. 대상자의 어깨와 반대쪽에 저항을 준다.
5. 등급:
   - 5/5 – 아주 강한 수축력(Normal)
   - 4/5 – 강한 수축력(Good)
   - 3/5 – 약한 수축력(Fair)
   - 2/5 – 부드러운 수축력(Poor)
   - 1/5 – 꿈틀꿈틀(Trace)
   - 0/5 – 전혀 움직이지 않는다.
6. 반대쪽과 비교한다.
7. 치료 후에 재평가한다.

연부조직 치료 : 대상자가 옆으로 누운 자세

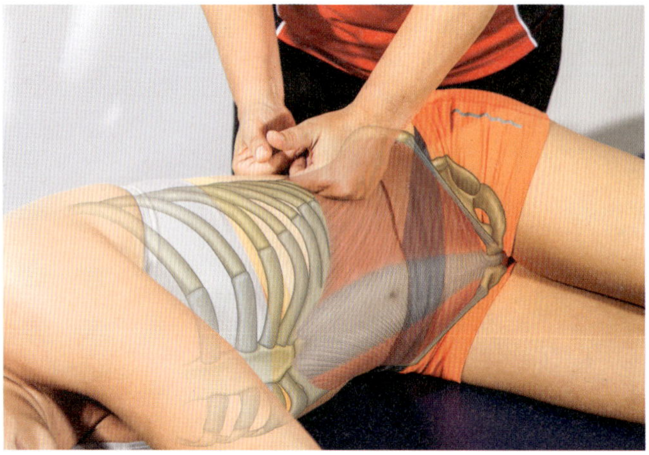

1. 대상자는 균형을 잡기위해 약간 엉덩관절(고관절, hip)과 무릎을 구부린 채 옆으로 눕는다.
2. 치료사는 주먹 쥔 손가락 등쪽으로 대상자의 엉덩뼈능선 위쪽 복사근을 눌러가며 치료한다.(이 치료기법은 전완의 자뼈측면으로 눌러 시행할 수도 있다.)

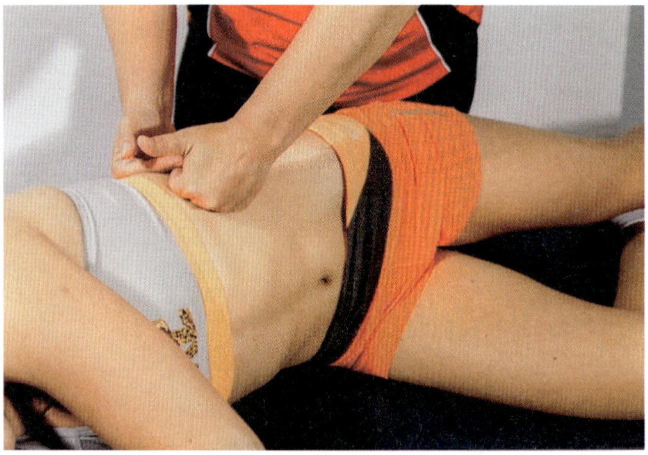

3. 천천히 몸통 근위부 방향으로 근조직들은 갈비가슴우리까지 밀어 올려 치료한다.

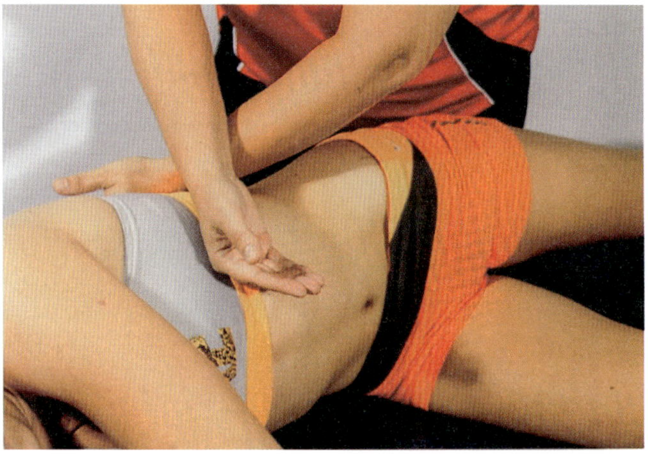

4. 갈비뼈를 넘어갈 때, 양손을 그림과 같이 교차시켜 손가락들을 부드럽게 해서 피부에 적용한다. 이렇게 적용하며, 그림과 같이 한손은 뒤쪽에 다른 한손은 앞쪽으로 피부가 허용하는 이완지점까지 천천히 늘려 열어간다.

큰모음근 (대내전근, adductor magnus muscle)

자세와 부착지점

- 큰모음근은 가장 크고 대부분 모음근군의 뒤쪽에 위치해 있다.
- 긴, 짧은 모음근이 앞쪽에 위치해 있다.
- 반막모양근과 반건양근이 뒤쪽에 위치해 있다
- 내전(모음)과 외전(벌림) 근섬유로 구성되어 있다.
- 상부 근섬유는 넙다리뼈(대퇴골, femur) 얕은과 좌, 두덩지에서 시작한다.
- 큰모음근의 근섬유는 궁둥뼈결절의 가쪽하방의 아랫방향으로 펼쳐져 있다.
- 좌, 두덩 근섬유는 큰 삼각형 시트형태로 펼쳐져 있다.
  - 전면 근섬유는 가쪽방향과 약간 후면쪽으로 향하는데 넙다리뼈(대퇴골, femur) 뒷면조선 상복부위에 있고, 좀 더 진행하여 넙다리뼈 큰돌기까지 후면에 붙어있다.
  - 큰모음근 근섬유는 넙다리네모근과 섞여 있을 수 있다.
  - 큰모음근의 후면 섬유는 전반적으로 길게 대퇴조선에 붙어있고, 안쪽 관절융기위선에 결합해 있다.
  - 큰모음근은 아랫방향으로 내려가 모음근 결절에도 붙어있다.
  - 몇몇 근섬유는 무릎의 내측부 인대에도 붙어있다.

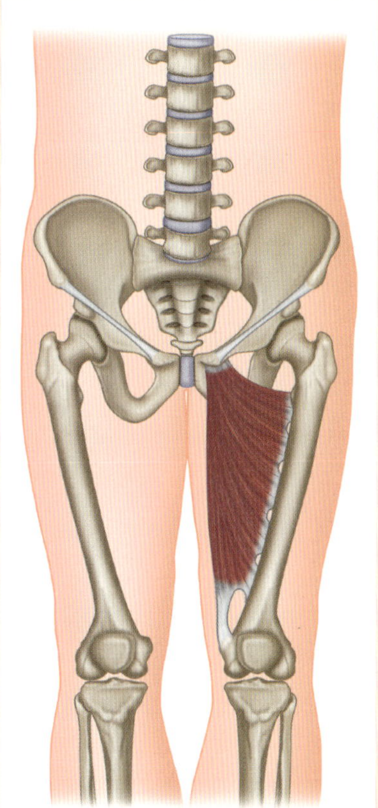

그림 6.21: 대내전근(대내전근)

지배신경

- 모음근 부분—폐쇄신경의 후지(L3 신경지배)
- 뒤넙다리근(슬괵근, hamstring muscle) 부분 — 궁둥신경(좌골신경, sciatic nerve)의 정강뼈 분지(L4 신경지배)
- 안쪽 대퇴부 피부를 덮고 있다(L3).

운동

- 전체적 기능 — 엉덩관절(고관절, hip) 내전(모음)
- 후면부는 엉덩관절(고관절, hip) 신전(폄)에 관여
- 긴모음근과 함께 엉덩관절을 내회전시킨다.
- 짧은모음근은 보행과정을 지지하는 동안, 가쪽으로 과도하게 빠지지 않게 균형을 잡아준다.

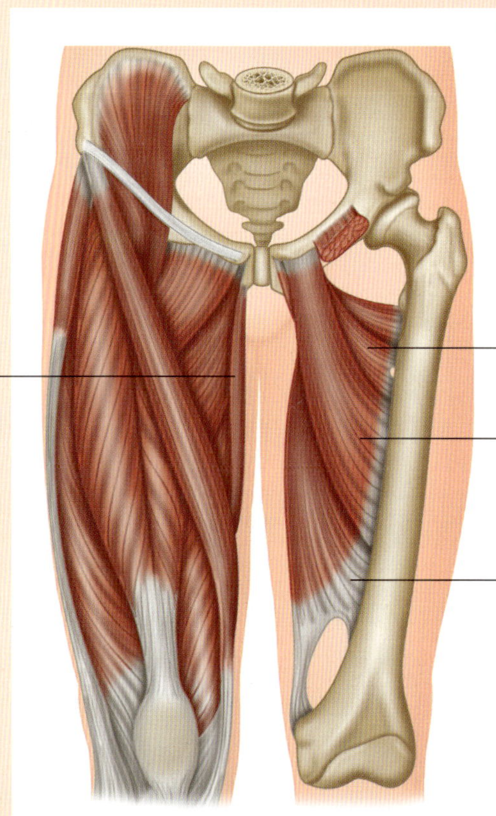

그림 6.22: 긴, 짧은모음근과 연관된 큰모음근

촉진

1. 모음근은 깊이 있어 촉진하기가 어렵다.
2. 대상자는 위쪽 다리의 엉덩관절과 무릎을 구부려 거상대 위에 두어 옆으로 누워 있는다.
3. 아래쪽 다리는 신전(폄)시킨다.
4. 아래쪽 다리의 궁둥뼈결절에 손을 위치한다.
5. 대상자는 아래쪽 다리를 위쪽 방향으로 내전(모음)하게 한다; 치료사는 긴모음근과 박근의 강한 섬유성 띠를 느낄 수 있다.
6. 후면에서 모음근들을 촉진한다. 손가락으로 천천히 위에서 넙다리뼈(대퇴골, femur) 내측상과에 이를 때까지 쭉 내려가며 촉진한다.
7. 대상자는 근육의 위치를 알려주기 위해 내전(모음)하고 있는다.

길이 측정

1. 대상자는 엉덩관절과 무릎을 구부린 채 누워 있는다.
2. 엉덩관절을 외회전시키며, 발바닥을 서로 마주보게 한다.
3. 골반을 후방굴곡(굽힘) 한다.
4. 대상자는 천천히 양 무릎을 바닥으로 내린다.
5. 대상자는 골반을 전방굴곡(굽힘)하고 가만히 있을 수 있는가?
   - 모음근의 단축 또는 복근의 약화를 알 수 있다.
   - 중간볼기근(중둔근, gluteus medius muscle)과 엉덩관절(고관절, hip) 벌림근이 상호 억제되고 있을 수도 있다. 왜냐하면, 불균형에 변형된 운동패턴을 가지고 있을 수 있기 때문이다.
6. 엉덩관절(고관절, hip)과 대퇴부를 바닥에 대고 쉴 수도 있다. (무릎의 유연도에 달려있다.)
7. 치료 후에, 재측정한다.

근력 평가

1. 대상자는 양 두 다리를 모두 신전(폄)시킨 채 옆으로 누워 있는다.
2. 대상자는 위쪽 다리를 약 25° 정도 외전(벌림)시킨다; 대상자는 이 자세를 유지한다.
3. 대상자는 치료사가 저항을 적용한 만큼 견디며, 아래다리를 내전(모음) 시킨다.
   - 엉덩관절의 안쪽 또는 가쪽 돌림이 허용되지 않는다.
   - 동측 골반이 들리지 않도록 한다.
   - 반대쪽 몸통이 벌림 방향인 측방 굴곡(굽힘)이 안 일어나게 한다.
4. 대상자의 골반(pelvic)을 고정하고, 무릎의 근위부에 저항을 준다.
5. 등급:
   - 5/5 – 아주 강한 수축력(Normal)
   - 4/5 – 강한 수축력(Good)
   - 3/5 – 약한 수축력(Fair)
   - 2/5 – 부드러운 수축력(Poor)
   - 1/5 – 꿈틀꿈틀(Trace)
   - 0/5 – 전혀 움직이지 않는다.
6. 근력 약화는 신경억제, 통증유발점, 통증, 또는 근육길이 문제 때문일 수도 있다.
7. 치료 후, 재평가하자.

두덩근(치골근, pectineus) 치료, 170쪽을 참조.

연부조직 치료 : 대상자 누운 자세 1

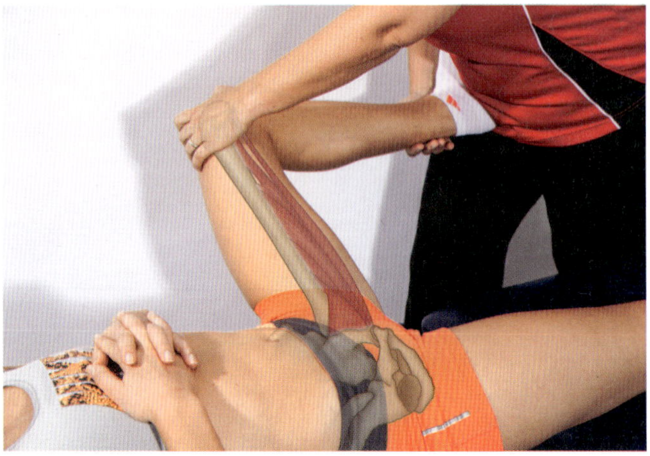

1. 치료사는 치료받을 대상자 옆에 선다.
2. 대상자는 엉덩관절(고관절, hip)과 무릎을 구부린다.
3. 대상자의 품위를 위해, 대상자의 양다리 사이를 수건으로 가려준다.
4. 그림과 같이, 대상자의 발을 치료사 대퇴부 엉덩관절(고관절, hip)에 위치하고 반대 손으로 동측 무릎을 고정시킨다.

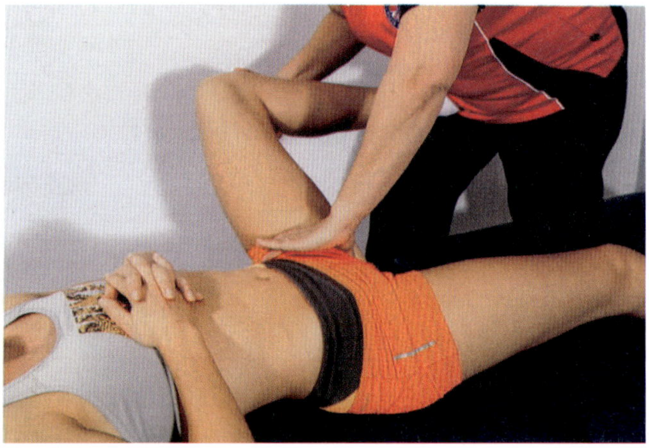

5. 먼쪽 두덩지(ramus of the pubis)의 조직 안으로 누르고 말단 쪽으로 조직의 길이를 따라 행한다.

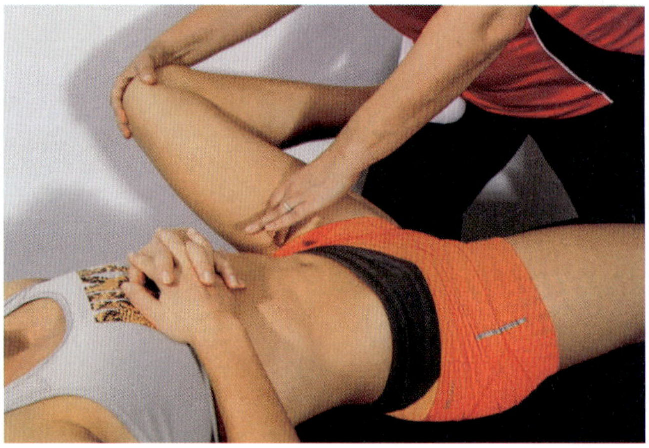

6. 치료사의 손가락이 근섬유의 적절한 깊이에 도달될 때, 동측 다리를 수동적으로 굴곡(굽힘), 외회전시키며 무릎 쪽으로 진행시킨다.
7. 적용하는 손의 압력에 따라 움직임을 촉진한다 (압력 유지)—초기 운동 통증에 좋다.
8. 굳어서 가동이 안되는 근조직에 의해 움직임이 제한된다. 능동적으로든 피동적으로든 자세를 취하는 동안 치료자세를 계속 유지한다.

연부조직 치료 : 대상자 누운 자세 2

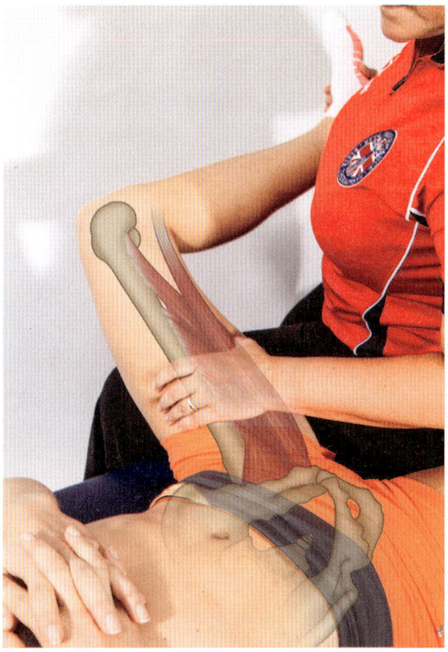

1. 치료사는 대상자 엉덩관절(고관절, *hip*)을 무릎을 굴곡(굽힘) 시킨 채 수동적으로 벌림, 외회전 시킨다.

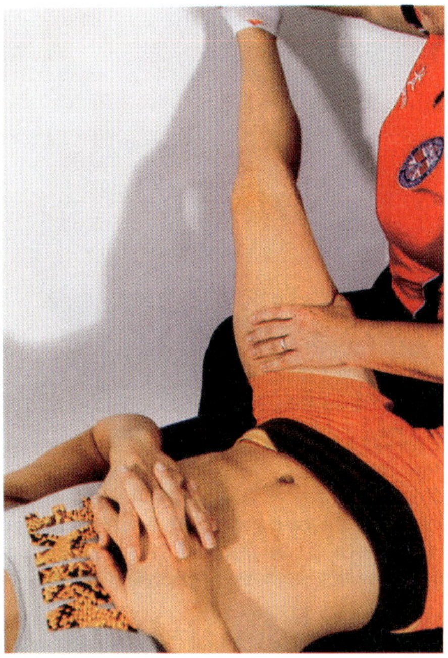

2. 대상자의 발을 잡고, 대상자의 무릎은 수동적으로 치료사가 위로 신전(폄)시키는 동안에 큰모음근의 근복을 잡고 있는다.

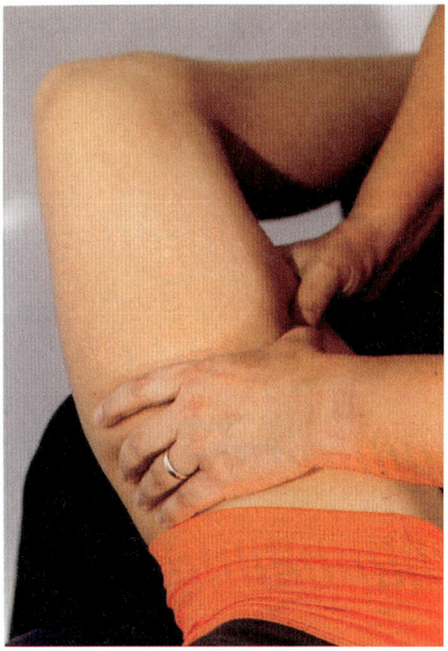

3. 치료사는 대퇴부 위에 대상자의 다리를 올려 두고, 대상자의 엉덩관절(고관절, *hip*)을 벌림, 외회전시킬 때, 침대에 걸터앉아 하던 침대에 기대서 치료한다. 그러면서 큰모음근을 반대 손으로 근복을 잡고 있는다.

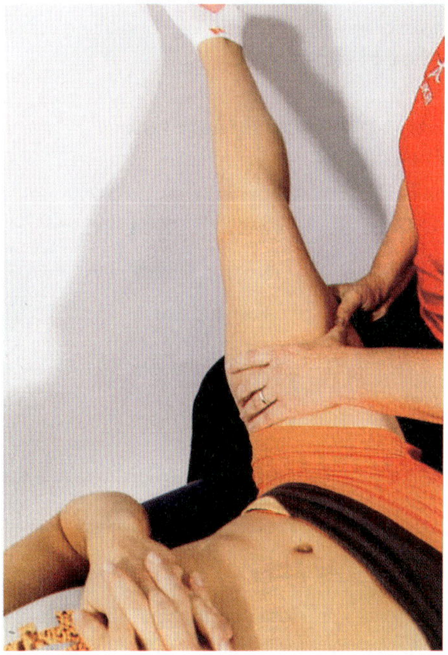

4. 대상자는 이제 능동적으로 무릎을 신전(폄)시켜 본다.

연부조직 치료 : 대상자의 옆으로 누운 자세 1

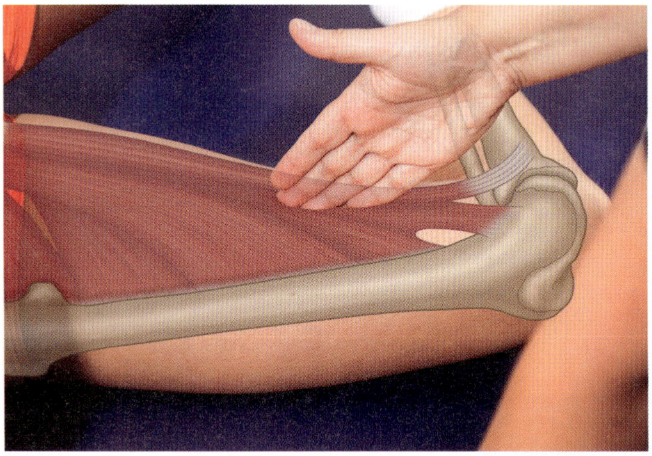

1. 그림과 같이 윗다리는 엉덩관절(고관절) 중립, 무릎은 신전(폄)한 채, 아래쪽 다리는 엉덩관절과 무릎을 구부린다.
2. 그림과 같이 치료사의 4개의 손가락을 엉덩관절과 무릎을 구부린 아랫다리의 45° 지점에 가져가 다리의 모음근 결절 위에 위치시킨다.(옆에서 치료를 한다.)
3. 모음근 섬유를 서서히 눌러간다(시각적 분석지표[VAS]를 기억하자).

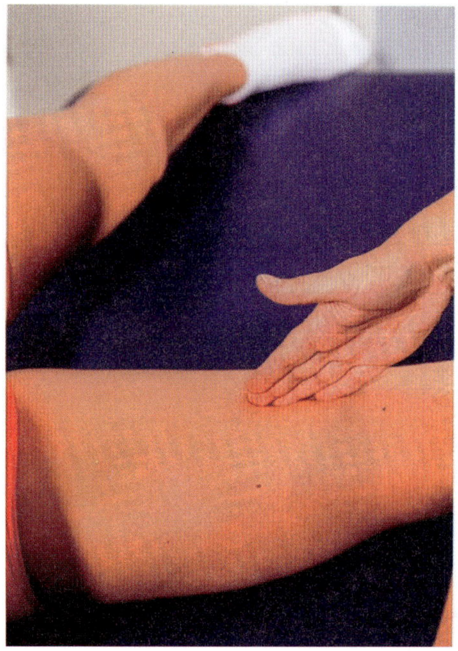

4. 직접 압력을 가하며(머리 방향으로) 근조직을 누르는 동안 손가락은 별 노력 없이 미끄러져 갈 것이다— 손가락이 근조직이 나눠져 가는 것이 느껴지고 근층 사이에서 작용된다.
5. 이 치료는 섬세해야 한다 — 신경, 혈관 해부학을 다시 찾아보며 정리해라(모음근 열공).
6. 대상자는 서서히 무릎을 구부리고, 신전(폄)하라
7. 치료사는 필요하다면 위의 과정을 반복하자.

모음근(내전근) 열공(Adductor Hiatus)

치료사는 당연히 치료할 때는 이 연약한 조직은 조심해야 한다.

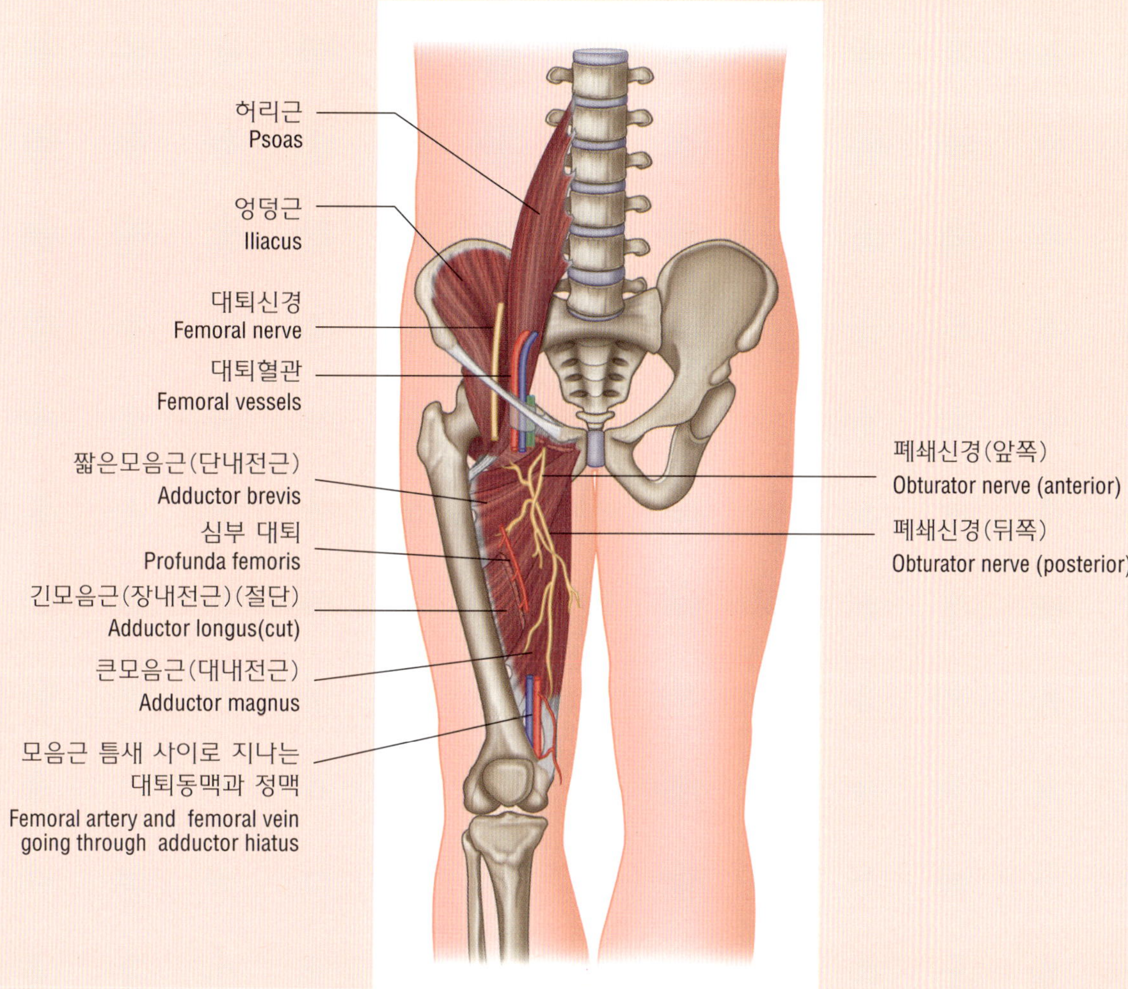

그림 6.23: 모음근(내전근) 열공

연부조직 치료 : 대상자의 옆으로 누운 자세 2

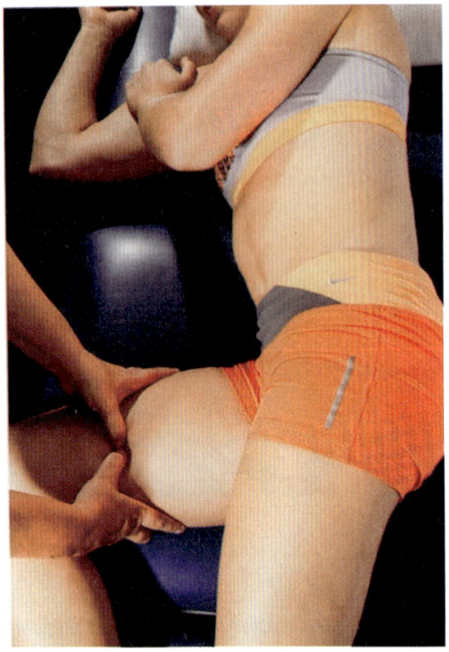

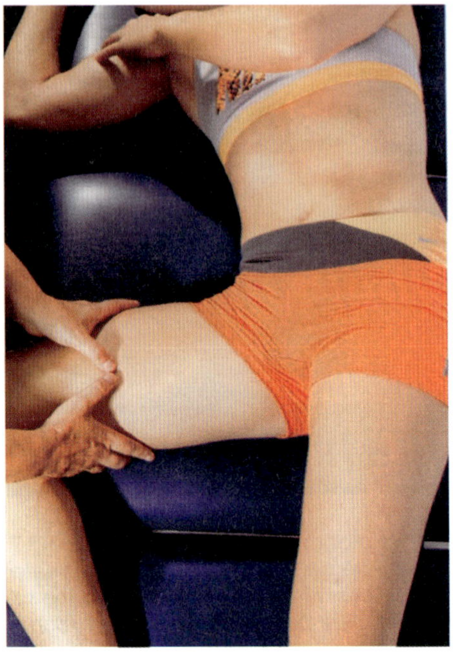

1. 대상자는 그림과 같이 아랫다리는 엉덩관절(고관절, hip)과 무릎을 구부리고, 윗다리는 중립으로 두고 신전(폄)시켜 둔다.
3. 대상자의 양다리는 그림과 같이 서로 수직이다.
4. 양 엄지손가락으로 모음근결절 위를 쭉 눌러간다.(모음근 열공을 피해야 한다.) 누르는 깊이 정도를 계속해서 유지한다.(시각적 분석지표[VAS])

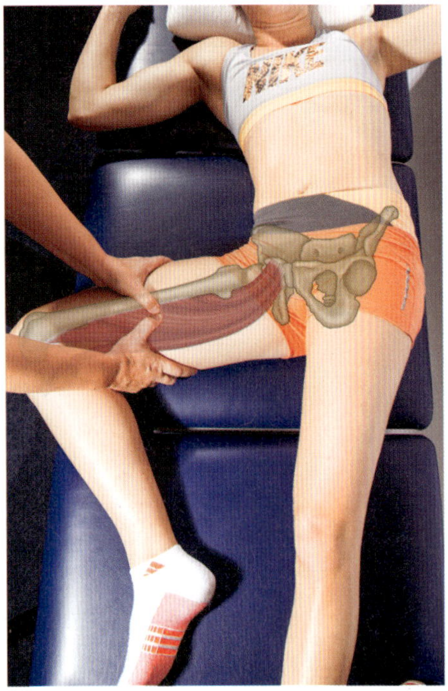

5. 대상자는 위쪽 골반(pelvic)을 뒤로 돌림시켜, 불편함을 조절한다.(치료사는 적당한 불편함을 넘어서는 안된다.) 불편이 가라앉으면서, 대상자는 엉덩관절(고관절, hip)을 보다 멀리 바깥 돌림시킨다.
   - 대상자는 골반을 전체가동범위 만큼 돌림시키기 위해 침대 위에 반대쪽 발을 위치해야 할 수도 있다.
6. 대상자가 완전히 외회전을 할 수 있는지?
   - **네**—대상자는 반대 팔도 바닥을 누르며 수평으로 외전(벌림)하여 치료받는 다리가 보다 더 멀리 바깥 돌림되도록 한다.
   - **아니오**—모음근 섬유에 너무 많은 스트레스가 생겼으므로 운동을 그 지점에서 끝낸다.
7. 처음 자세로 돌아가 반복한다. 조직이 더 먼쪽으로 늘어나도록 한다.

연부조직 치료 : 대상자의 엎드린 자세 1

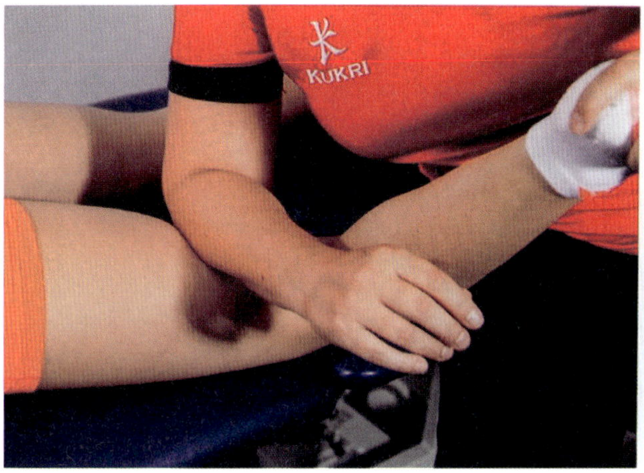

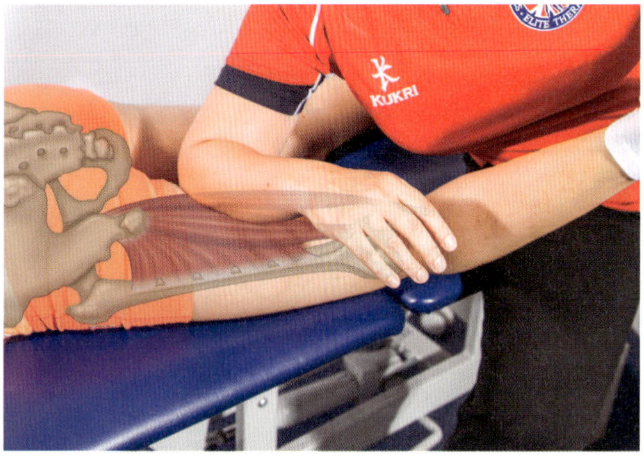

1. 대상자는 엎드린다.
2. 치료사는 대상자를 치료하기 위해 옆에 선다.
3. 그림과 같이 대상자는 치료사에 의해 수동적으로 엉덩관절(고관절, hip)을 굴곡(굽힘)하고 내회전 된다.
4. 치료사는 그림과 같이 전완의 자뼈 면을 활용하여, 큰모음근(대내전근)의 근복에 접촉하여 천천히 머리 방향으로 미끄러져 간다(근조직이 허용하는 만큼).

연부조직 치료 : 대상자의 엎드린 자세 2

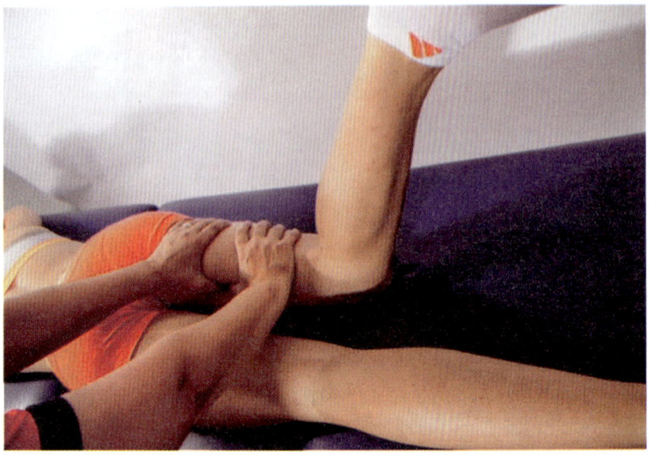

1. 치료사는 그림과 같이 대상자를 치료하기 위해 반대쪽으로 가서 선다.
2. 대상자는 무릎은 구부린 채 치료사 옆에서 치료받는다.
3. 치료사는 큰모음근 조직 안으로 양 엄지손가락으로 꾹 눌러간다. (그림과 같이 큰모음근을 치료하기 위해 뒤넙다리근[hamstring muscle] 내측을 접촉할 수밖에 없다.) 이 부분은 두덩과 두덩조면 사이이다 (시각적 분석지표[VAS] 6/10).

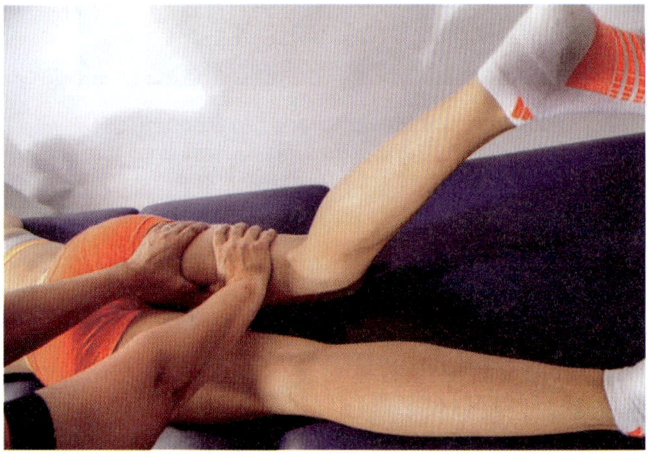

4. 대상자는 편해질 때, 본인의 다리를 서서히 바닥으로 내린다(능동적으로).
5. 대상자가 불편함이 증가된다면, 대상자 본인 다리가 편해질 때까지 대상자는 다리를 처음 자세 그대로 유지한다. 이와 같이, 적용받으며 다리를 신전(폄)시켜 간다(시각적 분석지표[VAS] 2/10).

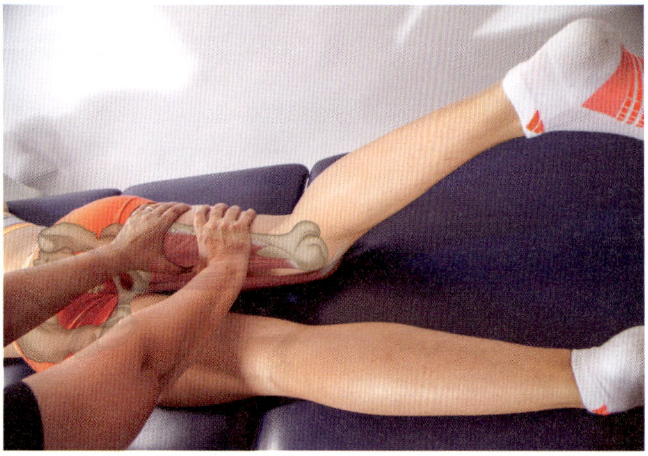

6. 치료사가 적용하는 양손의 치료에 따라 대상자의 움직임이 촉진된다(압력은 유지한다) — 초기 운동통증에 좋다.
7. 근조직이 잠겨 움직임이 제한되면 근조직이 능동적이든 피동적이든 자세를 잡아가는 동안에 자세를 계속 유지해 간다.
8. 모음근이 전체적으로 원래 길이대로 길어질 때까지 치료사는 계속해서 이 치료를 반복한다.

연부조직 치료 : 대상자의 선 자세

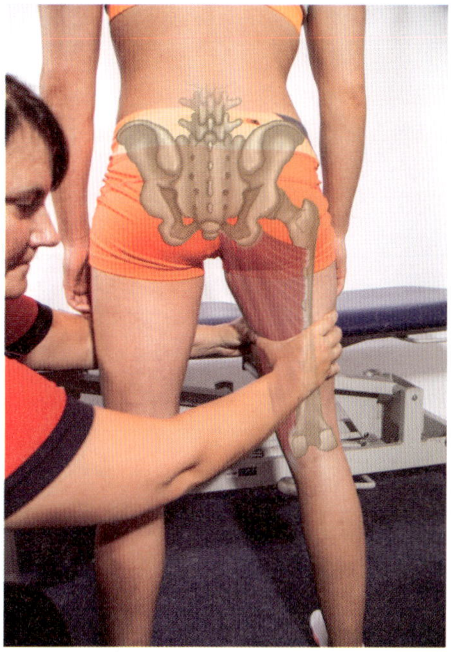

1. 대상자는 다리를 벌리고 두 발로 그림과 같이 선다.
2. 치료사는 무릎을 꿇고 대상자 다리 뒤쪽에 위치한다.
3. 치료사는 부드럽게 양 엄지손가락을 모음근군에 접촉하고, 나머지 손가락을 두덩 아래에 위치시킨다.

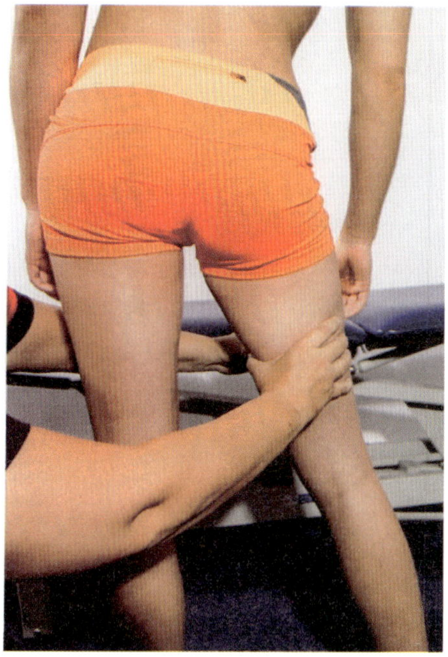

4. 대상자는 다음 그림과 같이 치료받는 동측 다리를(신전[폄] 유지한 채) 바닥을 살짝 밀며 바닥쪽으로 다리를 뻗듯이 쭉 내린다. 그리고 반대쪽 다리는 약간 무릎을 구부리며 치료받는 반대 다리의 반대쪽 방향으로 조금씩 진행시켜 치료받는 다리가 길게 더 하강시킬 수 있도록 한다.

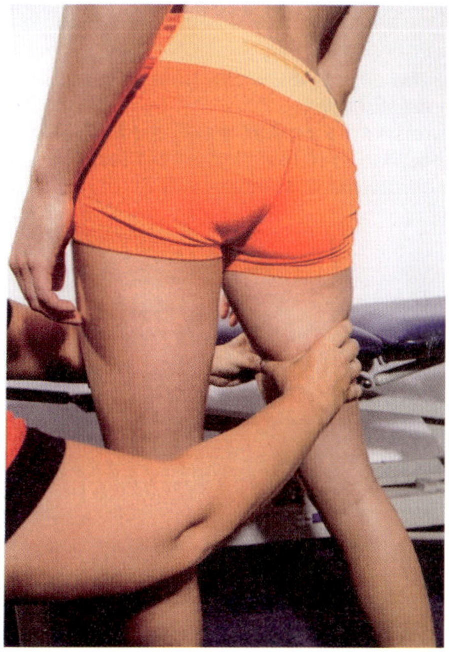

5. 대상자는 이렇게 치료 받으며 다리를 어느 정도 밀어내면 그림과 같이 몸통을 치료받는 다리의 반대 방향을 바라보며 돌림시킨다.(반대쪽 다리 측으로 엉덩관절을 외회전)
6. 치료사는 먼쪽으로 치료를 적용하며 내려가고 근조직을 통해 늘어나도록 한다.

내전근을 위한 건침(Dry Needling) : 통증 완화

건침(DN)은 섬세한 해부학적 고려사항과 자체가 침습적인 치료기법이므로 보험에 가입이 되어 있고, 자격조건이 되는 물리치료사에 의해 시행되어야 한다.

1. **연관통 패턴 기록** — 이것이 대상자의 통증을 나타내는지?
2. 대상자는 엉덩관절(고관절, hip)과 무릎을 구부리고, 엉덩관절을 외회전시킨 자세를 한 채 눕는다.
   - 궁둥신경(좌골신경, sciatic nerve)을 피한다; 대퇴신경, 대퇴동맥, 그리고 대퇴정맥도 (그림 6.36을 보자), 모음근 열공도 피한다.
3. **긴, 짧은 모음근:**
   - 무릎 쪽에 보통 연관통이 있다.
   - 치료 전에 근육을 움켜쥔다.
   - **긴모음근** — 침 방향이 앞쪽에서 뒤쪽으로 단단한 띠(taut band)나 통증유발점에 놓는다.
   - **짧은모음근** — 긴내전근과 두덩근(치골근, pectineus) 사이로 침을 앞, 뒤로 놓는다.
4. **큰모음근:**
   - 대퇴부 안쪽, 앞쪽이 보통 연관통이 있다.
   - 건침(DN)은 수직하게 단단한 띠에 직접 놓는다.
5. **박근:**
   - 건침(DN)은 수직하게 단단한 띠에 수직하게 놓는다.

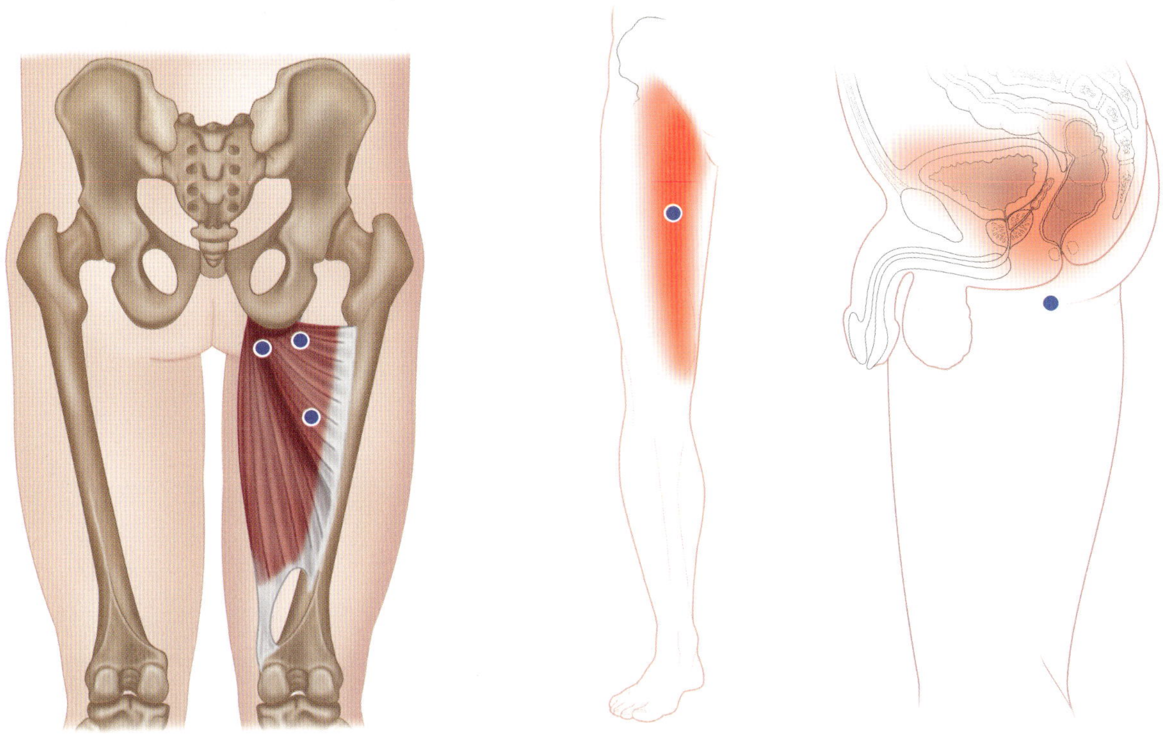

그림 6.24: 큰모음근의 통증유발점(Trigger point)과 연관통 패턴(Referral pattern)

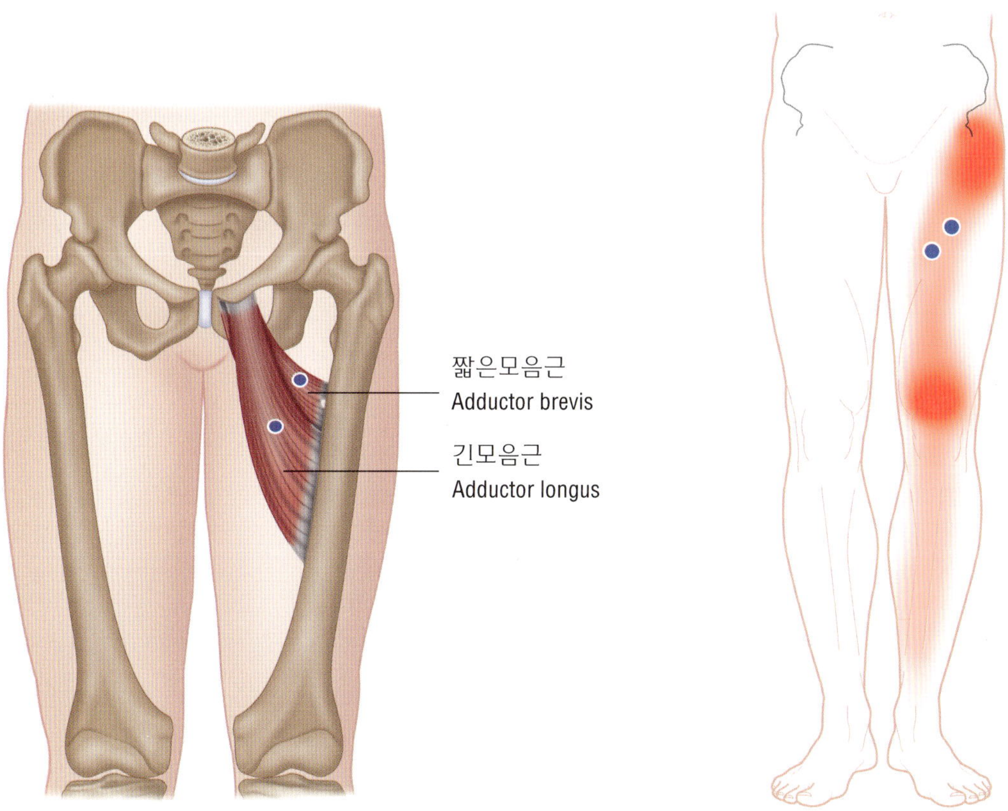

그림 6.25: 긴모음근과 짧은모음근의 통증유발점(Trigger point)과 연관통 패턴(Referral pattern)

도구 활용 연부조직 가동술 치료(IASTM) : 대상자의 선 자세

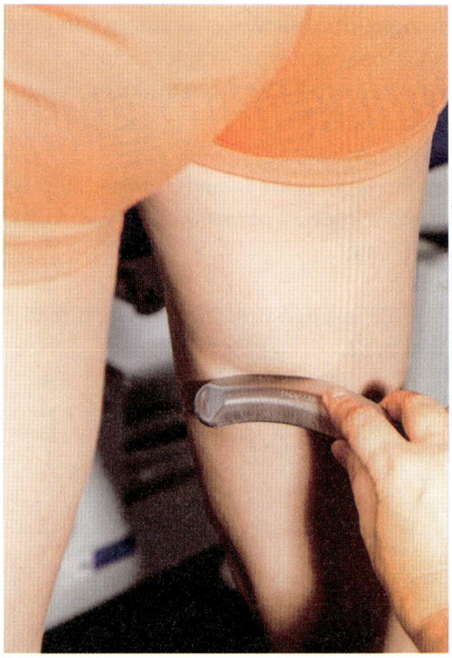

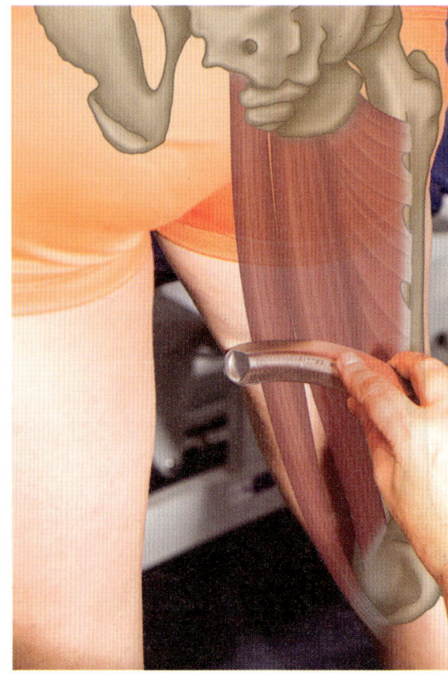

1. 대상자는 양다리를 벌리고 두 발로 선다.
2. 치료사는 대상자의 양다리 뒤에 무릎 꿇고 앉는다.
3. 넓은 만곡을 가진 도구(broad sweeping)를 사용해 위, 아래, 대각선방향으로 치료한다(긴 만곡형 도구 이용).
4. 대상자는 치료사에게 도구로 치료받는 동시에 동측 다리를 바닥 방향 아래로 쭉 하강시켜 가며 치료받는다 (다리는 쭉 신전[폄]시킨 채). 반대쪽 다리는 치료받는 다리를 쭉 잘 하강시킬 수 있게 무릎을 살짝 구부려주며 몸도 반대쪽으로 기울여 준다.
5. 대상자는 치료사가 치료 적용을 잘 하도록, 몸을 치료받는 다리 반대 방향으로 몸을 틀며 돌림시켜 준다. (반대 다리를 축으로 외회전 시킨다).
6. 넓은 도구로 근조직을 늘리기 위해 반복 적용한다. 빨갛게 멍들지 않게 한다.

근에너지 기법(MET) : 대상자의 누운 자세

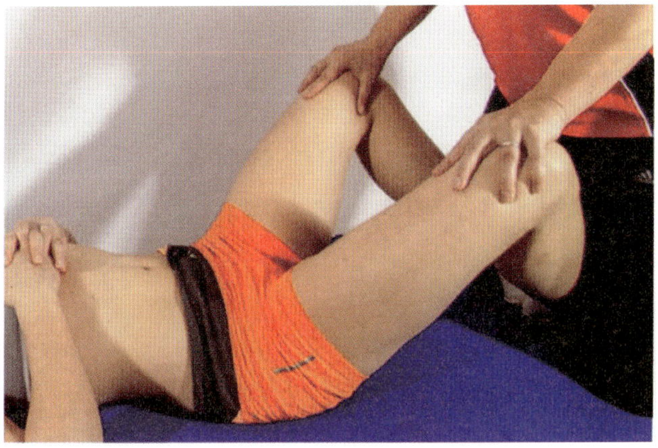

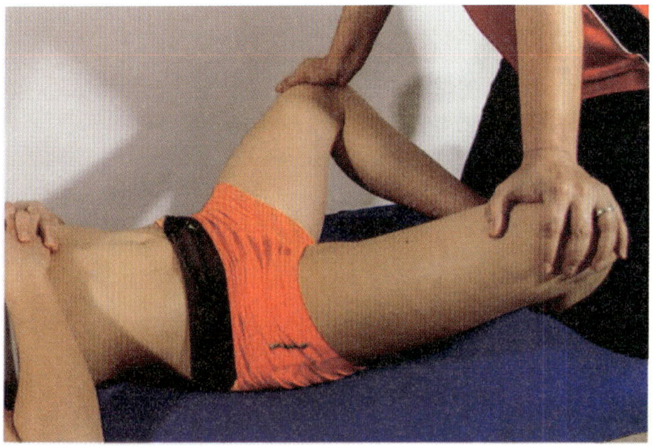

1. 대상자는 그림과 같이 엉덩관절(고관절, hip)과 무릎을 구부려 외회전시킨다. 그리고 양 발바닥을 서로 마주보게 한다.
2. 초기 자세는 중력의 도움을 받아 자연스럽게 다리가 벌어지게 한다. 치료사는(각 손을 대상자의 각 무릎에 위치) 대상자의 양 무릎을 벌려, 대상자의 양다리가 벌림, 외회전시켜 저항이 느껴질 때까지 벌린다(시작 지점).
3. 대상자는 치료사의 저항을 이기며, 양다리를 오므리려고 내전(모음)한다. 약 10~20초 동안 대상자 본인의 전체 근력의 20% 정도의 힘으로 임한다.
4. 앞 3번과 같이 등척성 후 이완(PIR) 기법을 활용하여 (약 20초 동안), 치료사는 대상자의 다리를 좀 더 멀리 외전(벌림), 외회전 시킨다.
5. 치료사는 더 이상 다리가 늘어나지 않을 때까지 1~4번의 순서대로 치료 적용을 반복한다.

엉치엉덩관절 기능에 영향을 주는 추가 구조들 (Additional Structures Impacting on SIJ Function)

허리네모근(Quadratus lumborum muscle)

부착점

- 엉덩허리인대(장요인대)와 엉덩뼈능선(장골능) 후면 주변을 둘러싼 조직에 붙어있다.
- 섬유조직이 요추 횡돌기의 측전방 표면과 12번째 갈비뼈의 내측 아래 경계면을 둘러싼 조직에 내측 위 방향으로 뻗어있다.
- 등허리근막(흉요근막, TLF)의 앞쪽과 중간 층에 포함된다.

신경지배

- 갈비밑신경(늑하신경)의 전방 일차 분지/ 3, 4번 요신경 (T12, L1-L4 허리신경가지)

작용

- 동측 몸통의 외측 굴곡
- 한쪽다리로 서 있을 때– 골반(pelvic)이 반대편 아래로 떨어지는 것을 막는다.
- 깊은 들숨 시, 12번 갈비뼈 고정(횡격막 고정된 상태)
- 양측(좌우) 작용은 요추의 신전(폄)을 돕고, 측면의 안정성을 준다.

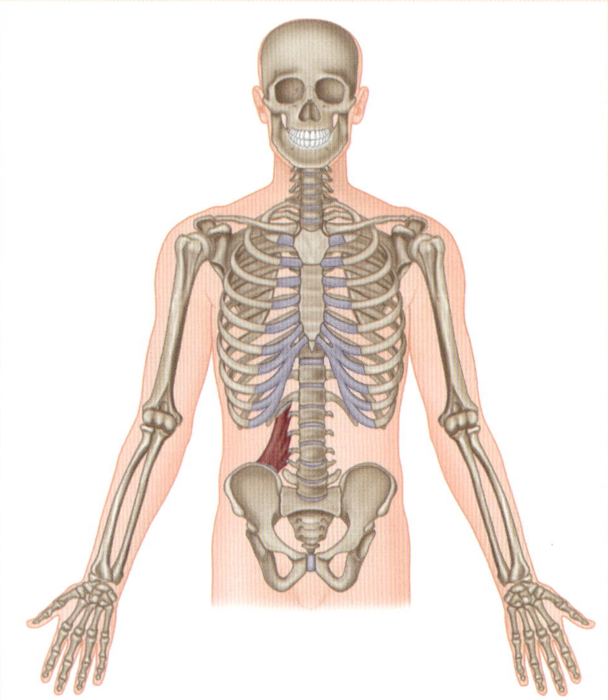

그림 6.26: 허리네모근(요방형근, quadratus lumborum muscle)

촉진

1. 대상자는 엎드린 자세를 취한다.
2. 치료사는 대상자의 12번 갈비뼈, 요추의 횡돌기, 엉덩뼈능선(장골능) 후면의 위치를 찾는다.
3. 허리네모근(요방형근, quadratus lumborum muscle)의 조직은 12번 갈비뼈, 요추의 횡돌기, 엉덩뼈능선(장골능)의 후면 이러한 포인트들 사이에 놓여져 있다.
4. 조직을 시각화하고, 치료사는 손가락으로 요추 근막을 척추 쪽으로 천천히 견고하게 지긋이 누른다.
5. 허리네모근(요방형근, quadratus lumborum muscle)의 수축을 시작하여 위치를 확인하기 위해 대상자는 자신의 골반(pelvic)을 위쪽으로 기울여 몸을 올린다.

연부조직 치료 : 엎드린 자세 1

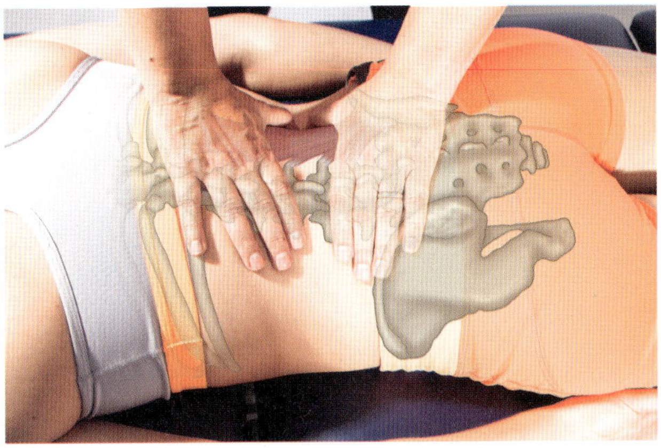

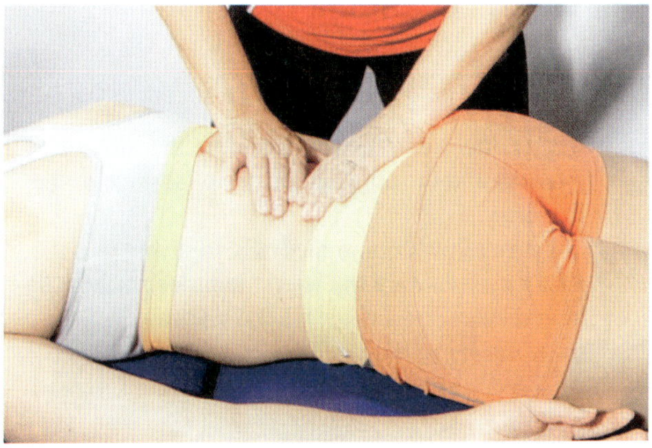

1. 치료사는 무지융기(엄지 패드)를 사용하여 대상자의 12번 갈비뼈 끝 조직과 허리네모근(요방형근, quadratus lumborum muscle) 측면을 천천히 밀어본다.
2. 치료사는 (맥을 느끼면서 촉진) 척추 쪽 내측으로 더 지긋이 누른다.
3. 우선 환자가 이 깊이에 편안해지면 둔부가 천천히 아래로 당겨진다. (아래쪽으로 기울어짐)
   - 치료사는 촉진하는 손가락들로(압을 유지하면서) 조직의 아래쪽 방향을 따라 움직임을 촉진한다. (처음에는 통증이 발생되는 움직임도 괜찮다.)
   - 조직들이 능동적으로 제자리를 찾아가는 동안, 대상자는 자세를 유지하고 치료사는 손가락을 조직에 고정시켜 조직의 움직임의 저항을 느껴본다.
4. 12번 갈비뼈에서부터 - 엉덩뼈의 가장자리까지 주의깊게 이 순서를 반복한다.

연부조직 치료 : 엎드린 자세 1 (제 2의 치료사가 있을 시)

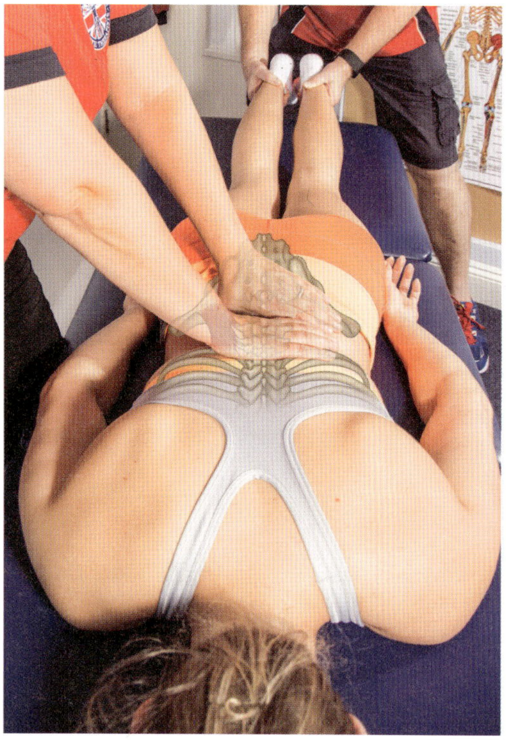

1. 위 1~3 까지의 지시들을 실행한다.

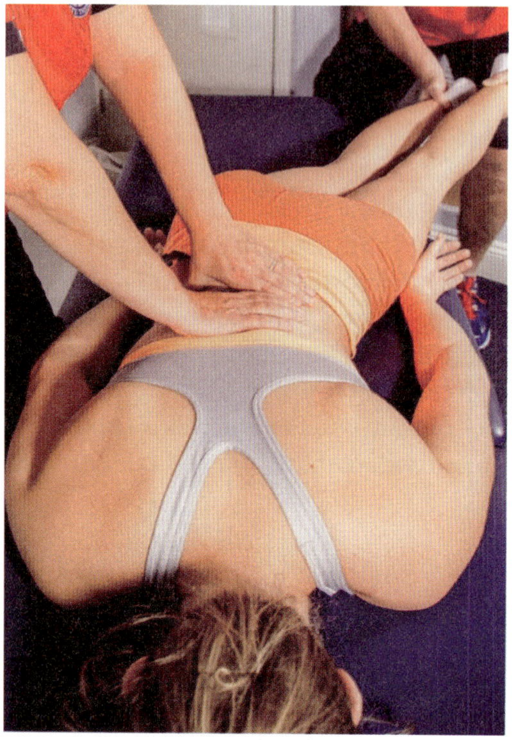

2. 제 2의 치료사는 환자의 양측 다리의 발목 위를 잡는다. 그리고 (치료하려는 허리네모근 쪽) 동측 다리를 천천히 내전(모음)시키고, 반대 다리는 외전(벌림)시킨다. (양쪽 다리는 동시에 움직인다.)

연부조직 치료 : 옆으로 누운자세 1

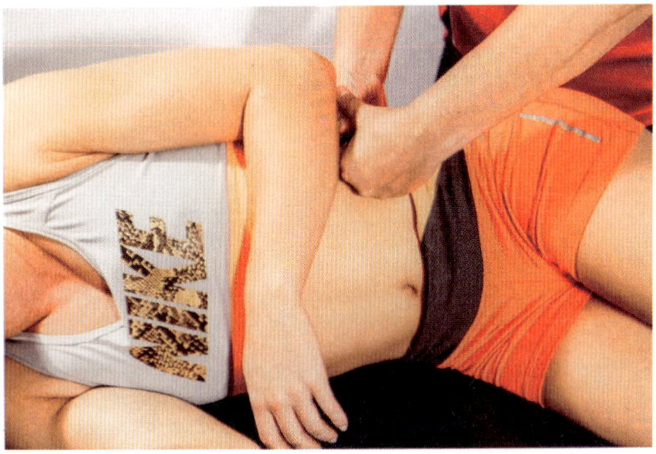

1. 대상자의 무릎(knee) 사이에 쿠션이나 베개받침을 놓는다.
2. 대상자의 위쪽 팔꿈치는 굴곡(굽힘) 시키고, 팔은 내전(모음) 시킨다.
3. 치료사의 주먹결절이나 팔뚝을 대상자의 엉덩뼈 가장자리 측면 조직에 댄다.
4. 치료사는 맥을 느끼며 천천히 깊이 들어가보면서 갈비뼈 쪽으로 천천히 쓸어 올려준다.

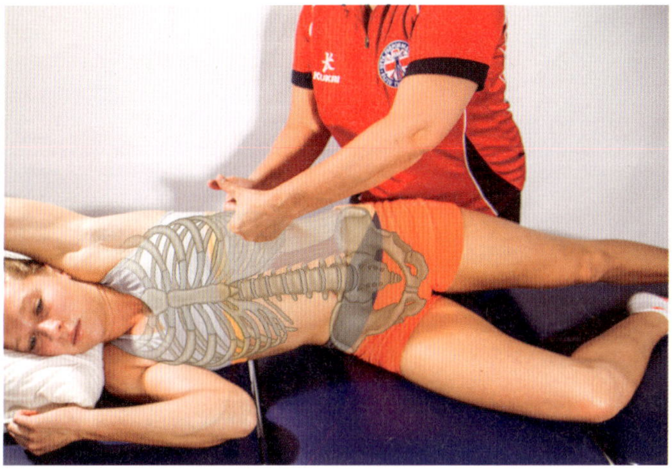

5. 대상자의 어깨를 외전(벌림) 시키고/ 다리 신전(폄)을 더해주는 것이 갈비뼈 위 근막을 조여지게 하지만, 치료사가 몇 번 갈비뼈 쪽으로 조직을 쓸어올린 후에 천천히 어깨 외전(벌림)을 더해주는 것은 효과적이다.

연부조직 치료 : 옆으로 누운자세 2

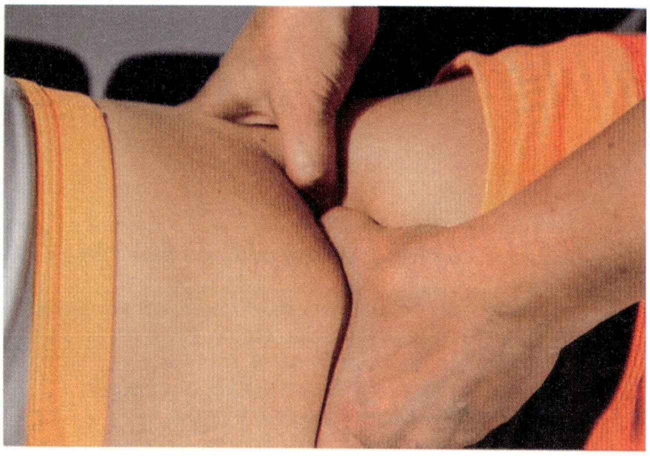

1. 대상자는 고관절과 무릎을 구부리고, 팔은 편안하게 위에 놓는다.
2. 치료사는 머리쪽을 바라보고 무지융기(엄지패드)를 대상자 측면 조직을 지긋이 누른다. (치료사의 한 손은 대상자의 복부 위에, 나머지 한 손은 요추조직 위에 놓는다.)
3. 치료사는 촉진의 압을 유지한다.

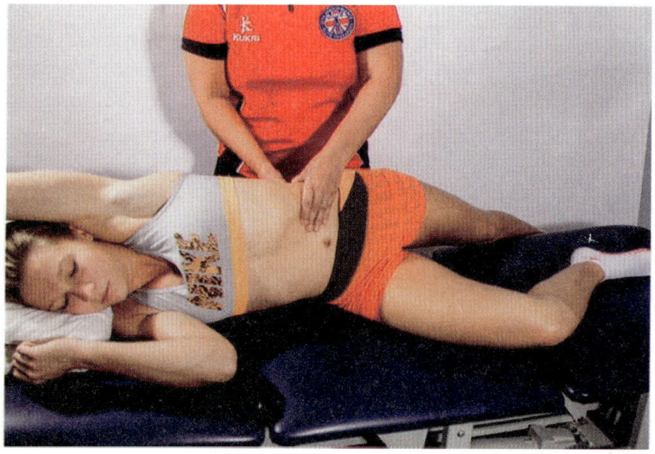

4. 대상자는 고관절을 신전(폄) 시키고, 어깨를 천천히 굴곡(굽힘) 시킨다.

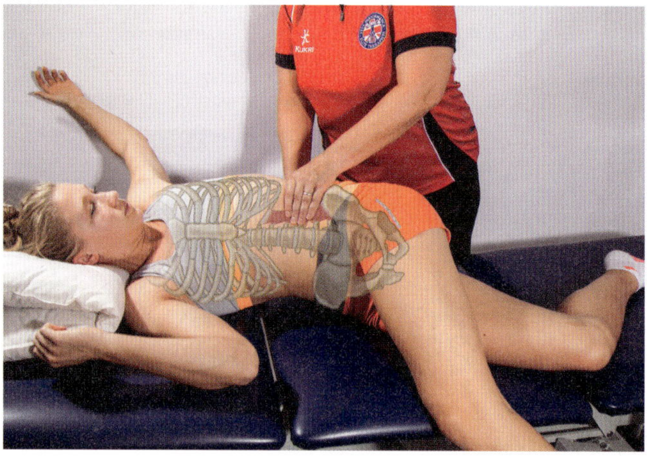

5. 대상자는 어깨를 수평으로 외전(벌림) 시키고, 동시에 고관절을 굴곡(굽힘) 시키고, 내전(모음) 시킨다.

연부조직 치료 : 서 있는 자세

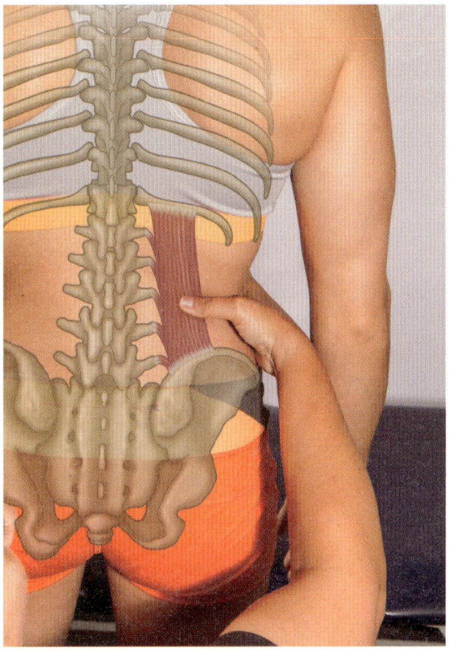

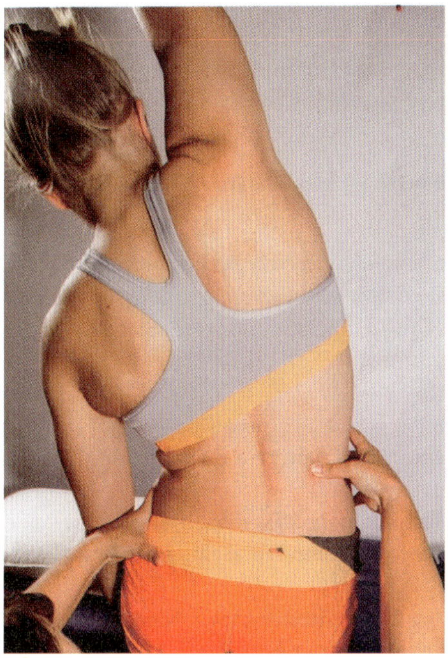

1. 대상자는 중립의 자세로 선다.

2. 치료사는 대상자의 측면 조직(옆구리)을 손가락 끝이나 엄지로 잡는다.

3. 치료사가 동측으로 조직을 잡는 동안, 피술자는 측면굴곡(굽힘)하는 팔을 위쪽으로 올린다.

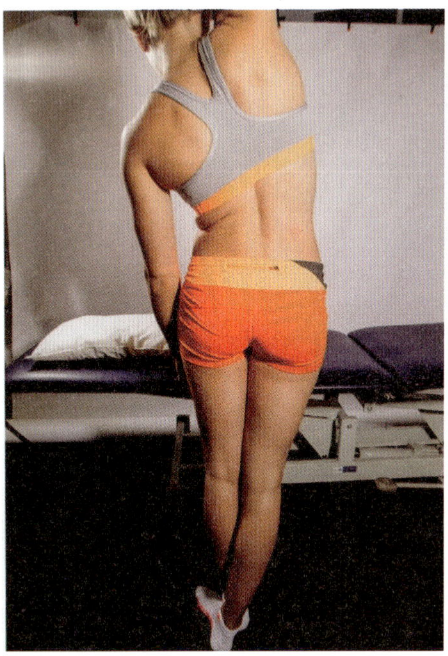

4. 대상자는 다리를 뒤로 꼬아(치료하는 허리네모근[요방형근, *quadratus lumborum muscle*] 쪽) 동측 고관절을 내전(모음)시킨다.

허리네모근(요방형근)과 엉덩근의 관계

허리네모근(요방형근, quadratus lumborum muscle)과 엉덩근과의 관계로(그림 6.27 참고) 이 장의 뒷부분에 나오는 엉덩근에 대한 단계별 지침을 따라야 한다. 이것이 허리네모근의 과긴장성을 줄이는데 도움을 주기 때문에 이 영역에서 반드시 해야 하는 것이다.

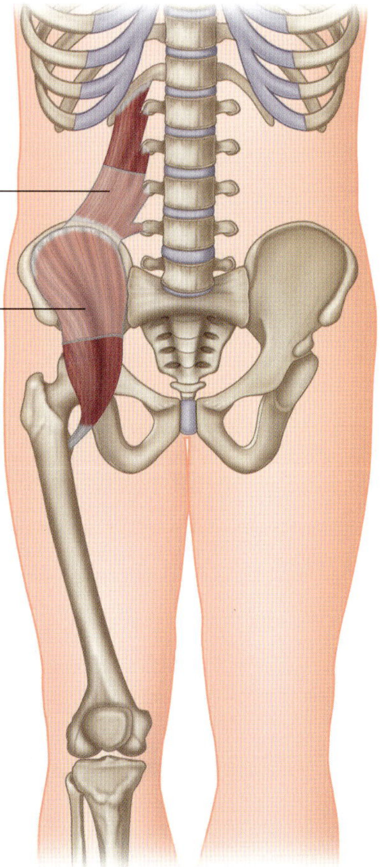

그림 6.27: 허리네모근(요방형근)과 엉덩근의 관계

허리네모근 건침(Dry Needling)

건침(Dry Needling)은 기술의 침해성 및 신중한 해부학적 고려사항으로 인해 자격을 갖춘 피보험자인 물리치료사만이 수행해야 한다.

1. 대상자는 엎드린 자세/ 바로 누운 자세/ 옆으로 누운 자세를 취한다.
2. **연관통 참고**— 이것이 대상자의 통증 부위를 나타내는가?
3. 연관통은 보통 깊고 아프다.
4. 보통 사타구니와 엉치엉덩관절(천장관절, sacroiliac joint)에서 나타난다. (안쪽 통증유발점)
5. 대상자가 옆으로 누웠을 때, 위의 지침에 따라 자세를 잡는다.
6. 긴 바늘을 사용한다. (L4인 경우에는 활배근을 통과해야 한다.)
7. 횡돌기 쪽으로 직접 바늘을 꽂아야 한다.
8. 신장, 횡격막 및 흉막을 관통하지 않도록 해야 한다. (L2 아래로 바늘을 꽂는다.)

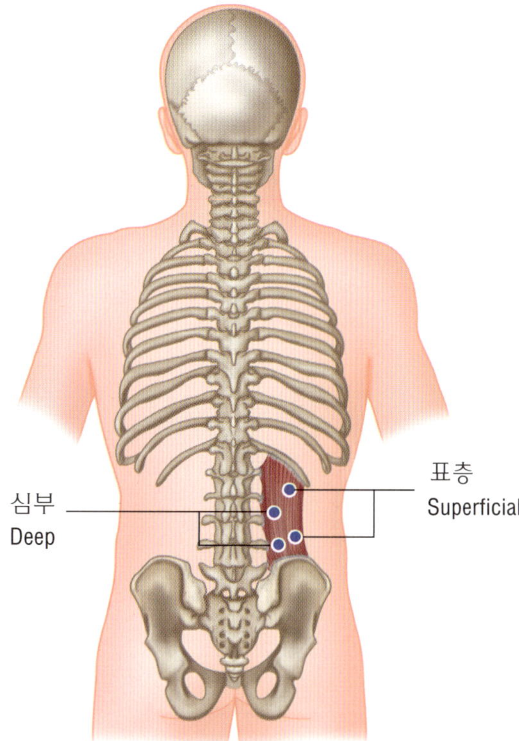

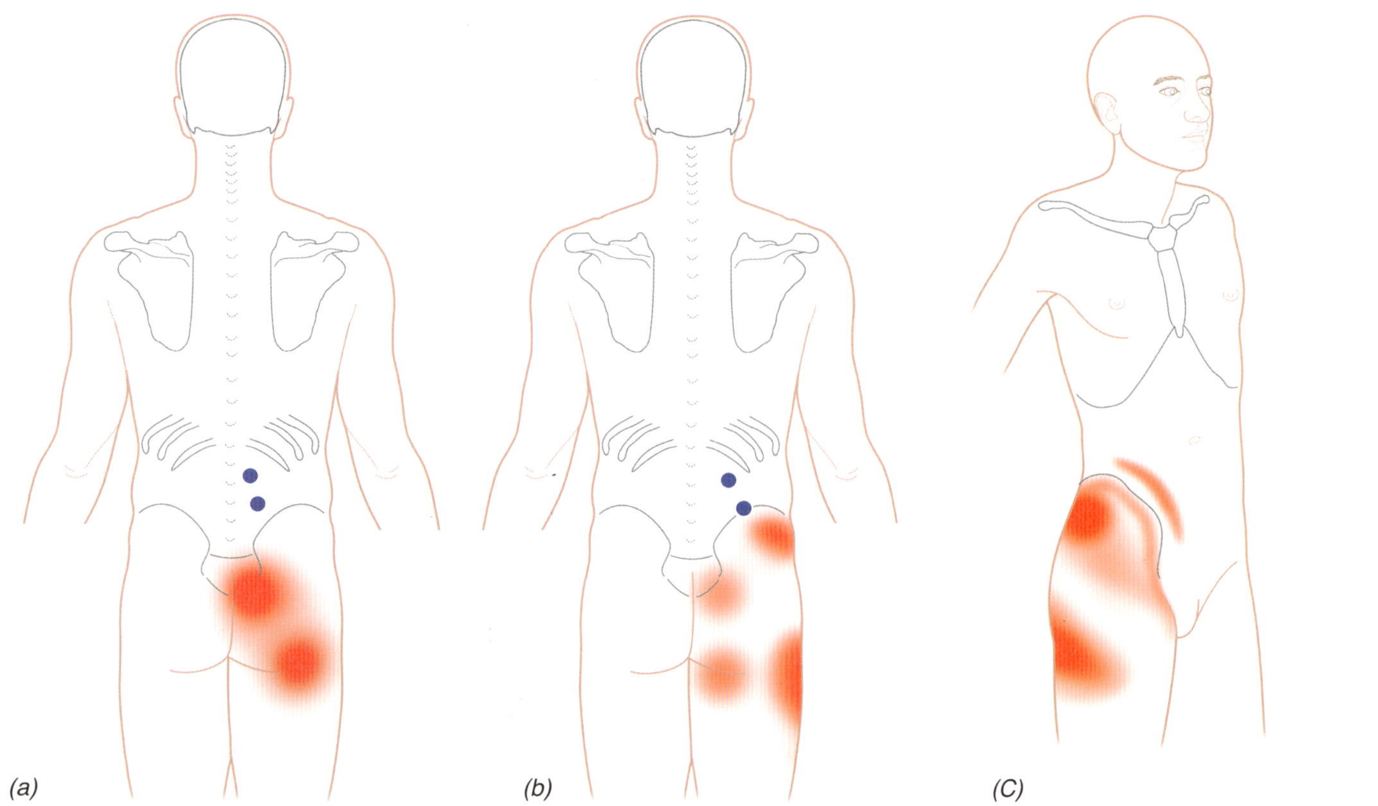

그림 6.28 : 허리네모근(요방형근) 통증유발점과 연관통, a) 심부, b) 표층, c) 표층

근에너지 기법(MET) : 옆으로 누운 자세

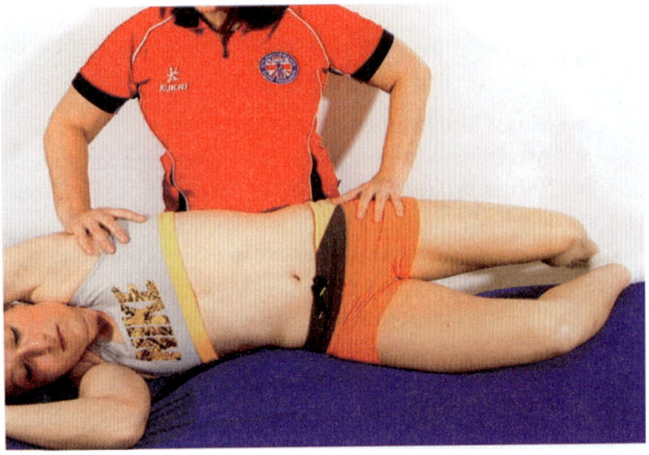

1. 대상자는 아래쪽 다리의 고관절과 무릎을 구부리게 하여 눕는다.
2. 대상자의 위쪽 다리는 침대의 가장자리 위로 내전(모음)시킨다.
3. 대상자는 위에 팔로 침대 위를 잡는다.
4. 치료사는 한 손으로 대상자의 흉곽을 안정화시키고 다른 한 손으로는 무릎 위 넙다리뼈를 잡는다.
5. 대상자는 10-12초 동안 전체 강도의 약 20%를 사용하여 넙다리뼈를 외전(벌림)시킨다.
6. 후방내전(약 20초)을 하면서 넙다리뼈를 더 내전(모음)시킨다. (치료사의 손은 대상자의 흉곽 자리에 유지한다.)
7. 더 이상 얻을 수 있는 결과가 없을 때까지 이 단계들을 반복 실시한다.

근에너지 기법 : 대안, 대체 가능한 다른 방법

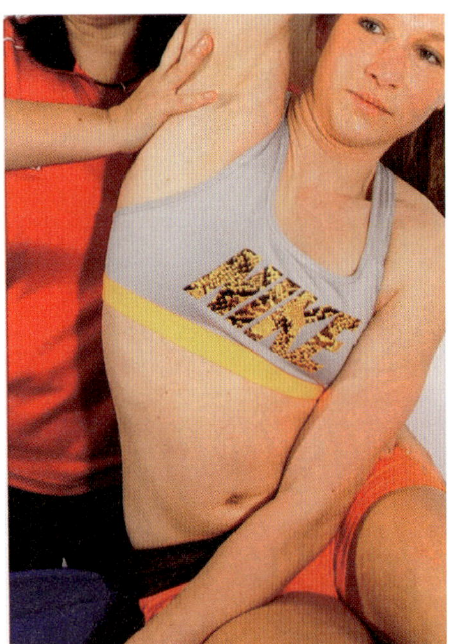

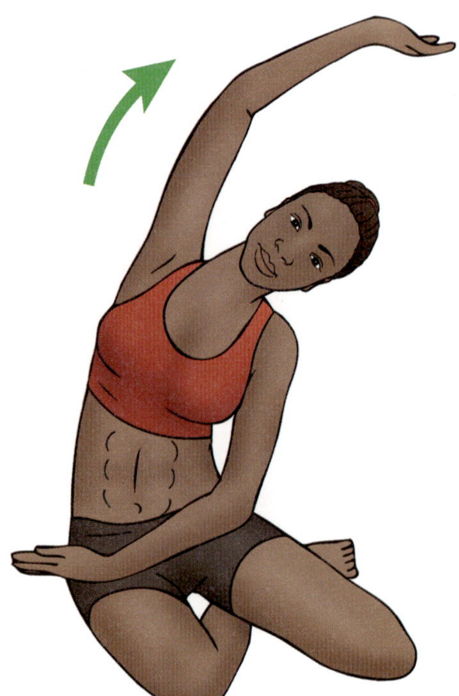

1. 대상자는 필라테스 인어 자세로 앉는다(그림 참고).
2. 위의 단계들을 반복하고, 이번에는 흉곽 측면 굴곡(굽힘)을 저항시킨다.

큰허리근 (대요근, psoas major)

부착점

- 큰허리근 내에는 요추 신경총이 있다.
- 큰허리근의 상부 끝에 횡격막과 내측 궁상인대가 앞쪽으로 놓여져 있다.
- 큰허리근의 우측면은 하대정맥과 돌창자(회장)로 겹쳐져 있다.
- 큰허리근의 상부 섬유는 각 횡돌기 전면과 내측 부분 뿐만 아니라 그 사이의 디스크들과 척추체의(T12–L5) 끝에 붙어있다.
- 큰허리근의 섬유조직들은 서혜인대 아래 골반(pelvic) 아래쪽과 앞쪽으로 통과한다.
- 섬유조직들은 이 지점에서 더 수직이 되고, 그 다음에 아래, 옆, 뒤로 통과한다.
- 이것은 큰 점액낭으로 두덩뼈와 고관절낭으로 분리된다.
- 큰허리근의 섬유조직은 대퇴골의 작은돌기의 후방측면을 둘러싸고 있다.

신경지배

- L1–L3의 전방 분지 (가끔은 L4)
- L1 피부의 작은 부위 (사타구니)

작용

- 큰허리근은 고관절의 주요 굽힘근이다.
- 큰허리근은 요추에 붙어 요추를 굴곡시킨다.
- 누워 있다가 앉았을 때—큰허리근의 양쪽이 모두 몸통을 당기는데 도움을 준다.
  - ***복부근육도 역시 몸통을 굴곡시키기 위해 일을 한다.***
  - ***큰허리근은 몸통을 일으키기 전에 요추를 앞쪽으로 당겨지지 않게 하는 중요한 역할을 한다.***
  - ***머리가 위로 당겨질 때(일어날 때) 원치 않는/잠재적으로 손상되는 움직임이 발생하는 것을 막는다.***
- 바로 누운 자세에서 두 팔다리를 동시에 올리는 것은 허리 통증을 유발할 수 있다.

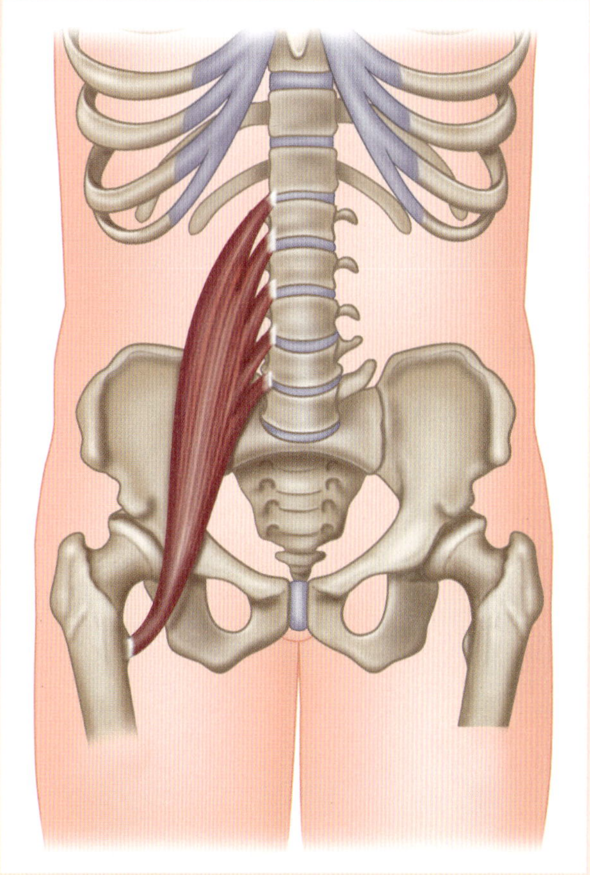

그림 6.29 : 큰허리근(대요근)

큰허리근(대요근)의 방해요소

큰볼기근(대둔근, gluteus maximus muscle)과 큰허리근(대요근, psoas major) 사이의 상호관계로 (하나는 다른 하나를 제어할 수 있음) 큰허리근이 제어가 되는지 안되는지 결정을 위해 평가하는 것은 중요한 정보를 제공한다. 대상자의 고관절을 굴곡(굽힘)시키고(무릎은 신전[폄]시키고) 약간 옆으로 회전시켜 바로 누운 자세에서 하게 된다.

그림은 검사하는 쪽에 위치한 손의 위치로 보통 치료사가 적응하며 사용되는 보상적인 손 위치를 보여준다 치료사는 대상자에게 처음 자세를 유지하게 하고 한 손을 대상자의 반대쪽 골반(pelvic)에 안정화시키고, 다른 한 손은 동측 다리를 침대 쪽으로 누른다.

치료사가 대상자의 다리를 눌렀을 때, 다리가 쉽게 침대위로 눌러지거나/ 목, 발, 몸통, 어깨 또는 팔에서 보상 움직임이 있는 경우, 큰허리근의 억제가 나타난다.

1. 대상자는 저항에 대응하는 자세를 유지할 수 있어야 한다.
2. 대상자가 자세를 유지하지 못하는 것이 꼭 약점이 되지는 않는다. (대부분의 경우가 그렇지 않다.) 그러나 방해요소가 되어질 가능성이 커진다.
3. 대상자는 힘을 들이지 않고, 앉고/서고 할 수 있을 때까지의 훈련에 앞서 – 바로 누운 자세를 취하고 횡격막 호흡을 시행해야 한다. (그림 6.33 참고)

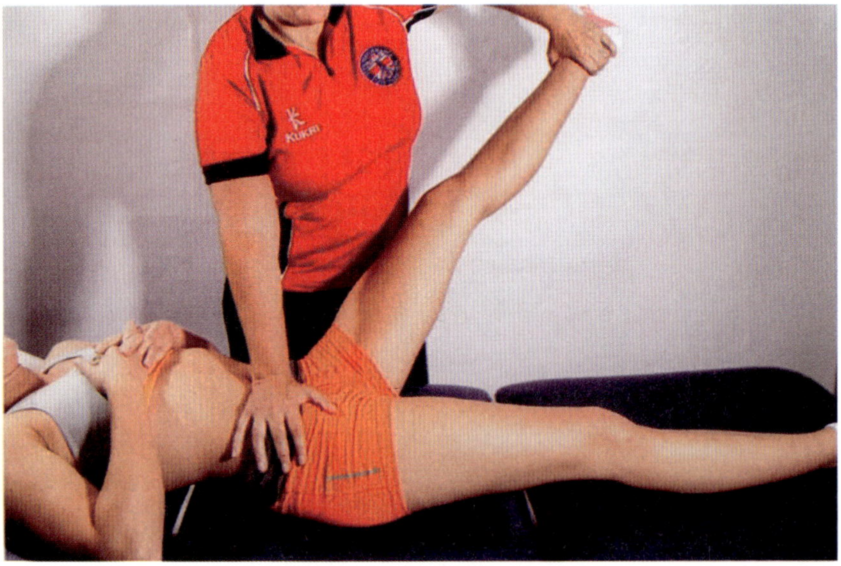

그림 6.30: 활성화 과정

횡격막 (The Diaphragm)

횡격막은 다양한 기시점들을 갖고 있다. 갈비뼈 7번에서 12번 안쪽부분, L1–L3 척추체의 내측면, 앞세로인대, 검상돌기의 후면, 그리고 궁상인대, 대동맥, 큰허리근과 연결되어 있고 허리네모근(요방형근, quadratus lumborum muscle)이 횡격막의 중심힘줄과 연결되어 있다.

내측 궁상인대는 횡격막 위로 이어진 대요근막 상부의 연속이다. 오른쪽 왼쪽 다리(crura)들은 횡격막의 척추 부가장치를 구성한다.

오른쪽 왼쪽 다리들(crura)는 L1,2,3와 그 요추체의 구성요소 전방외측에 붙어있다. 오른쪽, 왼쪽 다리들(crura)의 근막은 큰허리근과 겹쳐지고, 다리가 더 전방으로 나올 때까지 큰허리근과 계속 나타나며, 앞세로인대와 혼합된다(Gibbons, 2001).

큰허리근(대요근)이 내려가면서 횡격막의 하방내측 근막은 횡격막 아랫부분에서 두꺼워지고, 골반저 근막과 연결된다. 이것은 또 합동 힘줄, 배가로근(복횡근), 속배빗근(내복사근)과 연결 형성되어 있다.

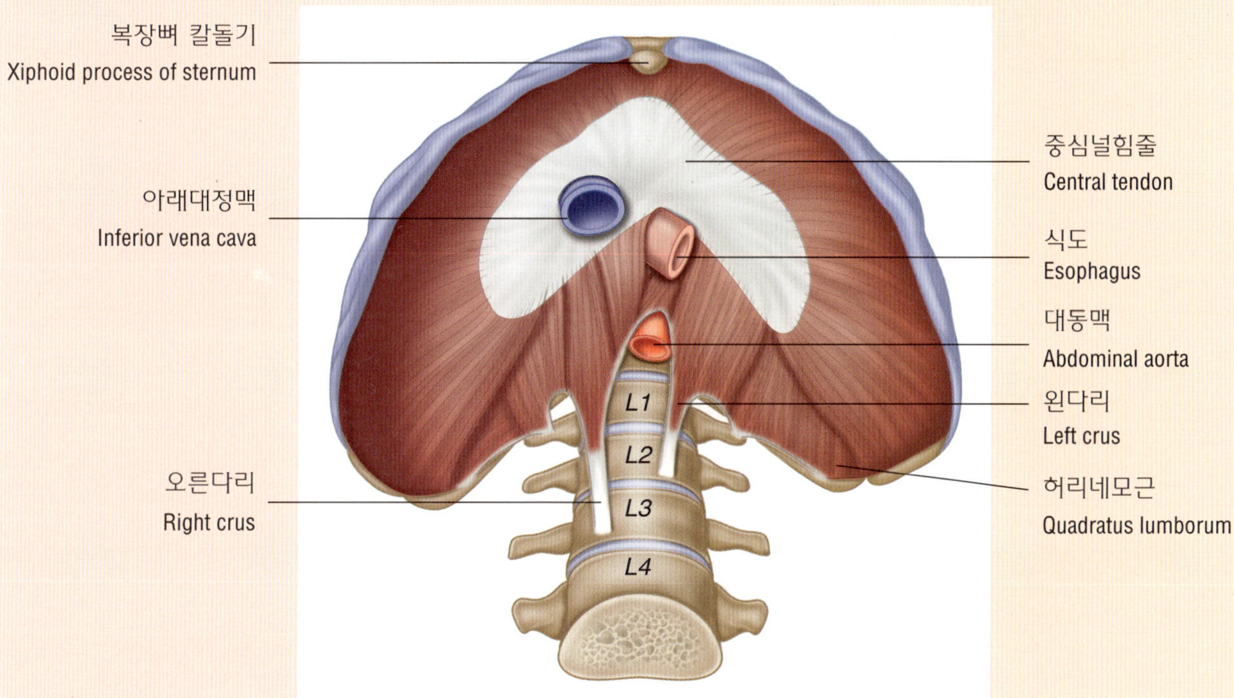

그림 6.31: 횡격막의 다양한 기시점들

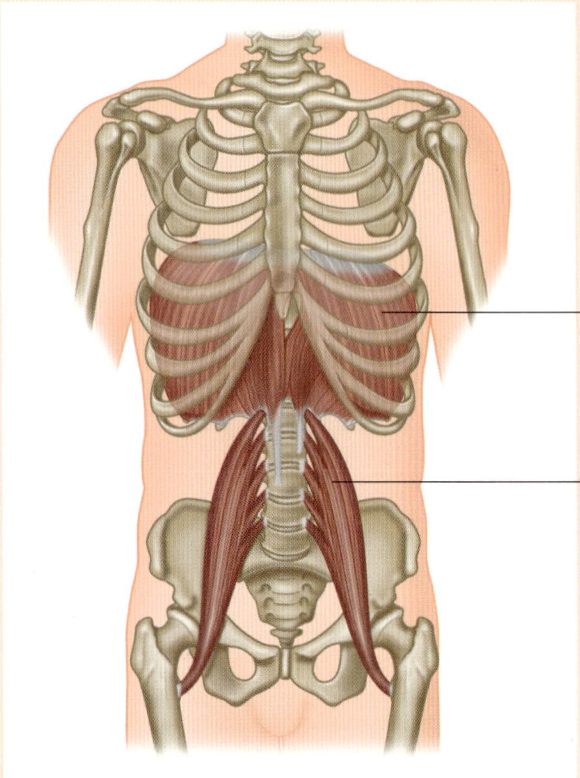

그림 6.32: 횡격막과 큰허리근 사이의 밀접한 관계

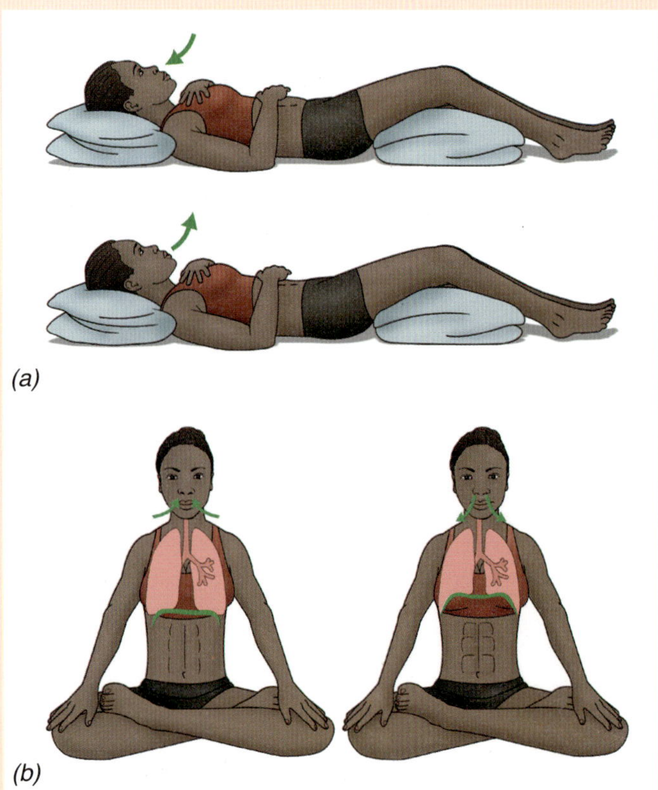

그림 6.33: 횡격막의 움직임은 똑바로 서거나 앉은 자세보다 바로 누운 자세에서 더 잘 나타난다. 왜냐하면 횡격막의 다리 부분에 의해 통제되던 자세가 바로 누운 자세에서는 없어지게 되어 더 큰 움직임을 허용하기 때문이다. (Takazakura et al., 2004)

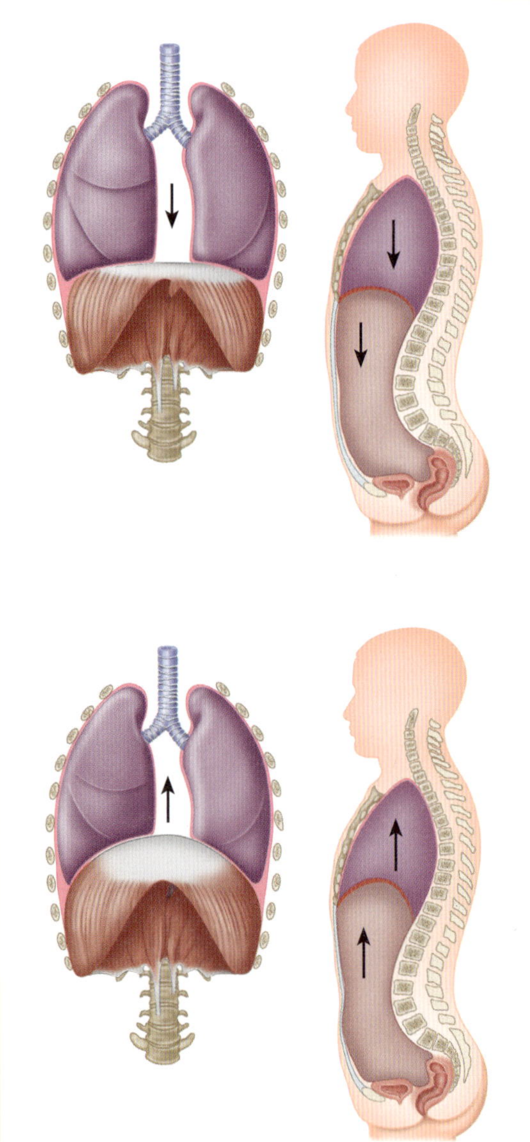

그림 6.34: 횡격막의 호흡

촉진

1. 대상자는 바로 누운 자세를 취한다— 누워서 구부린다.
2. 대상자의 배꼽과 위앞엉덩뼈가시 위치를 확인한다.
3. 치료사는 부드러운 손가락 패드를 사용하여 대상자의 배꼽과 위앞엉덩뼈가시 두 지점 사이에 손가락을 매우 천천히 지긋이(척추 쪽 약간 내측으로) 눌러 복부건막을 부드럽게 하고 복부의 장기들을 한쪽으로 움직여본다.
4. 큰허리근(대요근)은 복부 대동맥과 매우 가까이에 놓여져 있다. 그래서 이 촉진은 천천히 이루어져야 한다. 맥박이 감지되면 손가락을 비스듬하게 움직여야 한다.
5. 치료사가 손가락을 조직에 더 깊게 촉진할 때, 대상자는 숨을 깊게 들이쉬고 내쉰다.
6. 치료사는 대상자의 큰허리근(대요근) 수축을 시작하고, 확실한 위치를 확인하기 위해 대상자의 고관절을 굴곡시킨다.

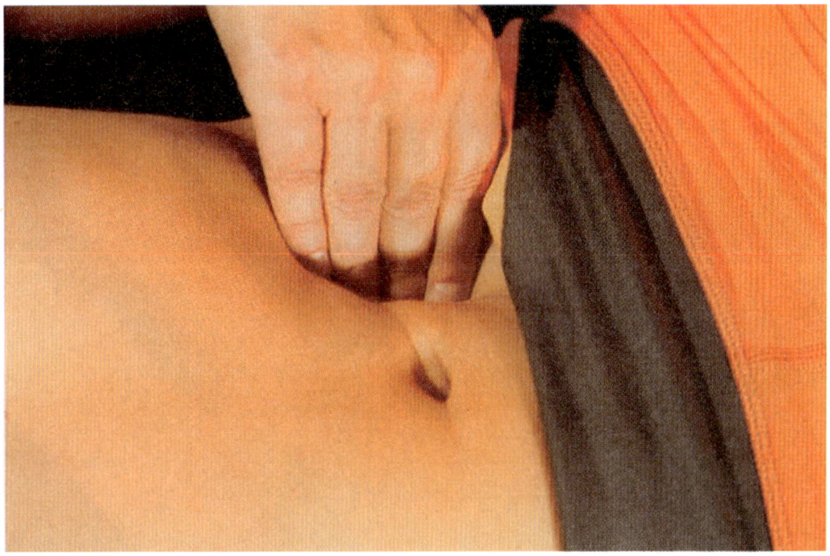

그림 6.35: 큰허리근(대요근) 촉진

큰허리근(대요근) 길이 평가

고관절 굴극근 근길이 검사 (Modified Thomas Test)

1. 대상자는 침대 끝에 앉는다.
2. 대상자는 고관절과 무릎이 굴곡(굽힘)될 수 있게 한다. 치료사는 대상자가 침대 위에 등 뒤로 누울 수 있게 한다.
3. 대상자는 다리를 침대 아래로 완전히 신전(폄)시킨다. (늘어뜨린다.)
   - 요추 신전(폄)이 되지 않게 한다.
   - 대퇴근이 침대 위에 놓여져 있는가?
     - ***대퇴근이 침대 위에 있고 중립자세에 있다 = 정상***
     - ***대퇴근이 침대 위에 있지만 측면으로 회전되었다 = 넙다리빗근(봉공근) 수축***
     - ***대퇴근이 침대 위에 있지만 무릎이 신전(폄) 되었다 = 넙다리곧은근(대퇴직근) 수축***
     - ***대퇴근이 침대 위에 있지만 고관절이 내회전/외전 되었다=대퇴근막장근(넙다리근막긴장근) 수축***
     - ***대퇴근이 침대 위에 있지만 고관절이 내전(모음)되었다 = 두덩근(치골근)과 긴모음근(장내전근)이 수축***
     - ***대퇴근이 침대 위에 놓여있지 않다 = 엉덩허리근(장요근), 긴모음근(장내전근), 두덩근(치골근) 수축***
4. 치료 후에 재평가한다.

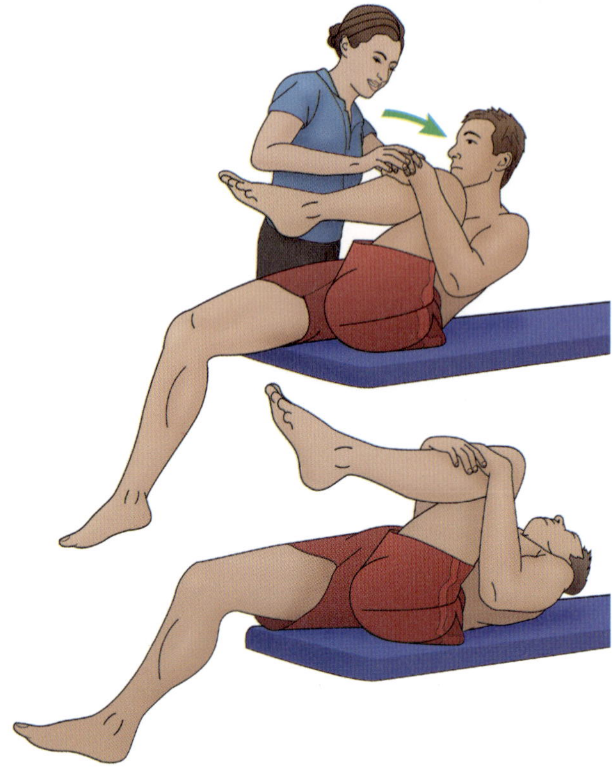

그림 6.36 : 고관절 굴극근 근길이 검사

큰허리근(대요근)의 근력(힘) 평가

1. 대상자는 앉는 자세를 취한다.
2. 대상자는 고관절과 무릎을 90° 이상 구부린다.
3. 치료사는 대상자의 반대쪽 골반을 안정화 시킨다.
4. 대상자는 치료사의 저항에(무릎을 누르는) 대응하여 고관절을 굴곡(굽힘) 시킨다.
5. 등급:
   - 5/5– 강한 수축 (정상)
   - 4/5– 명확한 수축 (양호)
   - 3/5– 부드러운 수축 (보통)
   - 2/5– 약한 수축 (약함)
   - 1/5– 꿈클거림 (기미)
   - 0/5–수축이 감지되지 않는다.
6. 큰허리근의 약화는 보상 움직임에 의한 억제, 통증유발점, 통증, 근길이 때문일 수 있다.
7. 치료 후에 재평가한다.

연부조직 치료 : 바로 누운 자세 1

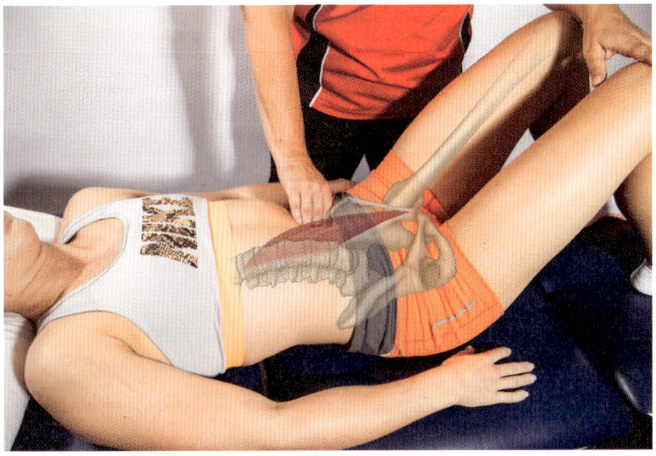

1. 대상자는 누워서 구부리는 자세를 취한다.
2. 위와 같이 허리근을 촉진한다.
3. 치료사가 촉진의 압을 유지하는 동안, 대상자는 두 팔을 90°로 굴곡(굽힘) 시킨다.

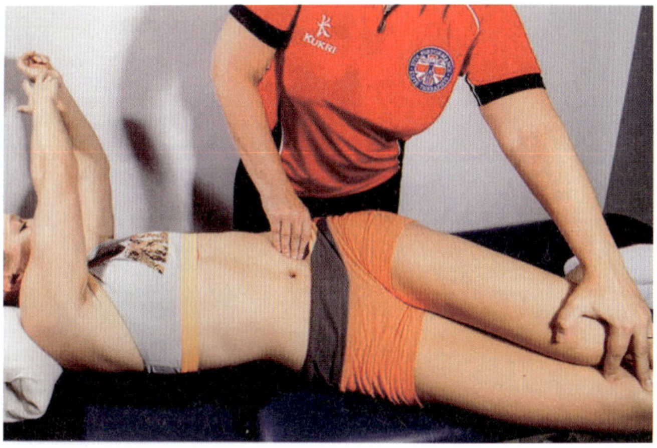

4. 치료사가 촉진의 압을 유지하는 동안, 대상자는 팔을 수평으로 외전(벌림)시키고, 반대편으로 내전(모음) 시키면서 동측으로 무릎을 천천히 굴린다. (두 팔은 동시에 움직인다.)

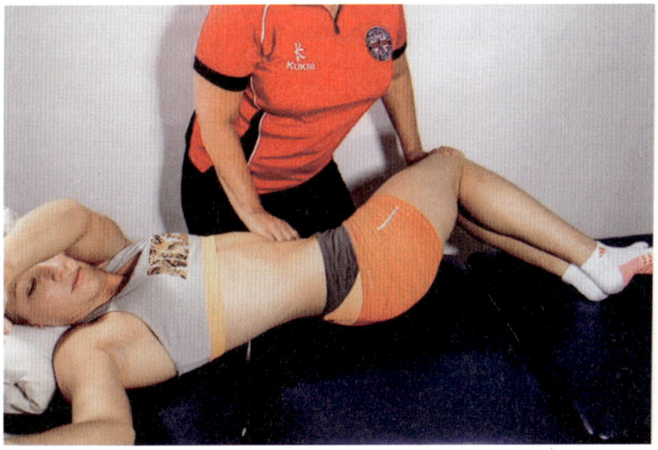

5. 이것은 무릎과 팔의 정확한 반대 움직임이 즉각 따라온다.

연부조직 치료 : 바로 누운 자세 2

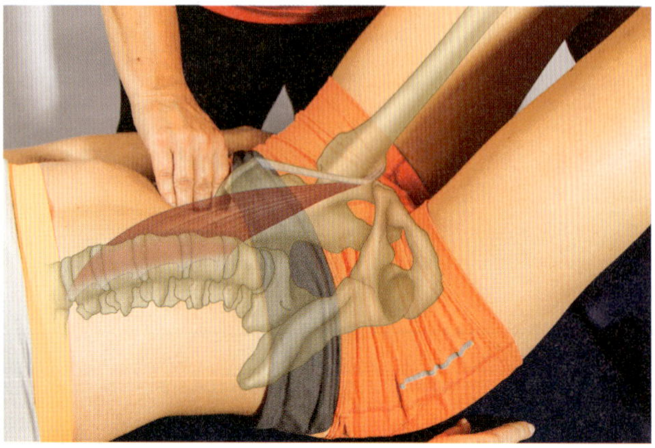

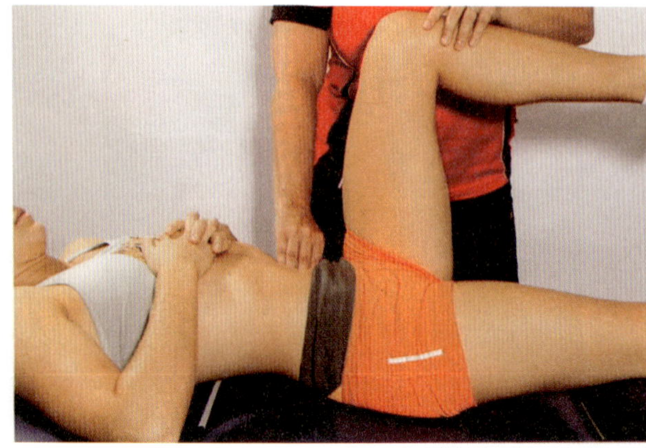

1. 대상자는 누워서 구부린 자세를 취한다.
2. 위와 같이 큰허리근 촉진을 한다.
3. 치료사가 촉진의 압을 유지하는 동안, 대상자는 골반(pelvic)을 천천히 앞쪽으로 뒤쪽으로 기울인다. (두, 세번)
4. 치료사가 촉진의 압을 유지하는 동안, 대상자는 구부린 무릎 쪽 동측의 고관절을 구부린다.

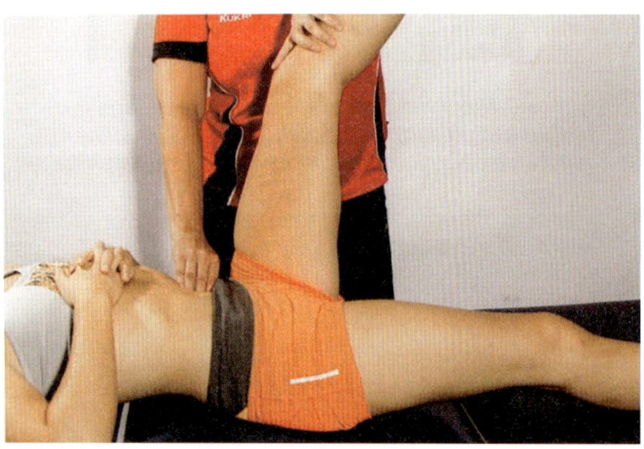

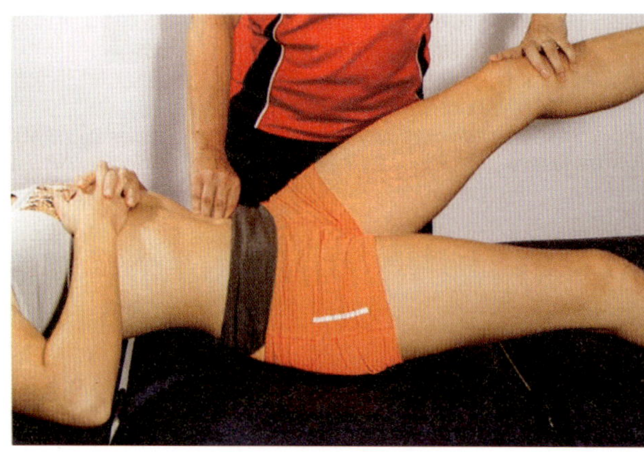

5. 대상자는 무릎을 신전(폄)시킨다.
6. 대상자는 침대 쪽으로 다리를 내리면서 고관절을 천천히 신전(폄)시킨다.

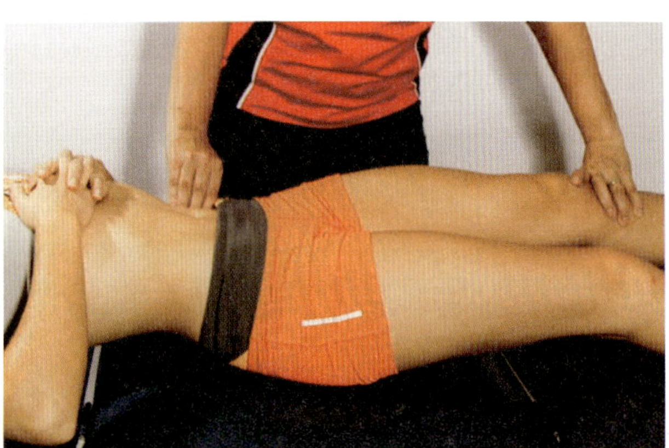

7. 그 다음에는 동측 골반(pelvic)을 아래쪽으로 기울인다.
8. 치료사가 압을 유지한 손가락으로 조직의 아래쪽 방향을 따라 움직임을 촉진한다— 처음의 통증 있는 움직임은 괜찮다.

연부조직 치료 : 바로 누운 자세 3 (+제 2의 치료사가 있을 시)

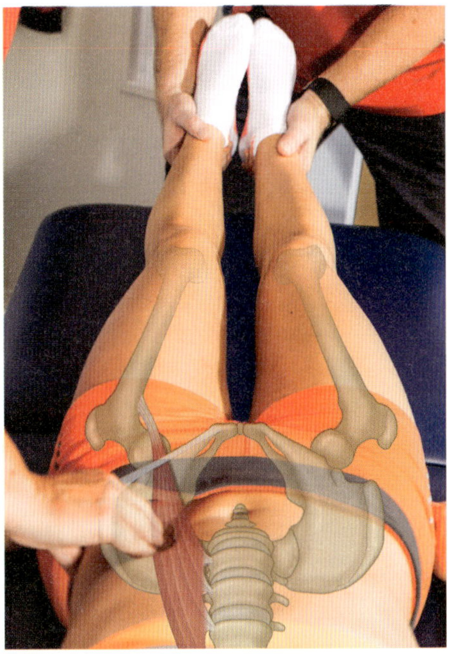

1. 촉진 방법을 따른다. (156 페이지 참고)
2. 치료사는 큰허리근(대요근) 위 조직에 촉진의 압을 유지한다.

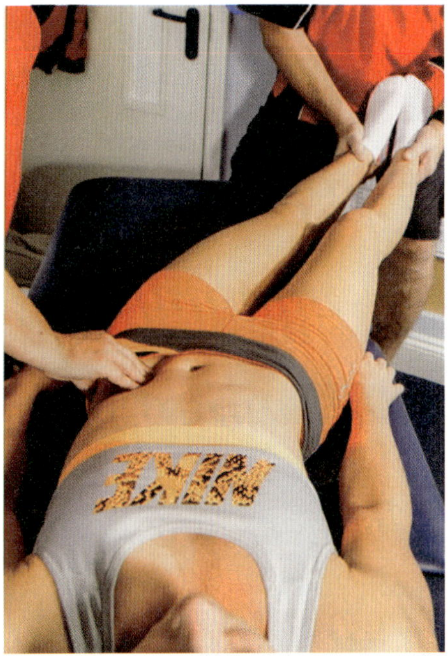

3. 제 2의 치료사는 대상자의 양쪽 다리 발목 위를 잡고 동측 다리를 천천히 내전(모음) 시키고 반대쪽 다리는 외전(벌림) 시킨다.
4. 제 2의 치료사는 대상자의 두 무릎을 굴곡(굽힘)시키면서 다리를 침대 아래로 내린다.

연부조직 치료 : 옆으로 누운 자세

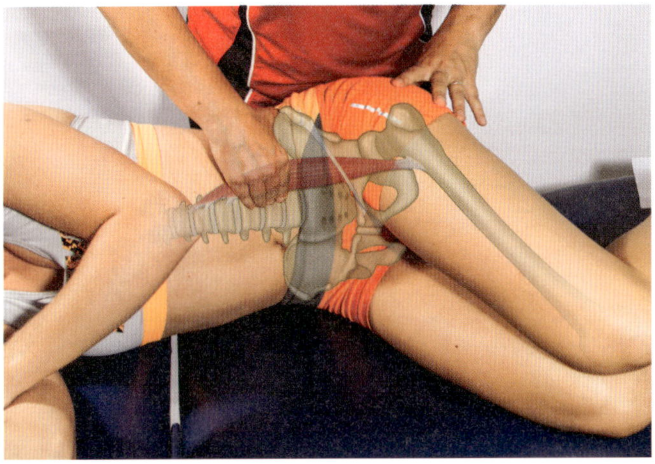

1. 옆으로 누운 자세는 복부 지방이 증가한 사람들에게는 중력이 지방조직과 복부조직(장간막)을 큰허리근(대요근)으로부터 멀어지게 하기 때문에 좋은 자세이다.
2. 대상자는 고관절과 무릎을 굴곡시키고 무릎 사이에 베개나 받침을 끼워 놓는다.
3. 이전과 마찬가지로 큰허리근(대요근)의 위치를 찾는다. 이번에는 엉덩근을 아래 방향으로 내린다. (동일한 속도와 주의를 기울인다.)
4. 치료사가 촉진의 압을 유지하는 동안, 대상자는 동측 고관절을 천천히 신전시키고 내측으로 회전시킨다.

큰허리근(대요근) 건침(Dry Needling)

큰허리근(대요근)의 건침은(낮은 통증유발점을 찌른다.) 기술의 침해성 및 신중한 해부학적 고려사항으로 인해 자격을 갖춘 피보험자인 물리치료사만이 수행해야 한다.

1. **연관통 참고**— 이것이 대상자의 통증을 나타내는가?
2. 대상자는 바로 누운 자세를 취한다.
3. 대상자의 고관절은 굴곡(굽힘)시키고 외측으로 회전시키며 베개로 지지한다.
4. 대퇴삼각 안에 대퇴동맥을 피해야 한다. (그림 6.37 참고 : 맥박 확인하며)
5. 바늘을 외측 방향으로 하여, 대퇴동맥 외측의 대략 손가락 하나 넓이의 하부의 통증유발점에 바늘을 꽂는다.

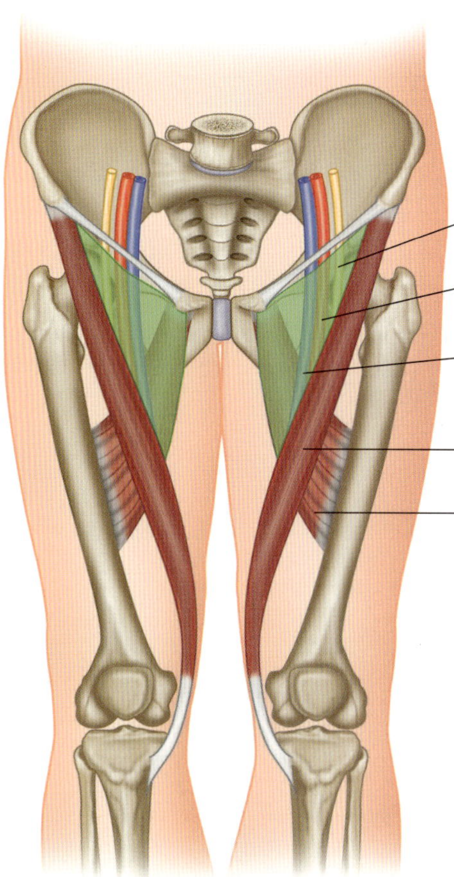

그림 6.37: 대퇴삼각(femoral triangle)

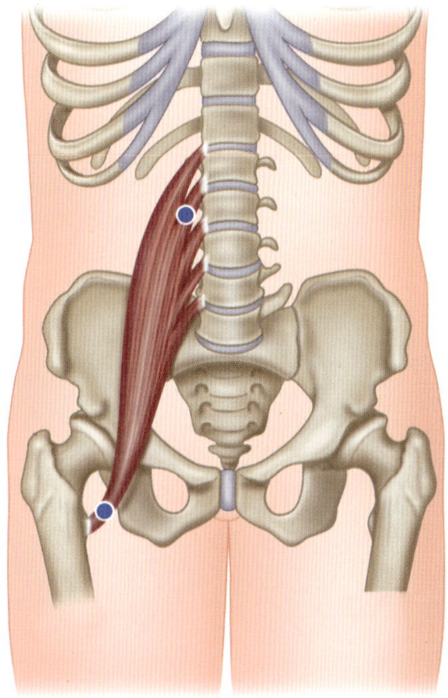

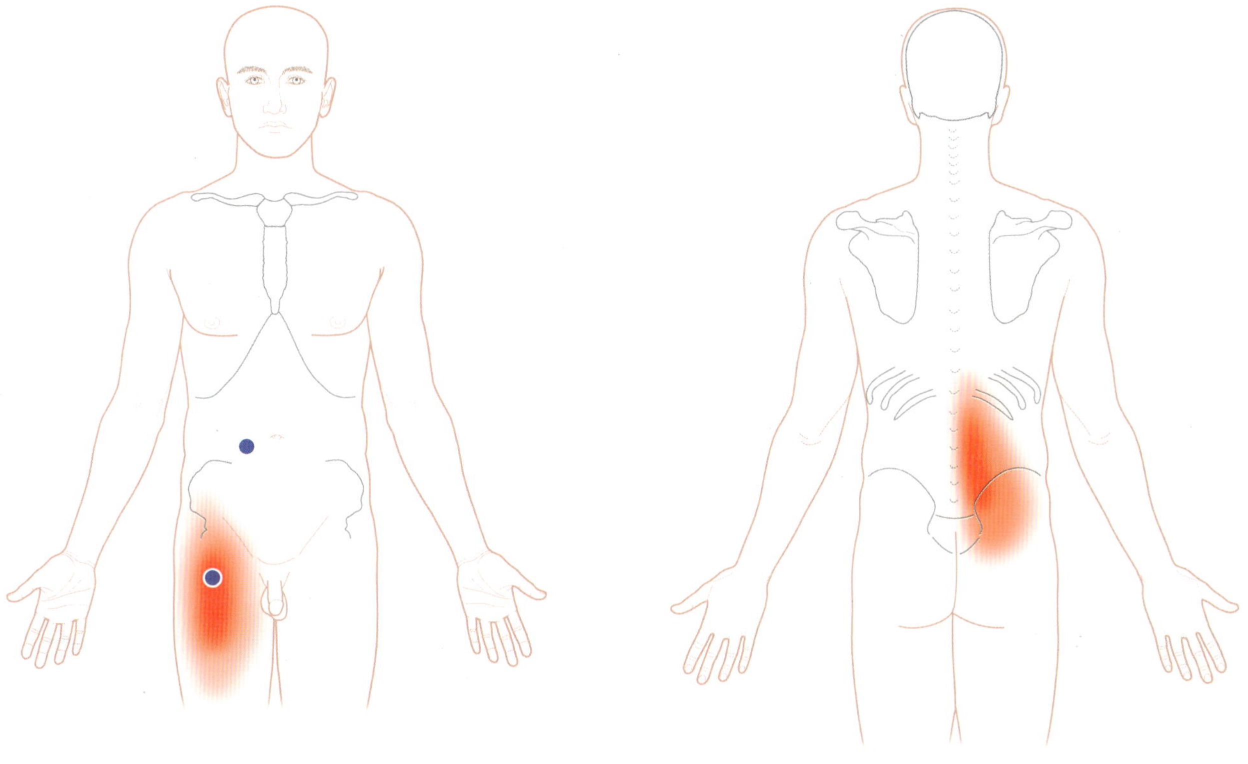

그림 6.38: 큰허리근(대요근) 통증유발점과 연관통

근에너지 기법(MET) 큰허리근(대요근)과 엉덩근 : 바로 누운 자세

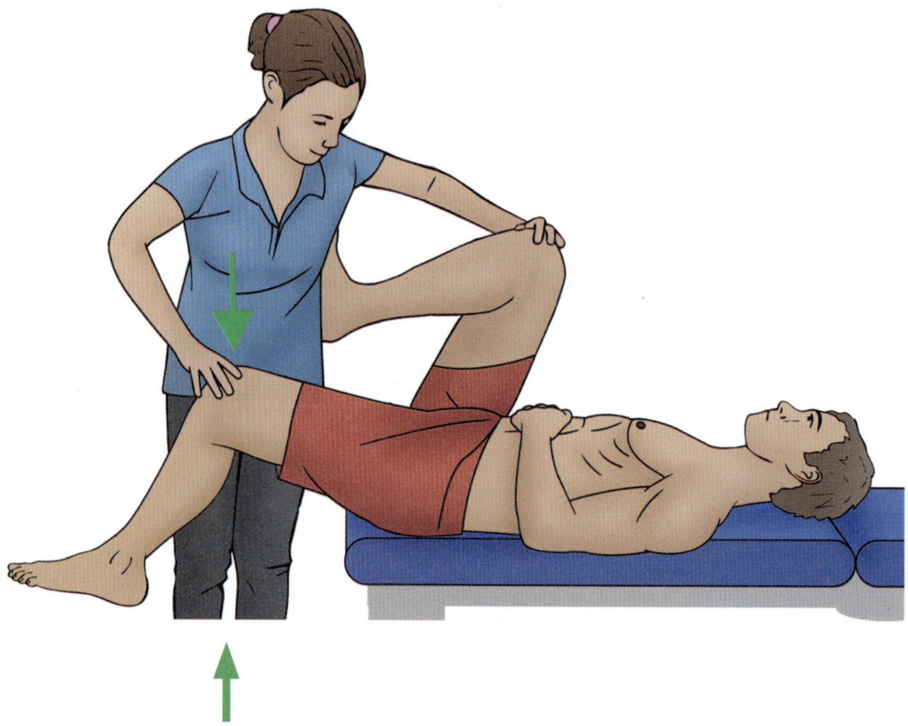

1. 대상자는 고관절 굴곡근 근길이 검사 자세를 취한다. (그림 6.36 참고)

2. 과긴장성 고관절 평가

- 큰허리근(대요근) — 대퇴골이 침대 위에 있지 않고, 고관절보다 더 높게 위치함.
- 넙다리근막긴장근(대퇴근막장근)/엉덩정강근막띠(장경인대, iliotibial tract) — 고관절이 외전(벌림)됨.
- 모음근(내전근) — 고관절이 내전(모음)됨.
- 넙다리네갈래근(대퇴사두근) — 무릎이 신전(폄)됨.
- 위의 조합

3. 큰허리근(대요근)이 과긴장성/수축의 경우, 고관절 굴곡근 근길이 검사 자세가 시작점이다.

4. 중력은 조직의 저항이 시작되는 곳을 결정하는데 도움이 되지만 이 저항은 저항이 느껴질 때까지 허리를 수동적으로 신전(폄)하면서 결정해야 한다.

5. 대상자는 10-12초 동안 전체 힘의 약 20%를 사용하여 고관절, 대퇴골을 굴곡(굽힘) 시킨다.

6. 후방내전(약 20초) 하는 동안, 넙다리뼈를 신전(폄) 시킨다.(치료사의 다른 손으로 대상자의 골반 자세를 유지시킨다.)

7. 더 이상 얻을 수 있는 결과가 없을 때까지 이 단계들을 반복 실시한다.

엉덩근 (Iliacus)

부착점

- 엉덩뼈오목을 둘러싼 조직의 상 후방 2/3
- 일부 섬유 조직은 엉치뼈날개와 앞엉치엉덩인대로부터 시작된다.
- 섬유조직들은 아래쪽, 전방 및 내측으로 지나가고 큰허리근(대요근)의 측면과 융합된다.

신경지배

- 대퇴신경(제 2, 3 요신경가지)
- 피부 분절(L1)

작용

- 상부 조직이 고정된 경우 – 고관절의 굴곡으로 대퇴가 앞쪽으로 당겨진다.
- 하부 조직이 고정된 경우 – 골반(pelvic)이 앞쪽으로 당겨진다. (기울어지며)
- 큰허리근(대요근)과 같은 기능적 활동을 한다.

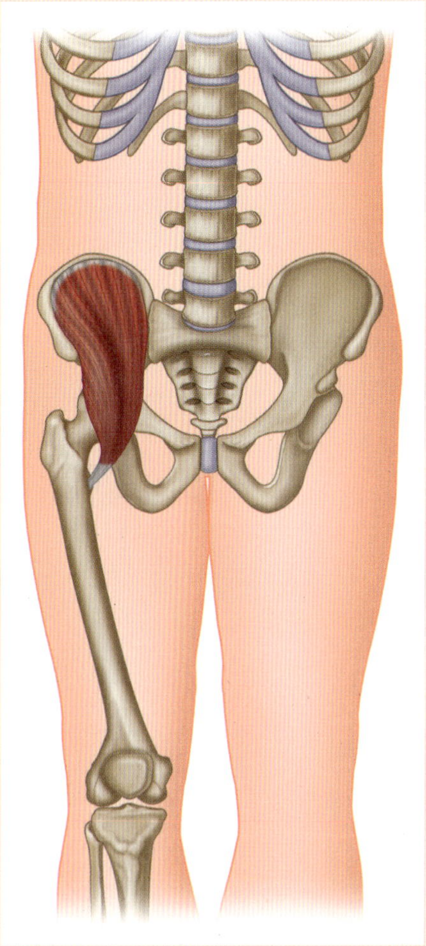

그림 6.39 : 엉덩근(장골근)

촉진

1. 대상자는 바로 누운 자세를 취한다. (누워서 구부린다.)
2. 촉진할 측면을 외측으로 회전시키고, 치료사의 대퇴로 지지한다.
3. 엉덩뼈능선의 위치를 확인한다.
4. 대상자가 천천히 들숨, 날숨 시에 치료사의 구부린 손가락을 엉덩뼈오목을 쪽으로 지긋이 누른다.
5. 치료사는 대상자의 엉덩근 수축을 시작하고, 확실한 위치를 확인하기 위해 대상자의 고관절을 굴곡시킨다.

연부조직 치료 – 바로 누운 자세 1

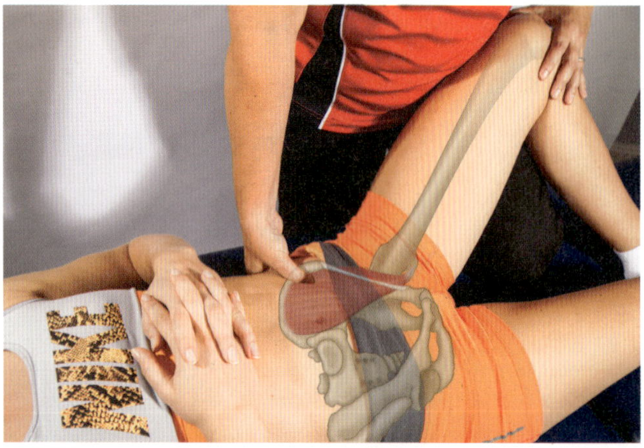

1. 위와 같이 조직을 촉진한다.
2. 치료사가 촉진의 압을 유지하는 동안, 대상자는 치료사의 저항에 대응하여 동측의 무릎을 내전(모음)시킨다.

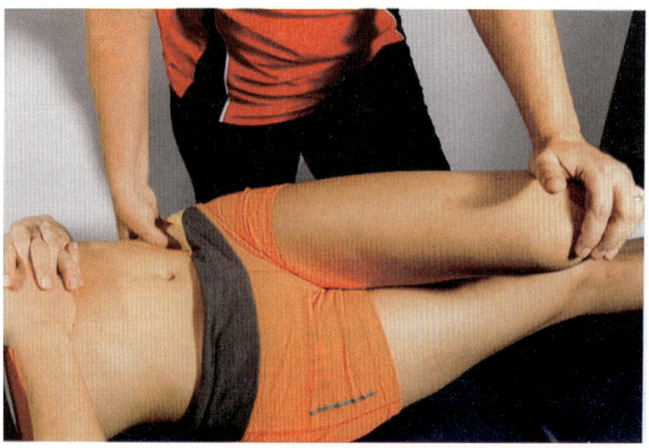

3. 그 다음에 치료사는 대상자의 고관절을 후방 내회전하여 무릎을 내전(모음)시키면서 누른다.

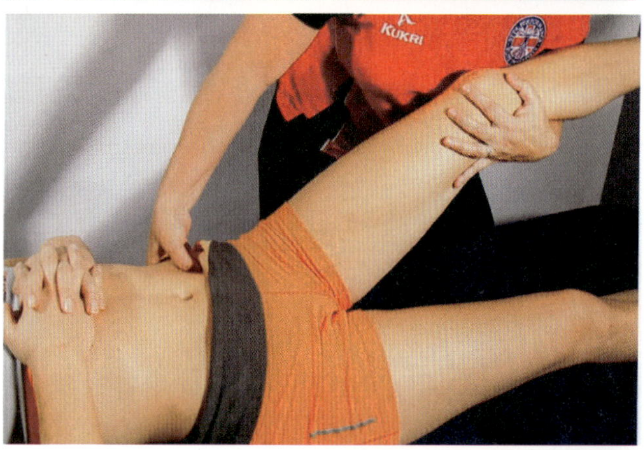

4. 그런 다음 바로 외회전시키며 고관절과 무릎을 신전(폄)시킨다.(치료사의 팔로 대상자의 무릎 아래를 감는다.) 그리고 치료사는 대상자의 무릎을 당기며 견인시킨다.
5. 치료사의 촉진하는 손가락을 엉덩근 조직에 멀리/깊게 촉진 후 이 과정을 반복한다.

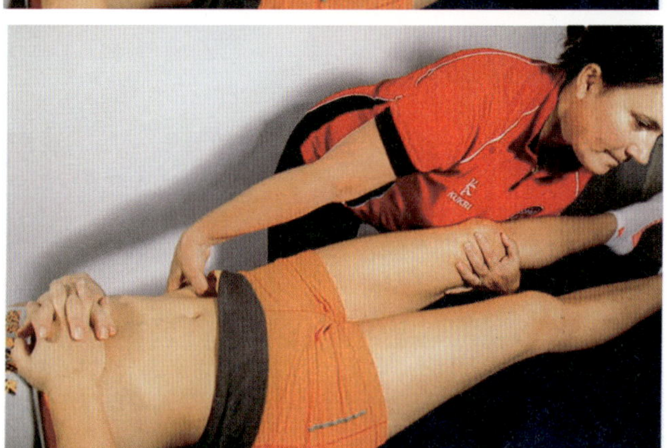

연부조직 치료 : 바로 누운 자세 2

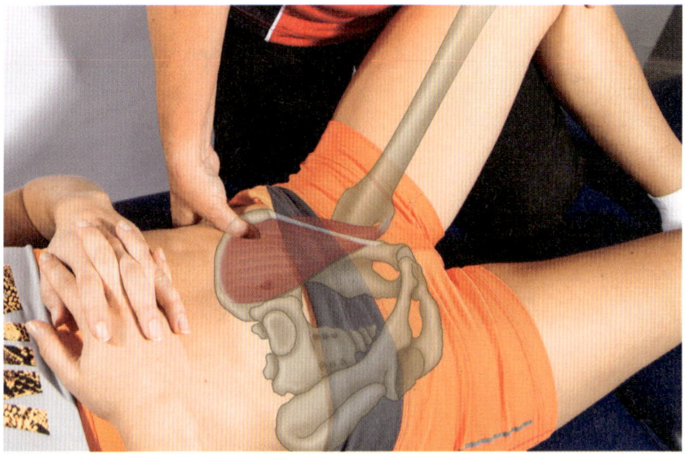

1. 대상자는 위의 그림과 같이 자세를 취한다.
2. 치료사가 촉진의 압을 유지하는 동안, 대상자는 골반을 천천히 앞쪽, 뒤쪽으로 두, 세 번 기울인다.
3. 치료사가 촉진의 압을 유지하는 동안, 대상자는 매우 작은 연결 동작을 실행한다.
   - 치료사는 촉진하는 손가락들(압을 유지하면서)로 조직의 아래쪽 방향을 따라 운동을 촉진한다 — 처음에는 통증스런 움직임이 맞다.
   - 조직들이 능동적으로 제자리를 찾아가는 동안, 대상자는 자세를 유지하고 치료사는 손가락을 조직에 고정시키며 조직의 움직임에 저항한다.
4. 대상자는 골반(pelvic)을 중립 자세로 놓는다.
5. 치료사가 촉진의 압을 유지하는 동안, 대상자는 골반을 아래쪽으로 기울인다.

연부조직 치료 : 옆으로 누운 자세

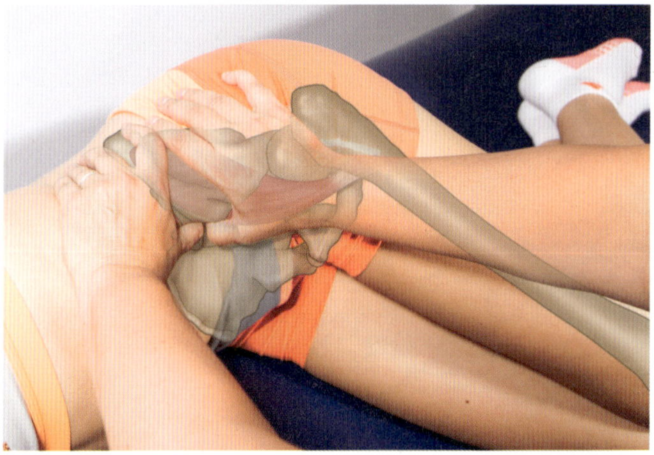

1. 대상자는 무릎 사이에 베개나 받침을 놓고, 고관절과 무릎을 굴곡(굽힘) 시킨다.
2. 치료사는 이전과 같이 엉덩근을 둘러싼 조직을 촉진한다.

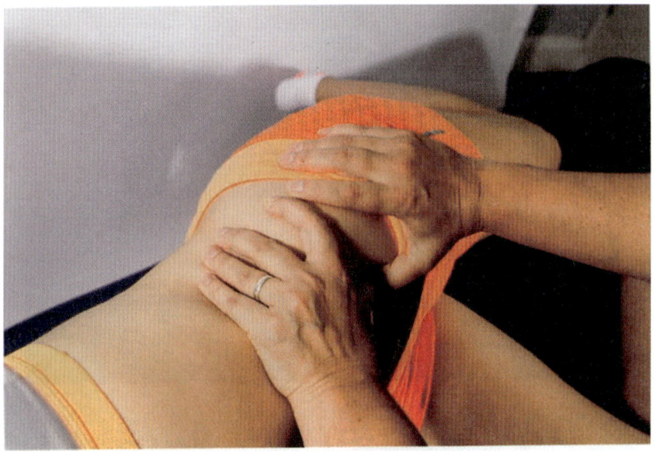

3. 또는, 치료사는 대상자를 치료사 앞에 돌려놓고, 두 무지융기(엄지패드)를 사용하여 촉진한다. (이전과 같이 천천히 주의하여)
4. 치료사가 촉진의 압을 유지하는 동안 대상자는 천천히 고관절을 신전(폄) 시킨다.

연부조직 치료 : 서 있는 자세

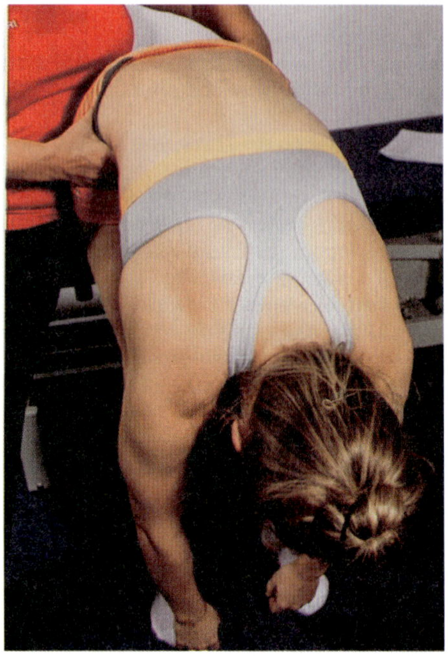

1. 대상자는 요추를 굴곡(굽힘)시키는 자세를 취한다.
2. 치료사는 이전과 같이 조직을 움켜잡는다.

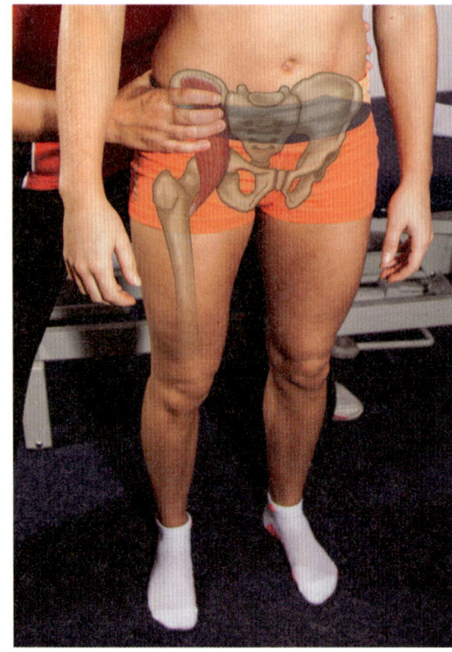

3. 치료사가 촉진의 압을 유지하는 동안 대상자는 천천히 중립자세를 다시 취한다.

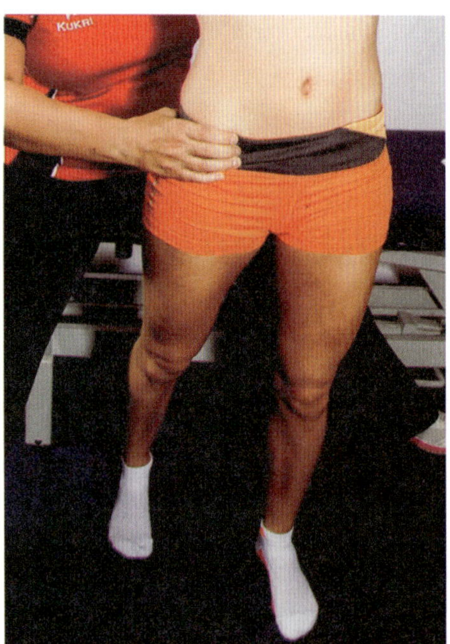

4. 그 다음에 대상자는 요추와 흉추 신전(폄)을 더해준다.
5. 이것은 동측 고관절의 신전(폄)이 뒤따를 수 있다.
6. 이것은 강력한 기술이며 미약한 사람을 위한게 아니다.

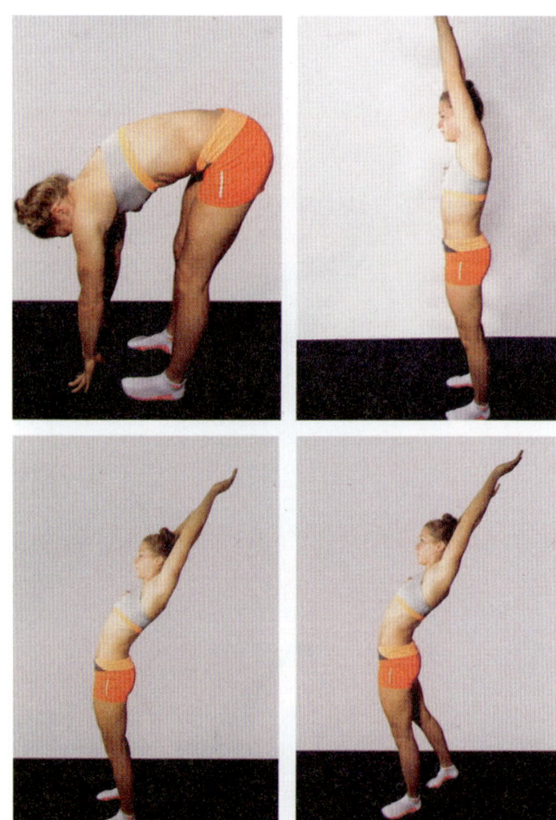

엉덩근 건침 치료

엉덩근의 건침은 기술의 침해성 및 신중한 해부학적 고려사항으로 인해 자격을 갖춘 피보험자인 물리치료사만이 수행해야 한다.

1. **연관통 참고** — 이것이 대상자의 통증 부위를 나타내는가?
2. 대상자는 바로 누운 자세를 취한다.
3. 대상자는 고관절을 굴곡(굽힘) 시키고, 외측으로 회전시키고, 베개로 지지한다.
4. 위앞엉덩뼈가시에 인접한 연부조직의 위치를 촉진한다.
5. 바늘을 엉덩뼈오목 쪽 후면에 찌른다.
6. 바늘이 궁둥신경(좌골신경, sciatic nerve) 및 대퇴 신경혈관 구조물들을 관통하지 않도록 주의해야 한다.

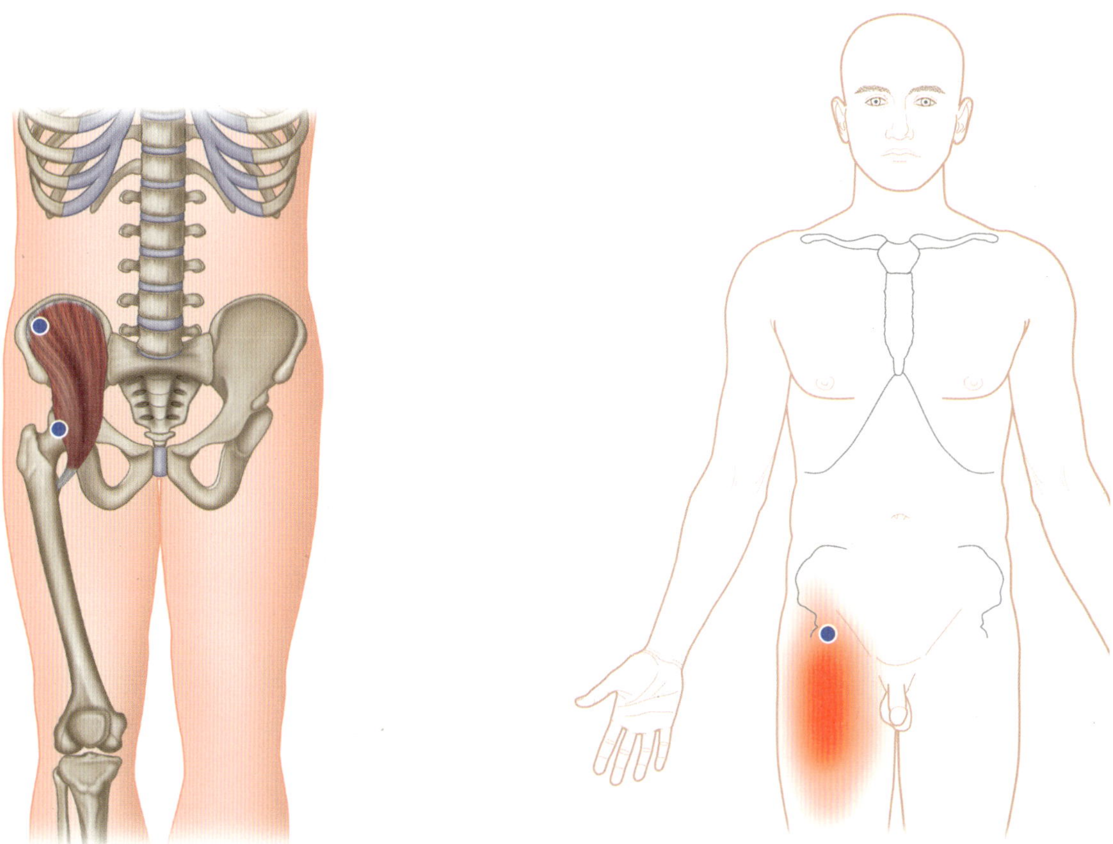

그림 6.40 : 엉덩근 통증유발점과 연관통

두덩근 (치골근, pectineus)

두덩근은 큰허리근(대요근)과 골반 위치와의 긴밀한 관계 때문에 모음근보다는 오히려 여기에 포함되었다.

부착점

- 두덩근(치골근, pectineus)의 상부 섬유 조직들은 치골상가지, 치골융기와 치골결절에 붙어있다.
- 섬유조직들 또한 두덩근(치골근, pectineus)을 덮는 근막에 붙어있다.
- 섬유조직들이 큰허리근(대요근)과 긴모음근 사이에서 아래쪽 위쪽 옆으로 통과한다.
- 섬유조직들은 대퇴골조선과 대퇴 작은돌기를 둘러싼 조직에 붙어있다.

신경지배

- 대퇴신경(제 2, 3 요신경의 가지)
- 가끔 폐쇄신경이나 더부폐쇄신경(제3 요신경의 가지)
- 피부 분절 (L1)

작용

- 고관절을 굴곡(굽힘), 내전(모음) 시킨다.
- 대퇴를 안쪽으로 앞으로 당긴다.
  (회전 요소는 확인되지 않음)

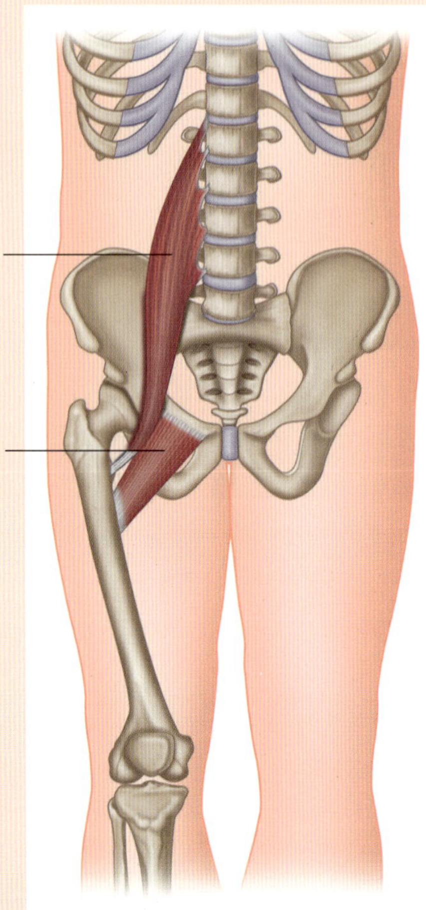

그림 6.41: 두덩근(치골근, *pectineus*)

촉진

1. 대상자는 바로 누운 자세를 취한다.
2. 대상자는 대퇴를 그대로 두고 고관절을 굴곡(굽힘), 외회전 시킨다.
3. 치료사는 대상자에게 저항에 대응하여 고관절을 내전(모음)하라고 얘기하며, 긴모음근이나 대퇴박근의 힘줄을 찾는다.
4. 치료사는 힘줄로부터 손가락을 측면으로 움직여서 두덩근(치골근, pectineus)의 조직을 천천히 지긋이 누른다.
5. 치료사는 대상자의 두덩근 수축을 시작하고, 확실한 위치를 확인하기 위해 대상자의 반대편 어깨 방향으로 대상자의 고관절을 굴곡(굽힘) 시킨다. 또는 대상자의 능동적 (고관절) 내전(모음)도 두덩근의 위치를 확인할 수 있게 한다.

연부조직 치료 : 바로 누운 자세 1

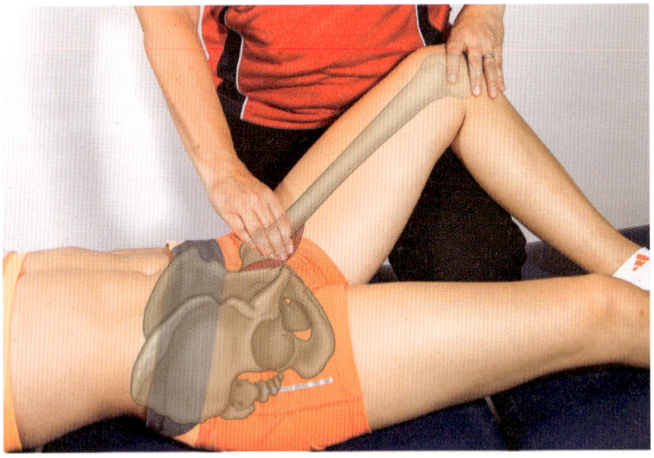

1. 대상자는 바로 누운 자세를 취한다.
2. 위와 같이 촉진으로 두덩뼈 조직의 위치를 확인한다.

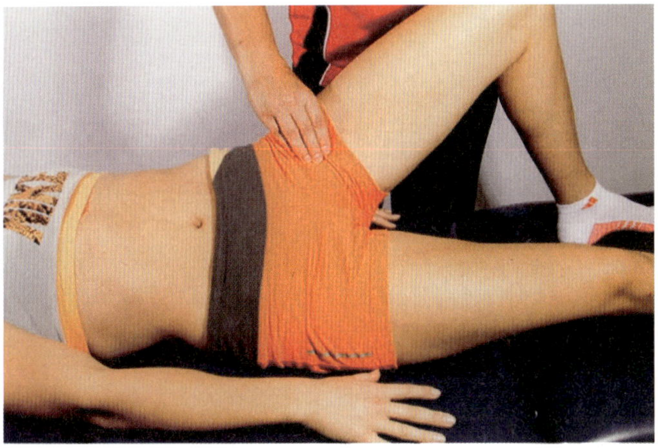

3. 치료사가 촉진의 압을 유지하는 동안, 대상자는 치료하는 두덩근 쪽 동측의 발을 침대 위에 놓는다. 대상자는 발로 침대를 밀고 동측의 고관절을 위로 들어올리고 반대편으로 몸을 돌린다.
   - 처음에는 아픈 움직임에 적합하며 촉진하는 손가락으로(압을 유지하면서) 조직의 아래쪽 방향을 따라 움직임을 촉진한다.
   - 조직들이 능동적으로 제자리를 찾아가는 동안, 대상자는 자세를 유지하고 치료사는 손가락을 조직에 고정시켜 조직의 움직임에 저항한다.

연부조직 치료 : 바로 누운 자세 2

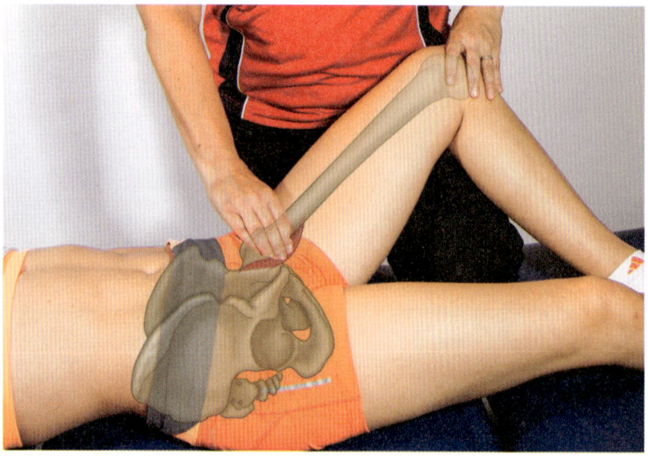

1. 대상자는 바로 눕는다.
2. 대상자의 꼬리 쪽에 서서 얼굴 방향을 바라본다.
3. *170쪽* 두덩근(치골근, pectineus) 조직을 정확하게 촉진한다.

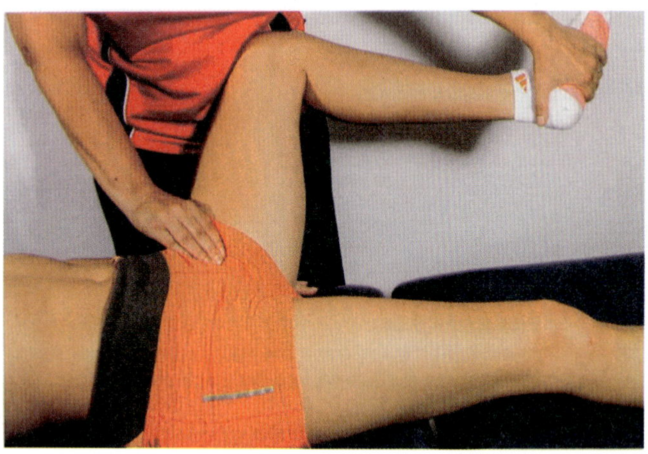

4. 압력을 일정하게 유지한 상태로, 대상자의 동측에 위치한 발을 움켜잡고 엉덩관절(고관절, Hip)을 굴곡(굽힘) 그리고 내전(모음) 시킨다.

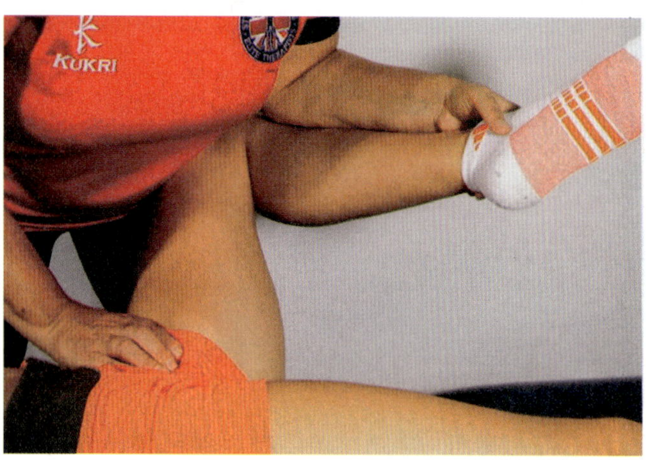

5. 동측에 위치한 무릎의 내측면을 치료사의 전완과 접촉시킨다(대상자의 발을 잡은 손은 그대로 유지하도록 한다), 그리고 발을 천장 방향으로 들어올리면서 엉덩관절(고관절, Hip)을 외회전시키는 동안 해당 자세를 유지한다.

두덩근(치골근)에 대한 건침 치료(DN, 침치료)

건침(DN)은 오직 자격을 받은 물리치료사만이 행해야 한다. 기술과 중요한 해부학적 고려사항들은 침습적인 특징을 갖는다.

1. **주요하게 호소하는 패턴**—이것이 대상자의 통증을 나타내는가?
2. 위와 같이 대상자는 바로눕는다.
3. 넙다리동맥(대퇴동맥, femoral artery)의 촉진은 매우 중요하다(162쪽 참고); 넙다리동맥을 촉진했다면 손가락을 해당 위치에서 유지하도록 한다.
4. 단단한 띠(Taut band)를 촉진한다.
5. 넙다리동맥(대퇴동맥, femoral artery)의 내측면으로 바늘을 거의 수직방향으로 찔러 넣는다.
6. 넙다리삼각(대퇴삼각, femoral triangle)과 폐쇄신경(obturator nerve) 등 연약한 구조물들을 찌르지 않도록 주의해야 한다(129쪽 참고).

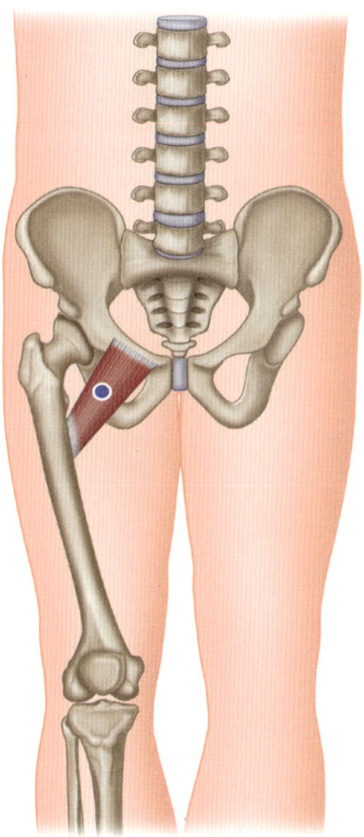

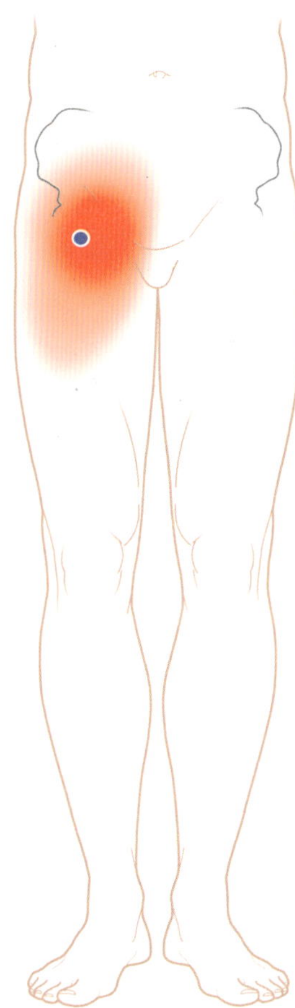

그림 6.42 : 두덩근(치골근, pectineus)의 통증유발점과 연관통

근에너지 기법 (MET) : 바로누운 자세

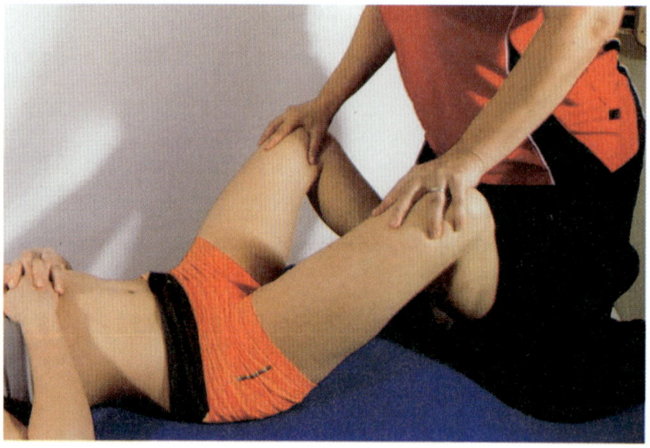

1. 대상자는 바로 눕는다.
2. 대상자의 엉덩관절(고관절, hip)과 무릎은 굴곡(굽힘)과 외회전시킨다. 발바닥은 서로 마주보도록 위치시킨다.
3. 초기 자세는 중력에 대항하는 저항하는 위치이다, 하지만 치료사는 종종 양쪽 무릎(손은 무릎의 내측면을 접촉)을 저항이 느껴질 때까지 내전(모음)/외회전시킨다.
4. 대상자는 엉덩관절(고관절, hip)의 내전(모음)을 약 20% 정도의 근력으로 저항하도록 하며 이것을 약 10~20초 정도 유지한다.

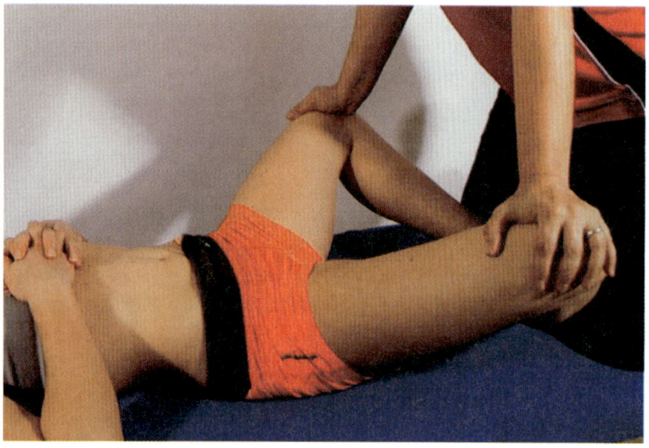

5. 등척성 후 이완 시간을 활용해야 한다.(약 20초 정도), 양쪽 대퇴 부위를 외전(벌림)/외회전시킨다.
6. 근육의 길이가 확보될 때까지 반복한다.

넙다리근막긴장근
(Tensor fasciae latae muscle)

부착점

- 섬유들은 엉덩뼈능선(장골능, iliac crest)의 앞쪽 가장자리를 둘러싸고 있다.
  - 엉덩뼈결절(장골결절, iliac tubercle)과 엉덩뼈가시(장골극, iliac spine)를 사이를 포함한다.
  - 해당 구역은 엉덩이보다 아래에 위치한다.
  - 근막은 근육과 작은볼기근(소둔근, gluteus minimus muscle) 사이에 위치하면서 표면을 덮고 있다.
- 섬유는 아래 큰돌기(대전자, greater trochanter) 엉덩정강근막띠(장경인대, iliotibial tract)와 접촉한다.

신경지배

- 위볼기신경(상둔신경) (L4 와 L5 뿌리)
- 피부지배 (L1)

작용

- 작은볼기근(소둔근, gluteus minimus muscle) 위를 덮고 있으며 엉덩관절(고관절, hip)의 굴곡(굽힘), 외전(벌림) 그리고 내회전을 돕는다.
- 큰볼기근(대둔근, gluteus maximus muscle)의 표면섬유로 작용하며 팽팽해지거나 엉덩정강근막띠(장경인대, iliotibial tract)를 조이고 무릎관절로 확장된다. 먼쪽 섬유는 정강이뼈(경골, tibia)의 외측상과에 부착된다.
- 작은볼기근은 엉덩관절(고관절, hip)의 내회전 작용을 한다.
- 후방섬유는 허벅지의 외전(벌림)에 관여한다.
- 정강이뼈가 체중지지를 받는 동안 골반과 대퇴의 움직임을 조절하고 도와준다.
- 다리, 골반, 몸통이 걷는 동안 발끝 떼기 단계(toe off phase)를 준비하는 엉덩관절(고관절, hip)이 신전(폄)되거나 강력한 내회전으로 작용한다.
- 넙다리근막긴장근의 과사용은 넙다리네갈래근(대퇴사두근, quadriceps muscle)을 억제할 수 있다.

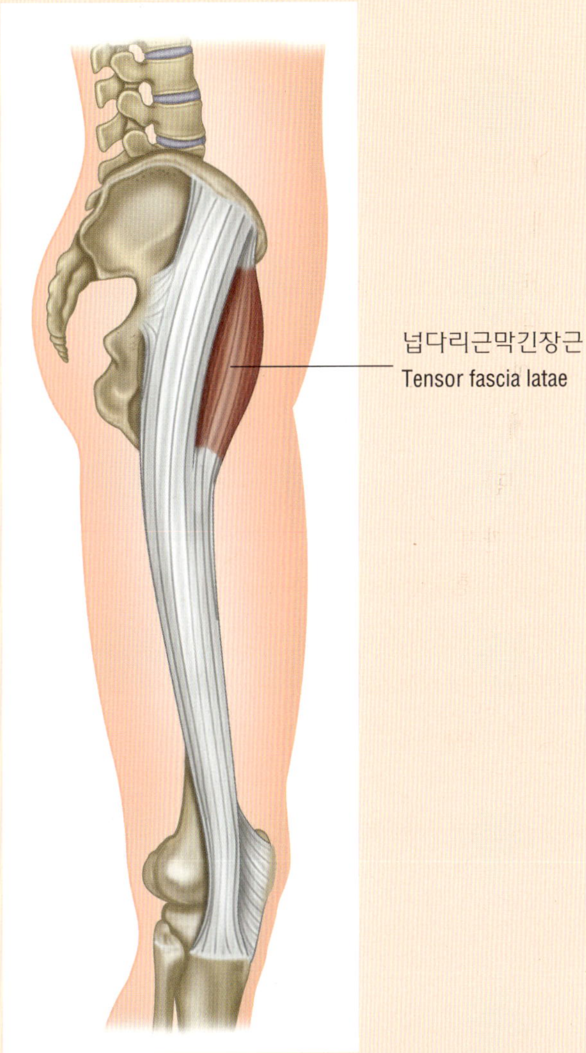

그림 6.43: 넙다리근막긴장근(대퇴근막장근, TFL)

촉진

1. 대상자는 바로 눕는다.
2. 위앞엉덩뼈가시(위앞엉덩뼈가시, anterior superior iliac spine)의 원위부를 촉진한다.
3. 대상자는 엉덩관절(고관절, hip)을 내회전하는 초기에 수축이 일어나는 부위가 넙다리근막긴장근(대퇴근막장근, tensor fasciae latae muscle)이다.

길이 평가

Modified Ober's Test(변형된 오버 검사)

1. 대상자는 옆으로 누운자세를 취한다.
2. 아래에 위치한 다리는 엉덩관절(고관절, hip)과 무릎을 약간만 굽힌자세를 취해 골반의 전방경사(anterior tilt)를 줄여 안정성을 확보한다.
3. 위에 위치한 다리는 신전(폄) 시킨다.
4. 엉덩관절을 과신전과 외전(벌림)시킨다.
5. 엉덩관절을 천천히 아래 방향으로 내려놓는다. (주경을 향하여 모음한다.)
   - 엉덩관절 회전은 허용하지 않는다.
   - 허벅지 외전(벌림)이 되어 있는가?
     - **그렇다 – 넙다리근막긴장근이 짧은 것이다.**
     - **아니다 – 엉덩관절이 내전(모음)이 된다. 그리고 침대 위에 다리를 올려 놓을 수 있다 = 넙다리근막긴장근(대퇴근막장근)의 길이는 정상**
6. 치료 후 재평가 실시

근력 평가

1. 대상자는 옆으로 누운자세를 취한다.
2. 아래에 위치한 다리는 신전(폄) 시킨다.
3. 위에 위치한 다리는 무릎은 신전(폄)을 유지한 상태에서 4~5° 정도 굴곡(굽힘) 시킨다.
4. 대상자는 엉덩관절(고관절, hip)을 4~5° 정도 굴곡(굽힘)을 유지한 채 내전(모음)시킨다.
5. 대상자의 골반(pelvic)을 안정화시킨다.
6. 무릎(슬관절, knee)의 몸쪽 부위에 저항을 준다.
7. **근력등급은 다음과 같다.**
   - 5/5 – 강한 수축 (Normal)
   - 4/5 – 확고한 수축 (Good)
   - 3/5 – 약한 수축 (Fair)
   - 2/5 – 근소한 수축 (Poor)
   - 1/5 – 단지 근수축만 (Trace)
   - 0/5 – 근수축의 결손
8. 약화는 통증유발점, 통증 또는 근 길이, 보상 움직임에 의한 억제 때문일 수 있다.
9. 치료 후에 재평가 실시

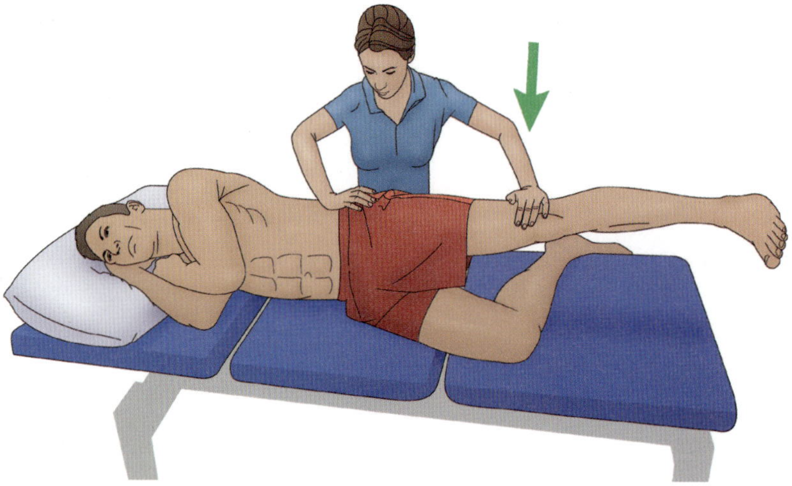

그림 6.44: 변형된 오버 검사

연부조직 치료 : 대상자의 옆으로 누운자세 1

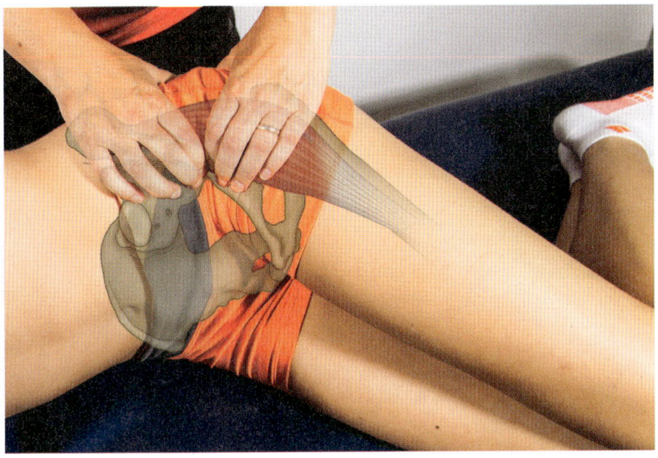

1. 대상자는 옆으로 누운자세에서 엉덩관절(고관절, hip)과 무릎을 굴곡(굽힘)한다.
2. 대상자의 뒤에서서 천천히 두 손의 손가락을 이용하여 넙다리근막긴장근(대퇴근막장근, *tensor fasciae latae muscle*)을 감싸잡는다.

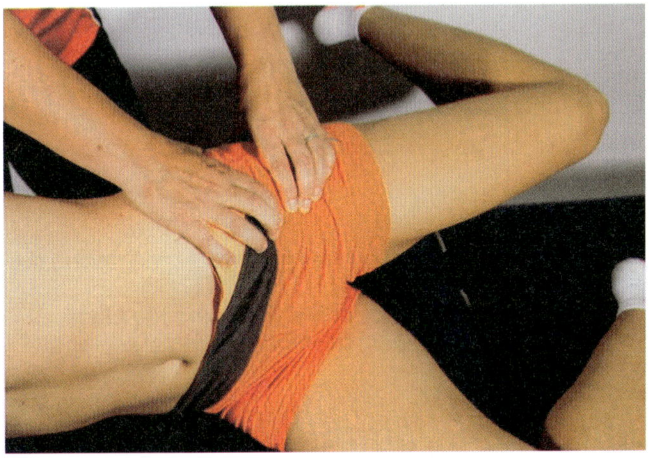

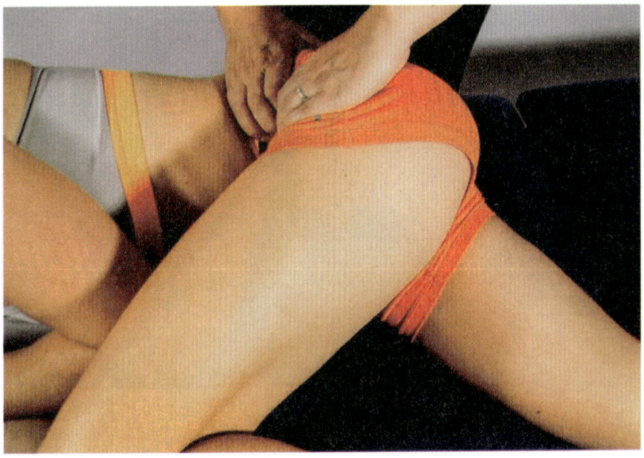

3. 깊이와 자세를 유지해라
   - 대상자는 촉진하고 있는 다리를 천천히 신전(폄)시킬 수 있다.
   - 대상자는 가슴방향으로 엉덩관절(고관절, hip)을 굴곡(굽힘)할 수 있다.
4. 손을 제외하고 2스텝 반복한다. 곧바로 손가락을 말단부로 움직인다.

연부조직 치료 : 대상자의 옆으로 누운자세 2

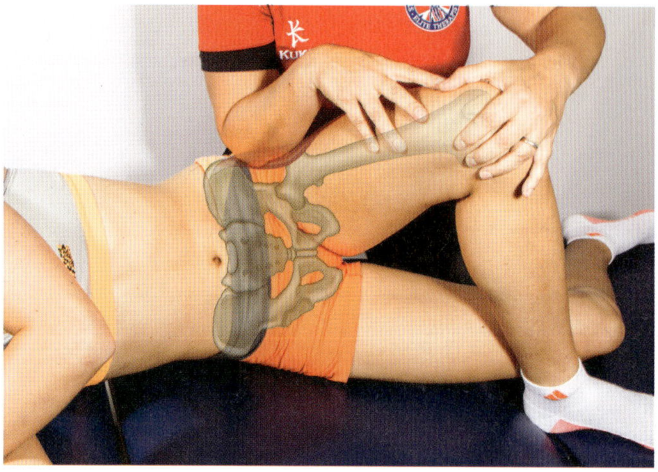

1. 대상자는 엉덩관절(고관절, hip)과 무릎을 굴곡(굽힘)한 상태에서 옆으로 누운자세를 취한다.
2. 대상자의 뒤에 선다.
3. 수동적으로 동측의 위치한 다리를 굴곡(굽힘) 그리고 바깥 회전시킨 다음, 발을 밑에 위치한 다리의 무릎 앞에 위치시킨다.

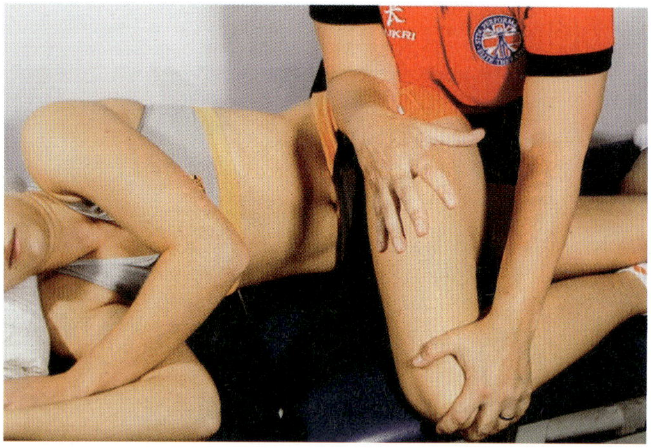

4. 동측 무릎의 접촉을 유지한 상태에서 치료사는 무게를 싣는다.
5. 넙다리근막긴장근(대퇴근막장근, *tensor fasciae latae muscle*)을 팔꿈치를 이용하여 천천히 누른다.
6. 대상자는 엉덩관절(고관절, hip)을 모음시키면서 무릎을 천천히 아래로 내리도록 한다.

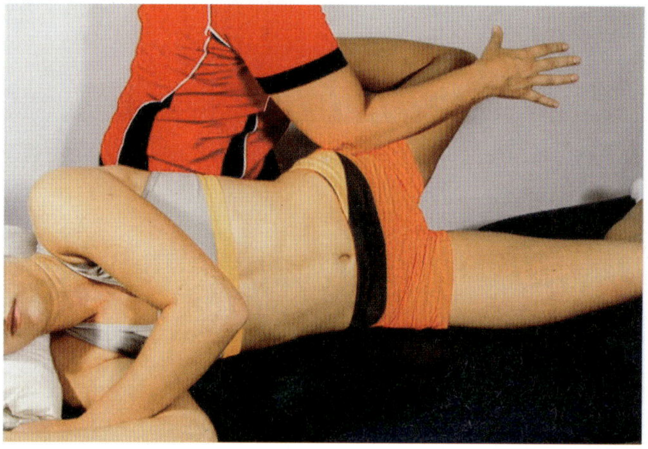

7. 대상자에게 이완하라고 지시한 다음 수동적으로 동측의 엉덩관절(고관절, hip)을 신전(폄) 그리고 바깥 회전(외회전)을 실시한다.
8. 이 과정을 조직의 문제가 해결될 때까지 반복적으로 실시한다.

넙다리근막긴장근(대퇴근막장근)에 대한 건침(DN)치료

건침(DN)는 오직 자격을 받은 물리치료사만이 행해야한다, 기술과 중요한 해부학적 고려사항들은 침습적인 특징을 갖는다.

1. **주요하게 호소하는 패턴** — 이것이 대상자의 통증을 나타내는가?
2. 대상자는 바로 눕거나 또는 옆으로 누운 자세를 취한다.
3. 통증유발점을 찾거나, 단단한 띠(taut band)를 촉진한다.
4. 건침(DN)은 근육조직이나 통증유발점 또는 단단한 띠(taut band)에 수직방향으로 직접 실시한다.

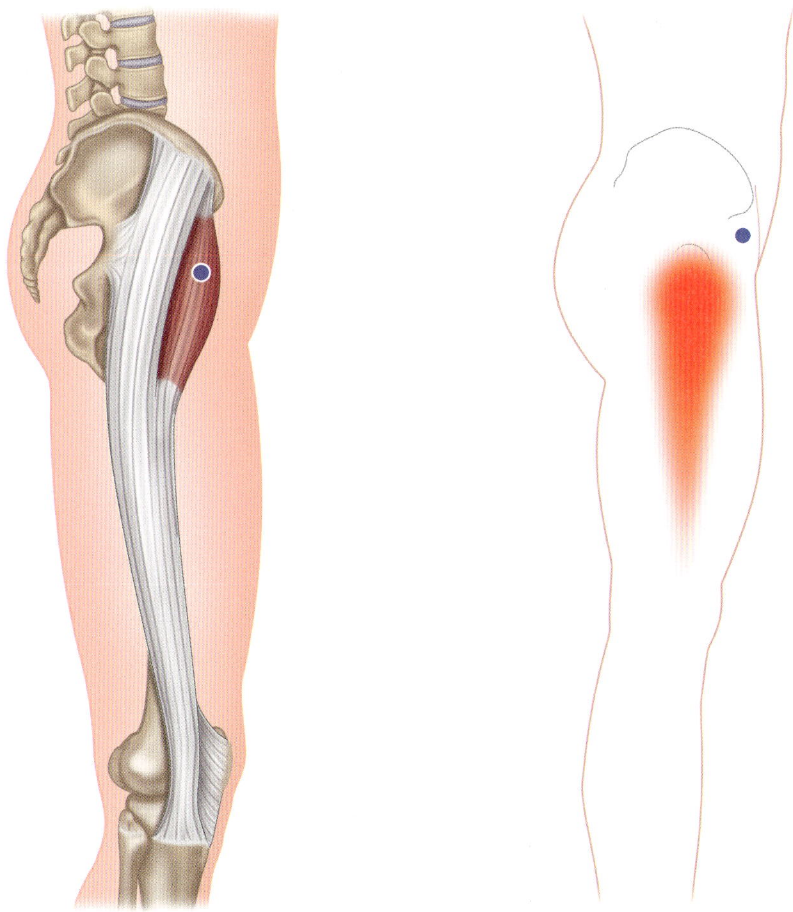

그림 6.45: 넙다리근막긴장근의 통증유발점과 연관통

넙다리근막긴장근에 대한 근에너지 기법(MET) 그리고 엉덩정강근막띠: 대상자는 바로 누운 자세

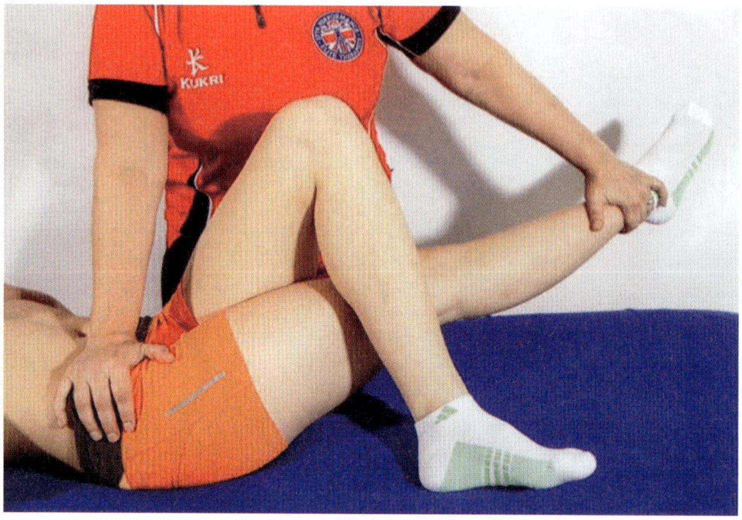

1. 변형된 오버 검사를 통해 조직의 길이를 결정한다.
2. 대상자는 바로누운 자세에서 반대편 다리를 굽힌 다음 동측 다리와 교차시킨 다음 발을 내려놓는다.
3. 반대편 무릎을 접촉(바깥면)한 다음 동측의 다리는 발목 위를 잡고 유지한다.
4. 동측의 다리를 수동적으로 저항이 느껴질 때까지 모음(내전)시킨다.
5. 대상자는 치료사에 저항의 대항하여 약 20%의 힘으로 10~20초 정도 저항한다.
6. 등척성 후 이완 시간을 활용해야 한다.(약 20초 정도) 양쪽 대퇴부위를 외전(벌림)/외회전시킨다.
7. 근육의 길이가 확보될 때까지 반복한다.

추가적인 치료 시 고려사항 : 넙다리곧은근 – 엎드린 자세

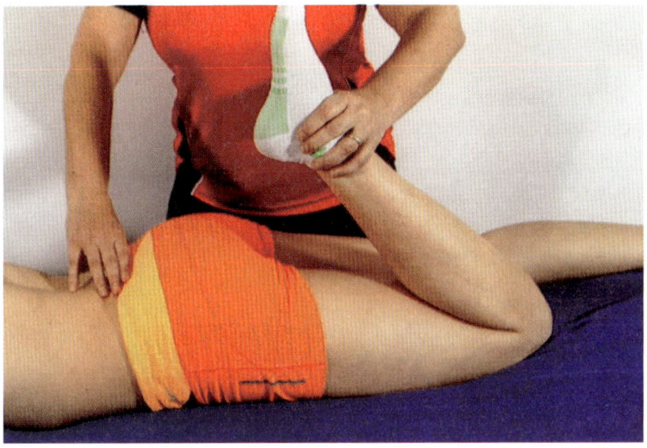

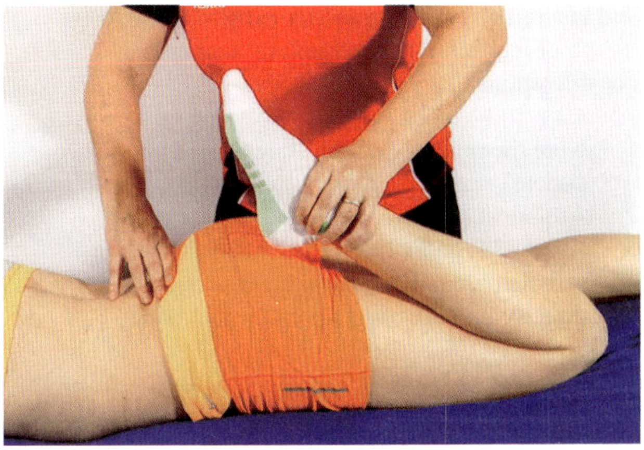

1. 대상자는 엎드려 눕는다.
2. 대상자의 다리는 저항이 느껴질 때까지 수동적으로 굽힌다.
3. 대상자의 무릎은 치료사의 저항에 대항하여 약 20%의 힘으로 10~20초 정도 저항한다.
4. 등척성 후 이완 시간을 활용해야 한다.(약 20초 정도), 양쪽 대퇴 부위를 외전(벌림)/외회전시킨다.
5. 근육의 길이가 확보될 때까지 반복한다.

엉치엉덩관절(천장관절)의 가동술 (SIJ Mobilizations)

Grading Information Box [등급을 매기기 위한 정보]

- Grade 1 : 이용가능한 움직임 초기에 적은 진폭이동
- Grade 2 : 이용가능한 범위 내에서 큰 진폭이동
- Grade 3 : 운동범위 끝에 도달하는 큰 진폭이동
- Grade 4 : 운동범위 맨 끝에서의 적은 진폭이동
- Grade 5 : 고속의 밀치기

엉덩뼈(장골, ilium)의 전방회전을 위한 평가

손가락은 동측의 위앞엉덩뼈가시(전상장골극, ASIS)와 위뒤엉덩뼈가시(후상장골극, PSIS)에 위치한다.

- 위앞엉덩뼈가시(ASIS)는 위뒤엉덩뼈가시(PSIS) 보다 약간 아래에 위치한다 = 정상
- 반대쪽과 비교해서 위앞엉덩뼈가시(ASIS)가 위뒤엉덩뼈가시(PSIS) 보다 훨씬 아래에 위치한다 = 전방회전
  - 반드시 연부조직의 관여가 있는지 확인해야 한다.
  - 재평가 실시
- 여전히 골반(pelvic)이 전방회전되어 있다면, 후방회전으로 가동시킨다.

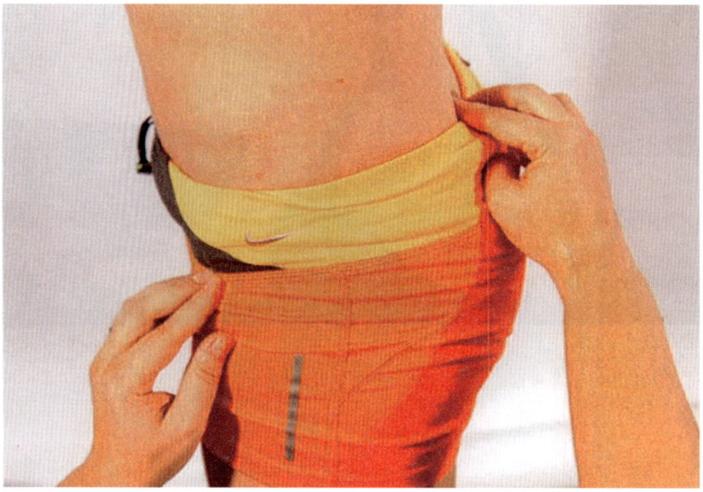

전방회전된 엉덩뼈(장골, ilium)의 치료

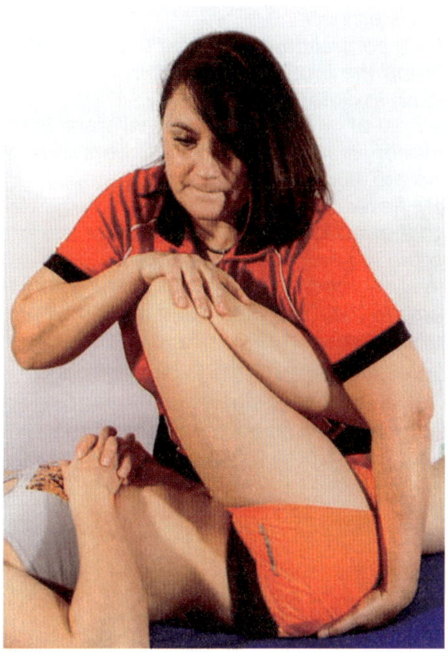

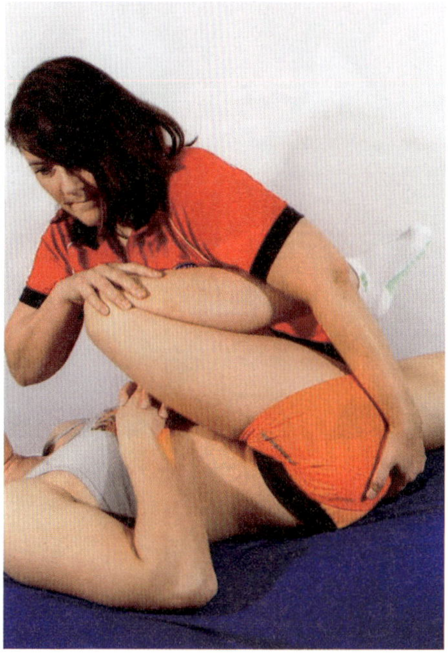

1. 대상자는 바로누운 자세를 실시한다.
2. 대상자의 적용하고자 하는 다리의 반대편에 선다. (신전[폄]되어 있는 다리)
3. 대상자는 적용하고자 하는 다리를 90° 정도 무릎을 굴곡(굽힘) 시킨다.
4. 반대편 다리에 기댄 다음 손은 굴곡된 다리 밑에 위치한 다음 손가락으로 궁둥뼈가시(좌골결절)를 고정한다.
5. 대상자의 발뒤꿈치는 치료사의 위앞엉덩뼈가시(ASIS)에 위치해야 한다.
6. 대상자의 엉덩관절(고관절, hip)은 궁둥뼈가시와 주변 조직들을 당겨 계속해서 굴곡(굽힘)시킴과 동시에 위앞엉덩뼈가시(ASIS)는 아래방향으로 민다.
   - Grade 1/2는 통증이 있을 때, 3/4는 뻣뻣함이 있을 때
7. 근에너지 기법을 이 단계에서 적용가능하다.
   - 대상자는 치료사의 저항에 대해 신전(폄)한다.
8. 이와 같은 방법은 옆으로 누운자세에서도 실시할 수 있다.

엉덩뼈(장골, ilium)의 후방회전에 대한 평가

손가락은 동측의 위앞엉덩뼈가시(ASIS)와 위뒤엉덩뼈가시(PSIS)에 위치시킨다.

- 위앞엉덩뼈가시(ASIS) 위뒤엉덩뼈가시(PSIS) 보다 아래에 위치한다 = 정상
- 반대쪽과 비교해서 위뒤엉덩뼈가시(PSIS)가 위앞엉덩뼈가시(ASIS)보다 아래 위치하거나 같은 선상에 위치한다 = 엉덩뼈의 후방회전
  - 반드시 연부조직의 관여가 있는지 확인해야 한다.
  - 재평가 실시
- 만약 골반이 여전히 후방회전되어 있다면, 전방회전 가동술을 적용한다.

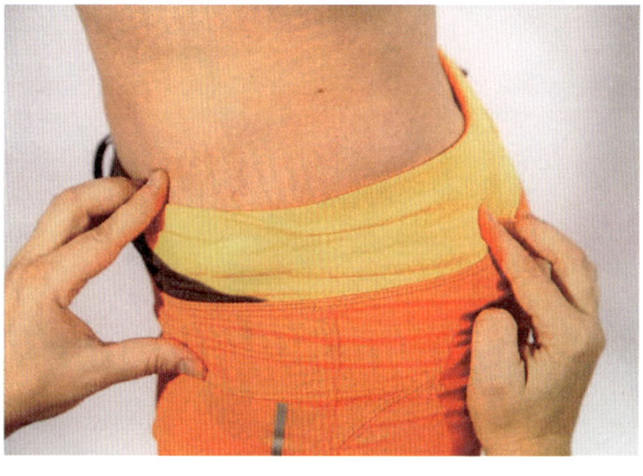

후방회전된 엉덩뼈(장골, ilium)의 치료

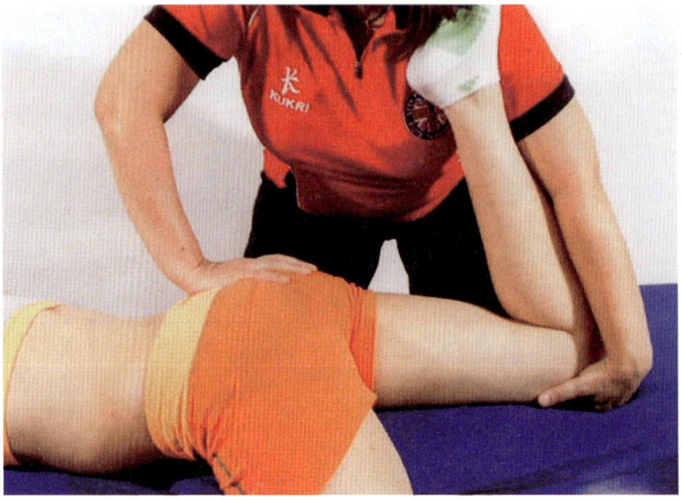

1. 대상자는 엎드려 누운 자세를 취한다.
2. 대상자는 적용하고자 하는 다리의 반대편 다리를 침대 바깥으로 내려놓고 발을 바닥에 올려 놓도록 위치시킨다.
3. 치료사는 적용하고자 하는 다리의 동측으로 위치시킨다.
4. 한 손은 발뒤꿈치 위에 위치시키고(전방회전된 같은편) 다른 한 손은 위뒤엉덩뼈가시(후상장골극, PSIS) 위에 위치시키며 손가락은 엉덩뼈 주위에 위치시킨다.
5. 대상자의 적용하고자 하는 다리는 굴곡(굽힘) 시킨다.
6. 무릎보다 위쪽과 바깥면 주위를 잡는다.
7. 엉덩관절(고관절, hip)을 수동적으로 신전(폄)시켜 위뒤엉덩뼈가시(후상장골극, PSIS)를 상방으로 민다. (관절이 보다 자유롭게 움직이는 방향을 찾는다.)
   - Grade1/2는 통증을 위해 적용한다. 3/4는 뻣뻣한 경우에 적용한다.
   - 엉덩뼈(장골, ilium)의 가장자리를 가동시킨다.
8. 근에너지 기법을 이 단계에서 적용가능하다.
   - 대상자는 엉덩관절은 저항에 대항해 굴곡(굽힘) 시킨다.

엉치엉덩관절(천장관절, sacroiliac joint)의 관절가동술

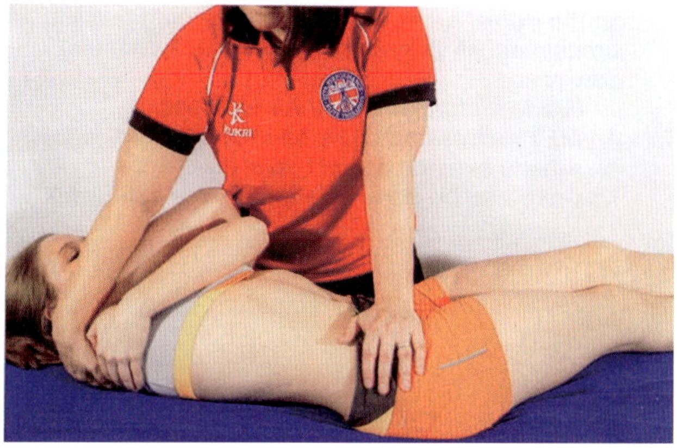

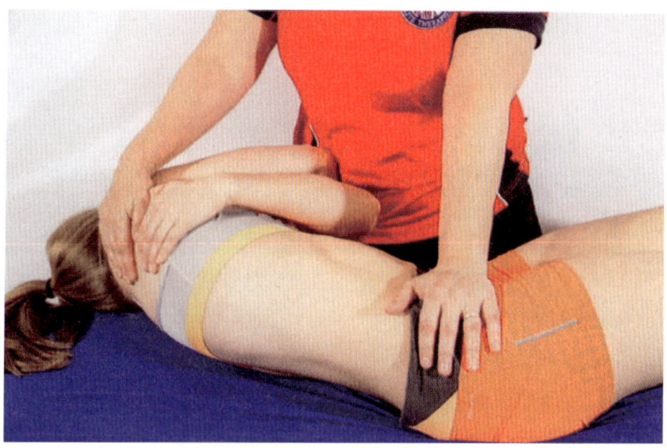

1. 대상자는 바로 눕는다.
2. 대상자는 가슴 위에 팔을 교차시키도록 한다.
3. 동측다리와 반대편에 위치한 다리를 교차시킨다. (가동술을 적용하고자 하는 엉치엉덩관절(천장관절, sacroiliac joint)과 같은 방향으로)
4. 몸통쪽은 가동술을 적용하고자 하는 쪽의 엉치엉덩관절 쪽으로 굴곡(굽힘)한다.
5. 가동될 양측 다리를 옆으로 가져간다.
6. 해당자세는 바나나자세가 된다.
7. 엉치엉덩관절 치료는 몸통의 회전(반대방향으로의)과 그 자세를 유지하는 것이다.
8. 발뒤꿈치는 치료사의 동측의 위앞엉덩뼈가시(ASIS)에 위치시키며 뒤쪽방향으로 압력을 가한다.
   - Grade 1/2는 통증을 위해 적용하며 3/4는 뻣뻣한 경우에 적용한다.
9. 근에너지 기법을 이 단계에서 적용가능하다.
   - 대상자는 엉치엉덩관절 방향으로 회전을 시도할 수 있으며 골반을 정중선을 향해 동시에 회전시킬 수 있다.
   - 두 개의 지점에 대해 저항을 줄 수 있다.

엉치엉덩관절에 대한 집에서의 관리 (SIJ Home Advice)

집에서의 자가운동은 치료사를 다시 보기 전까지 골반의 위치를 유지하는데 있어 효과적이다. 일단 골반(pelvic)이 그 자세를 유지할 수 있게 되면, 근력강화 운동은 힘폐쇄를 위해 도입되어야 한다.

1. 스트레칭을 양쪽 (a) 그리고 (b).
2. 바로누운 자세에서는 복근을 수축한다. (b)

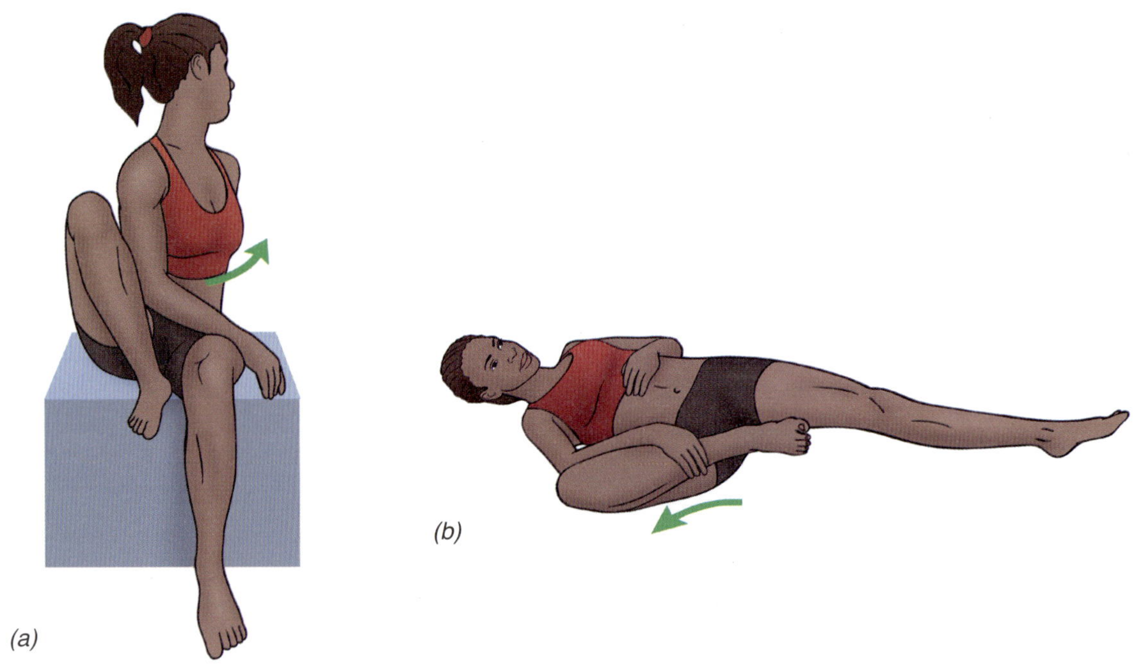

그림 6.46: 엉치엉덩관절(천장관절, sacroiliac joint) 뻣뻣함을 위한 자가 운동

1. 대상자는 넙다리뼈(대퇴골)를 엉덩이가 바닥에 대해 뜰 수 있도록 꼬리 방향(발쪽을 향해) 민다.
2. 대상자는 목을 굴곡(굽힘) 그리고 머리를 들어 올려 복부 구조물을 활성화 시킨다.
3. 하루에 양쪽을 5회씩 반복한다.

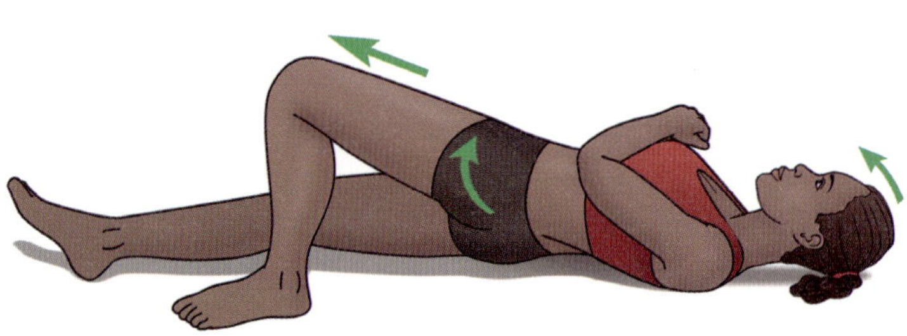

그림 6.47: 누운 자세에서의 자가 당김

1. 대상자는 한쪽 무릎을 앞으로 밀고 다른 쪽 무릎을 좌석 뒤쪽으로 뒤로 당긴다.
   - 복부 구조물은 골반이 위쪽방향으로 밀 때 반드시 활성되어야 한다. (후방회전, 뒤쪽돌림, posterior rotation)
2. 하루에 양쪽을 5회씩 반복한다.

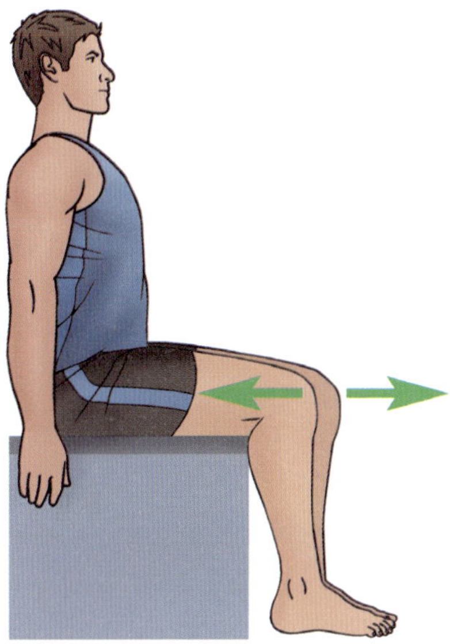

그림 6.48: 앉은 자세에서 자가 당김

1. 대상자는 문틀 반대쪽에 동측 발을 놓는다.
2. 복부 구조물은 충분히 수축하여 골반을 후방회전시킨다.
3. 대상자는 발을 문틀에 대항하여 민다. (등척성 수축)
4. 약간의 움직임은 허용한다.
5. 대상자는 수축을 5초 동안 유지한다.
6. 양쪽 모두 반복한다.

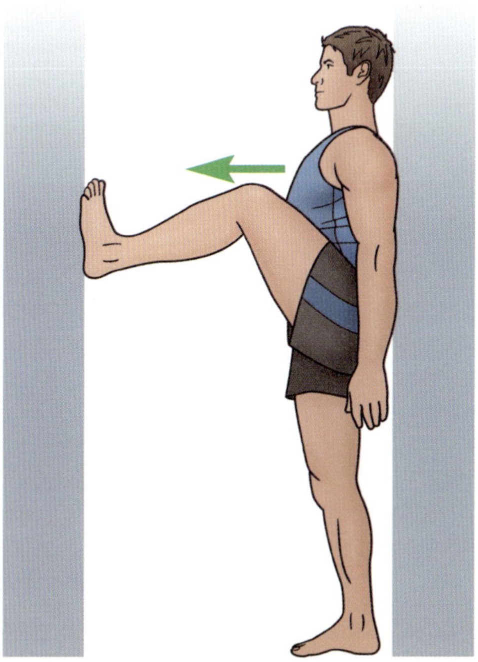

그림 6.49: 등장성 자가 운동

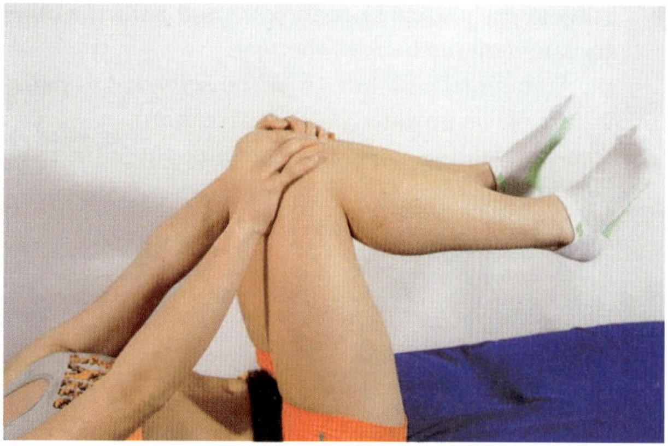

1. 대상자는 바로 누운 자세를 취한다.
   엉덩관절과 무릎을 90° 정도 굴곡(굽힘) 시킨다.
2. 대상자는 한 손을 한쪽 무릎의 위쪽에 위치시킨다.
   (오른쪽에서 보는 것과 같이)
   - 대상자의 저항에 반하여 엉덩관절을 굴곡(굽힘) 시킨다.
3. 대상자의 다른 손은 다른 무릎의 원위부에 위치시킨다.
   (왼쪽에서 보는 것과 같이)
   - 대상자의 서항에 반하여 엉덩관절을 신전(폄) 시킨다.

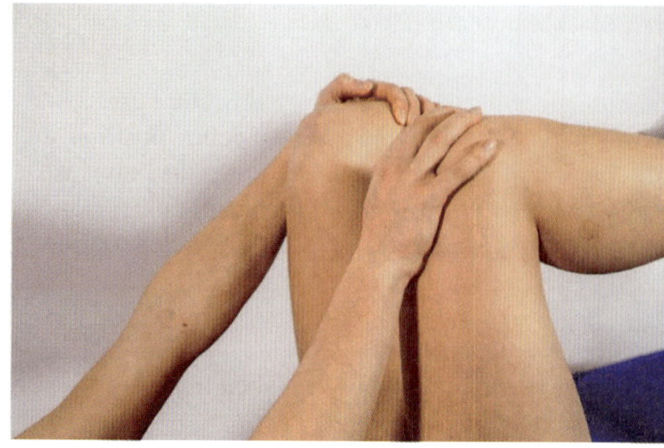

4. 대상자는 (2)와 (3) 둘다를 동시에 약 20초간 유지한다.

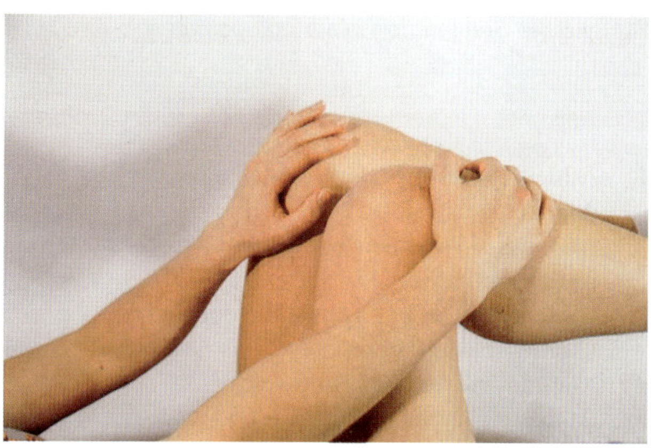

5. 대상자는 1번부터 4번까지를 손을 바꿔서 시행하는 것을 반복한다.

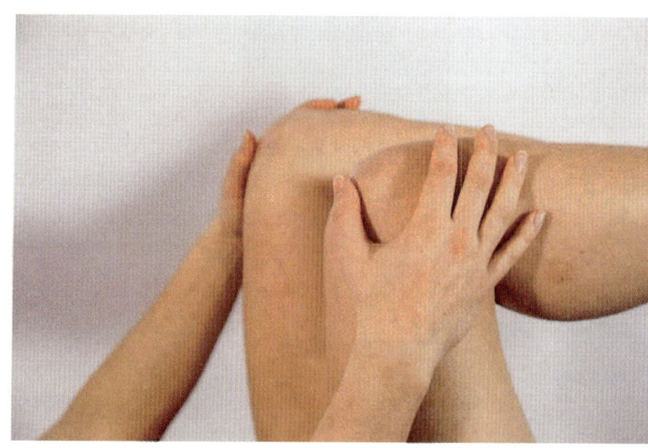

6. 대상자는 두 손을 무릎(슬관절, knee)의 바깥쪽에 위치시킨다.
   - 대상자의 저항에 반하여 외전(벌림) 시킨다.

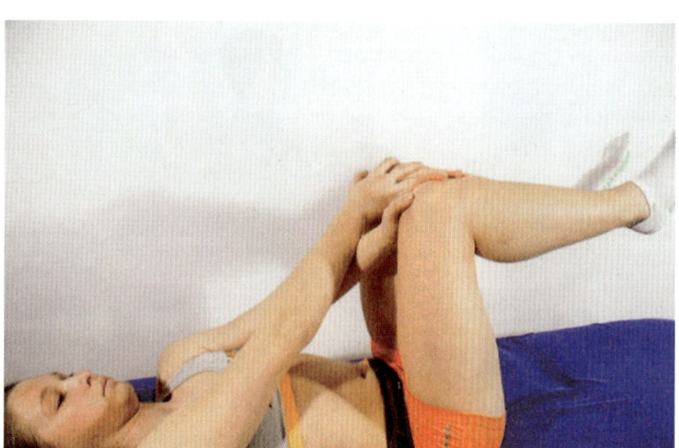

7. 대상자는 손을 교차시켜 무릎의 양쪽 내측면에 올려놓는다.
   - 대상자의 저항에 반하여 모음시킨다.

치료결과를 뒷받침하기 위한 스트레칭 운동

정적인 스트레칭은 다음과 같이 중요하게 관찰한다:

1. 많은 유연성을 요구하는 스포츠에 효과적이다. (체조, 춤)
2. 60초 이상 실시하지 않으면 최대 근수행능력은 저하된다. (Key and Blazevich, 2012)
3. 사전에 전략적으로 워밍업 프로그램을 실시하지 않고 즉각적으로 수행하지 않는 것이 좋다.
4. 긴스트레칭은 근막구조를 위해 90초 동안 유지한다. (Muller and Shleip, 2013)
   - 부종 감소
   - 조직의 정수균형의 증가(Schleip and Muller, 2013)

1. 대상자는 무릎과 손을 테이블에 둔다.
2. 무릎을 가장자리에 위치시킨 다음 발을 반대편 다리에 걸어 지지한다.
3. 동측의 넙다리뼈(대퇴골, femur)를 완전히 가장자리로 밀어 스트레칭한다.
   - 5초간 유지한다.
   - 5초 동안 가장자리보다 높게 들어올린다.
4. 양쪽을 10회 반복한다.

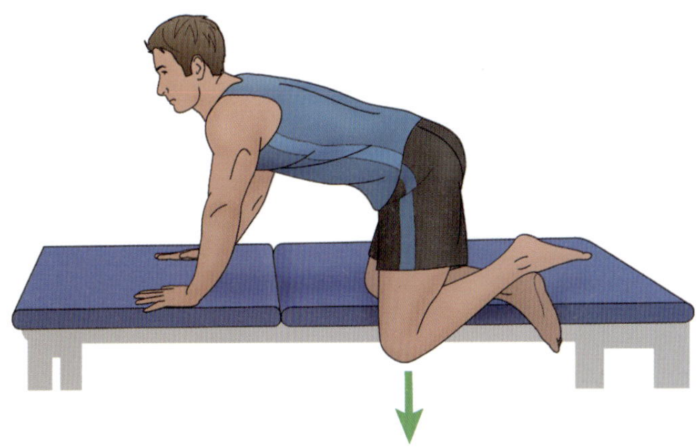

그림 6.50: 엉치엉덩관절 스트레칭

1. 대상자는 발을 의자 또는 상자 위에 올려 놓는다.
2. 허리, 등, 그리고 경추를 굴곡(굽힘) 시킨다.
3. 엉덩관절(고관절, hip)을 회전시키면서 동측 무릎 안쪽으로 팔을 놓는 것을 허용한다.
4. 해당 스트레칭은 30~90초 동안 유지해야 하며, 근막을 포함시키기 위해 시간이 필요하다. (아래에 설명한대로)

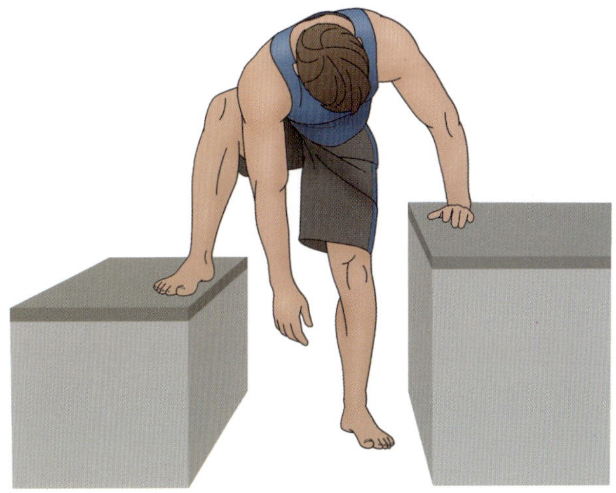

그림 6.51: 엉덩뼈의 오른쪽 전방 회전 스트레칭

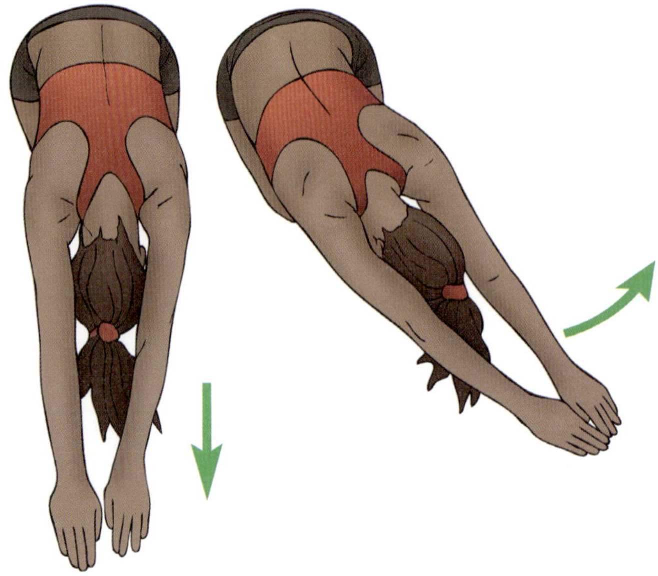

그림 6.52: 넓은등근(광배근, *latissimus dorsi muscle*) 스트레칭

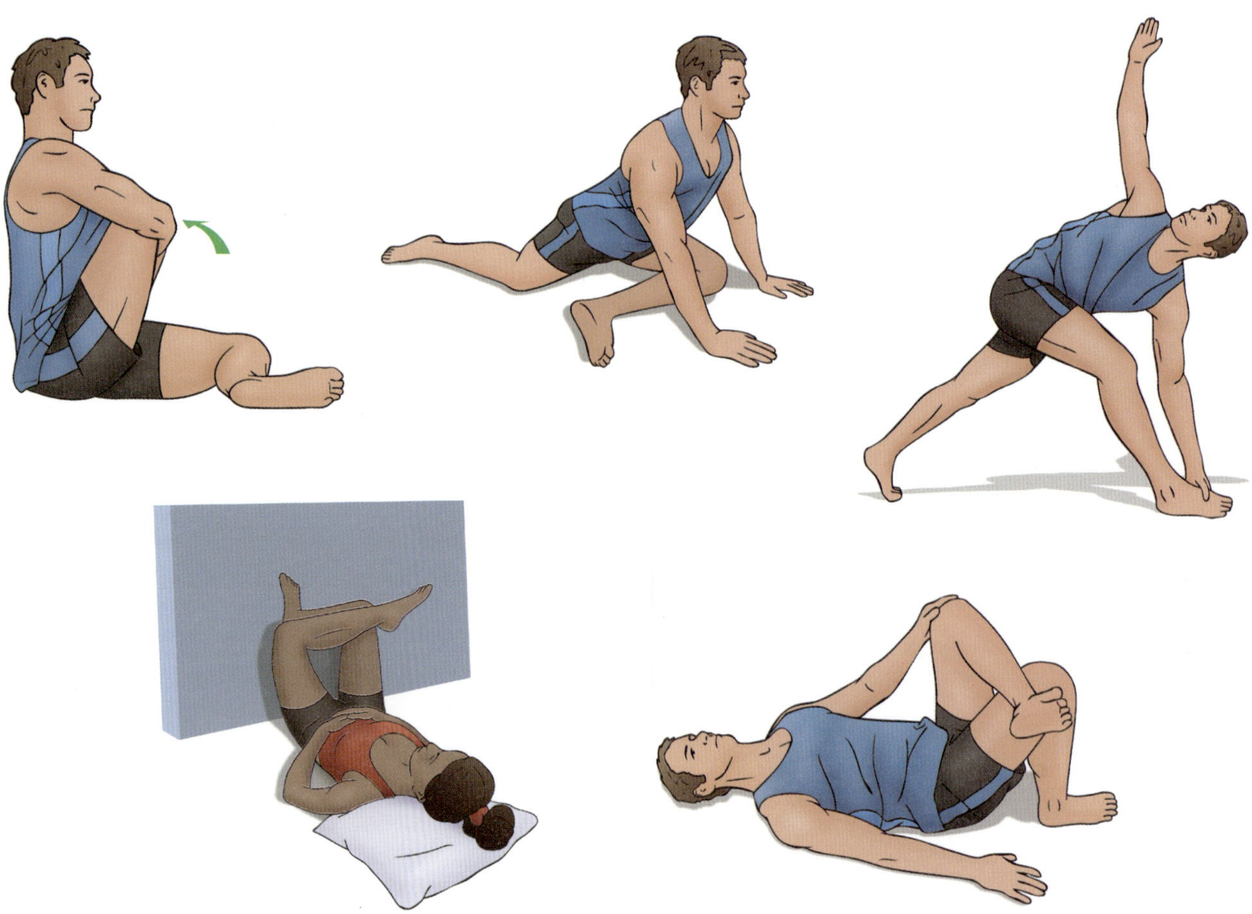

그림 6.53: 볼기근(둔근, *glutes*) 스트레칭

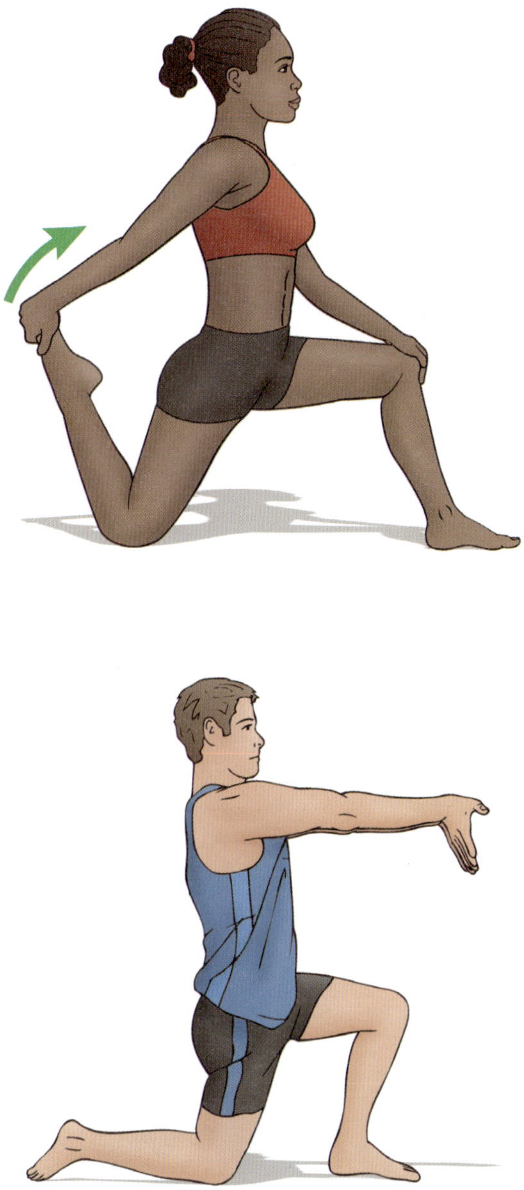

그림 6.54: 허리근(요근, psoas muscle) 스트레칭

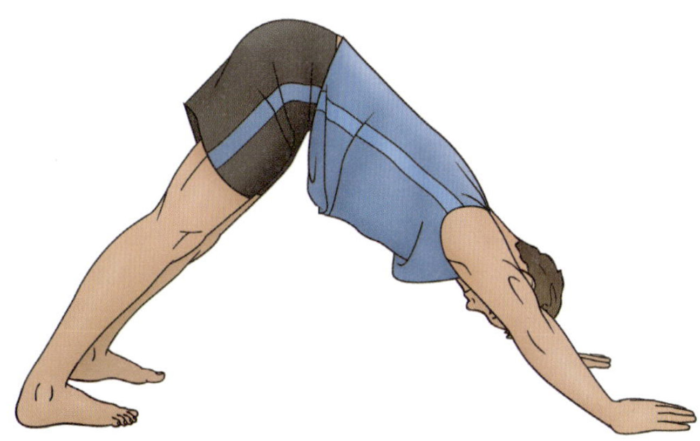

그림 6.55: 등의 표면 스트레칭 / 하방 강아지 자세

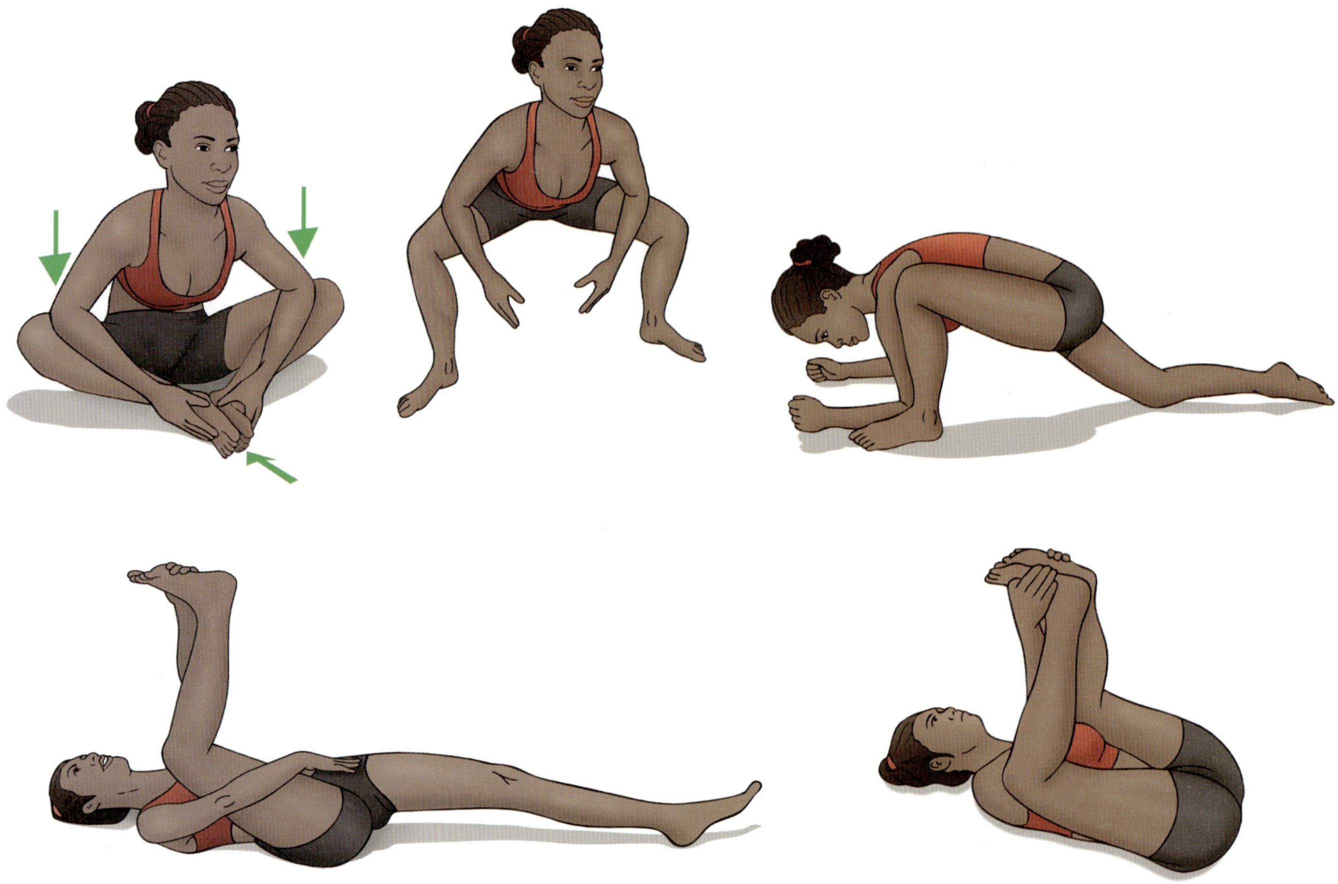

그림 6.56: 모음근(내전근, *Abductors*) 스트레칭

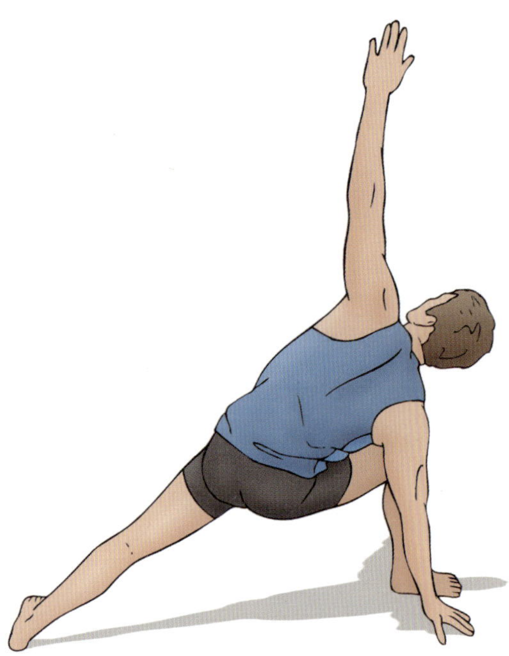

그림 6.57: 넙다리근막긴장근(대퇴근막장근, *tensor fasciae latae muscle*)과 나선 스트레칭

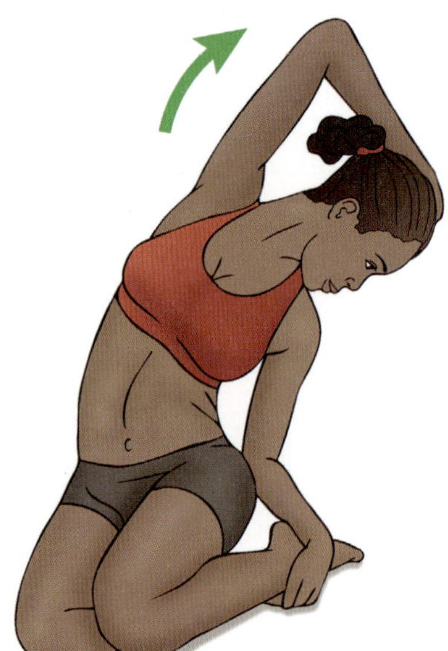

그림 6.58: 허리네모근(요방형근, *quadratus lumborum muscle*) 스트레칭

엉치엉덩관절(천장관절) 장애로 인한 강화운동

스쿼트(Squatting)

반드시 완전한 스쿼트를 5장에서처럼 평가해야 한다. 사전에 아래와 같은 운동들이 처방된다. 이러한 운동들은 정예대상자들에게는 매우 기본이다.

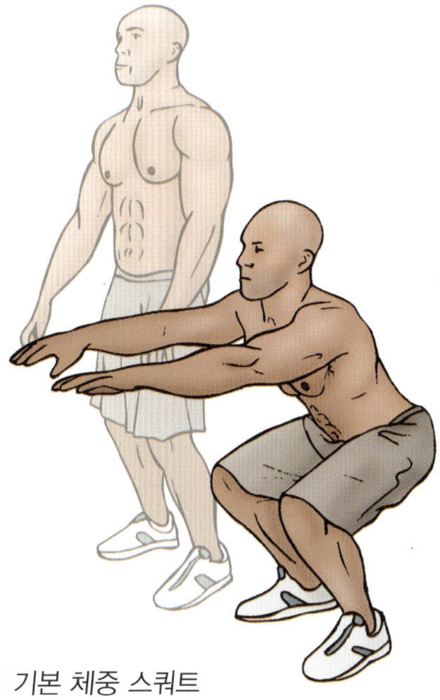

그림 6.59: 기본 체중 스쿼트

스쿼트의 진행

1. 미니 스쿼트를 시작(아래 그림 2) 결함 있는 움직임이나 불편한 등을 스쿼트를 시행하는 동안 평가할 수 있다.
   - 미니 스쿼트
   - 10~15회 반복, 3세트, 하루에 세 번
2. 미니 스쿼트를 유지하는 단계 (아래 그림 3)
   - 미니 스쿼트를 4~10초 동안 유지
   - 중립위치로 복귀
   - 10~15회 반복, 3세트, 하루에 세 번
3. 깊은 스쿼트 단계 (아래 그림 4)
   - 미니 스쿼트 다음 유지
   - 깊은 스쿼트 다음 유지
   - 미니 스쿼트 유지 후 복귀
   - 중립위치로 복귀
   - 10~15회, 3세트, 하루에 세 번

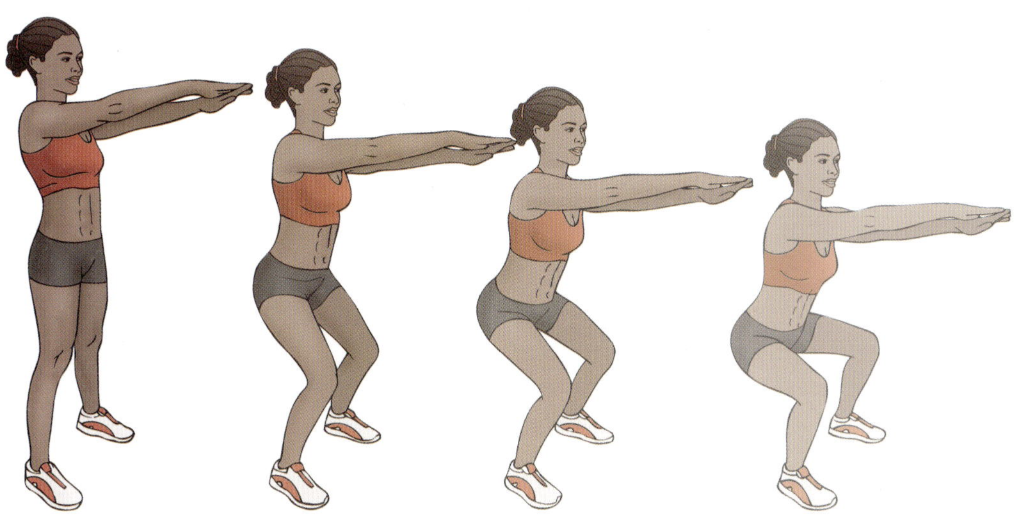

그림 6.60: 스쿼트 진행

한다리 스쿼트(Single-Leg Squat)

평가: 한다리 스쿼트를 처방하기 전에 반드시 그림 6.60-6.61에서처럼 인체공학적으로 평가해야 한다. 평가는 또한 결과치에 대한 평가로 사용될 수 있다. 근력과 질이 돌아올 때까지 미니 스쿼트를 반복한다.

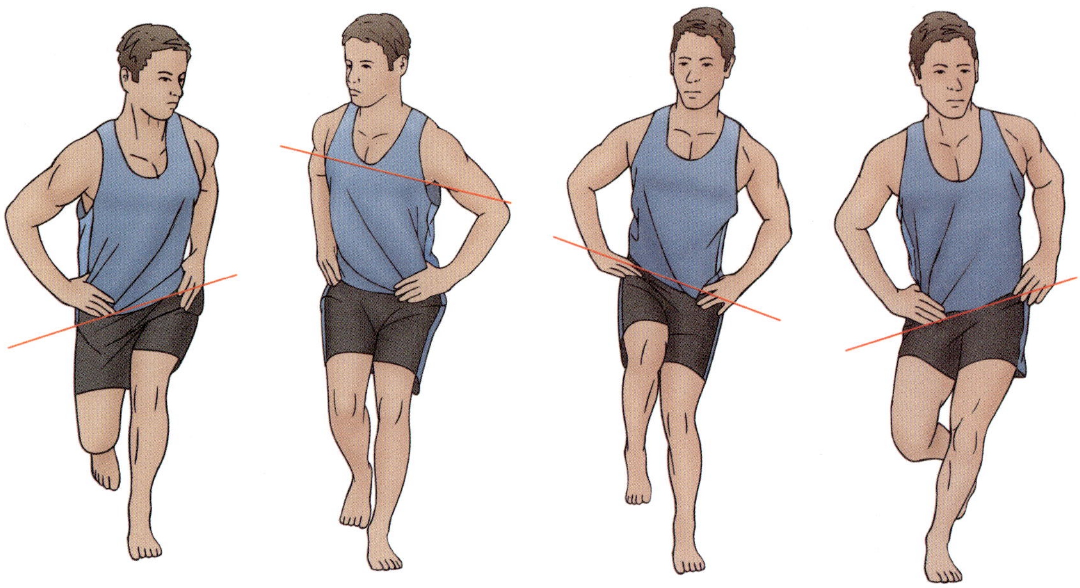

그림 6.61: 한다리 스쿼트 시 보상 작용

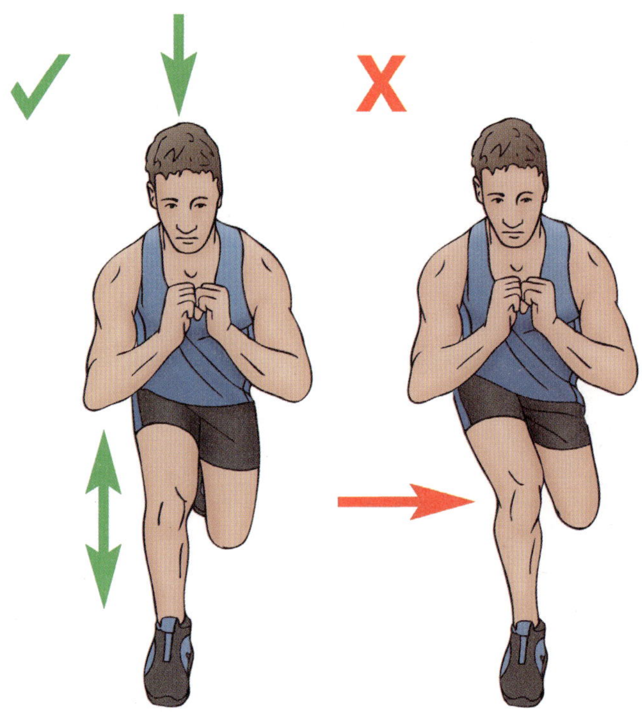

그림 6.62 : 한다리 스쿼트 시 보상 작용 시범

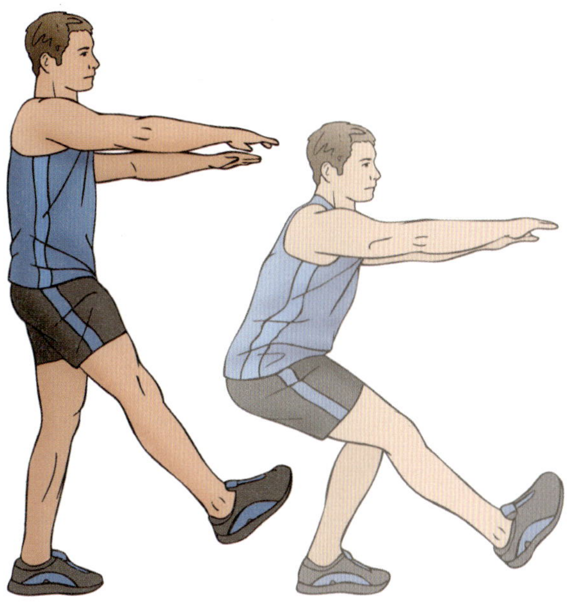

그림 6.63: 한다리 스쿼트 운동

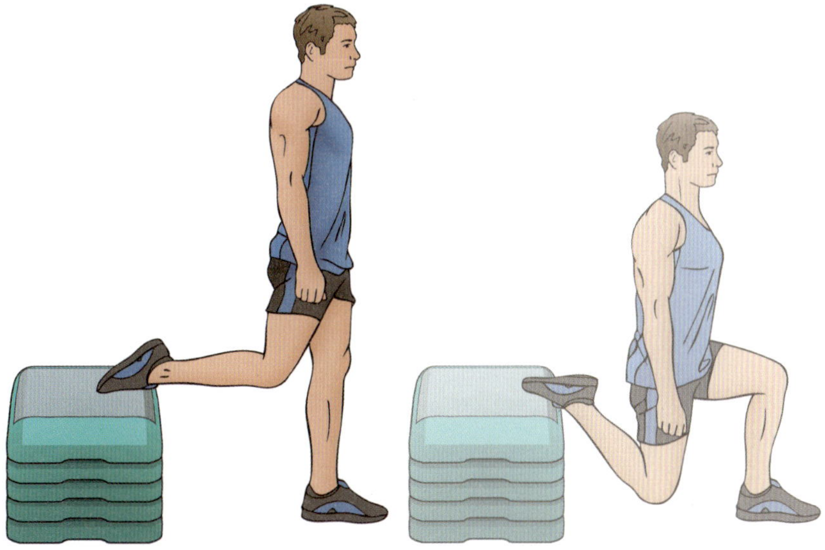

그림 6.64: 분할 스쿼트 운동

플랭크 자세 (Plank Position)

1. 팔꿈치 또는 손으로 수행할 수 있다.
2. 매우 어려울 수 있어 시작할 때 무릎의 앞쪽을 두고 시작할 수 있으며, 몸통은 반드시 플랭크 자세(Plank Position)를 유지해야 한다.
3. 가능한 길게 유지하도록 한다.
   - 어깨에서 발목까지 몸통을 꼿꼿이 세워야 한다.
   - 회전은 허락하지 않는다.
   - 허리의 과신전은 하지 않는다.
   - 머리는 중립위치를 유지한다.
4. 10초 동안 3회 반복하는 작은 세트를 시작으로 거기서부터 만든다.
5. 연장된 시간동안 자세를 고정할 수 있다면, 한 다리를 40도 가까이 더 크게 하고 유지하는것을 시도해라. 그리고 다른쪽도 반복해라.
   - 보상 작용은 반드시 일어나지 않아야 한다.

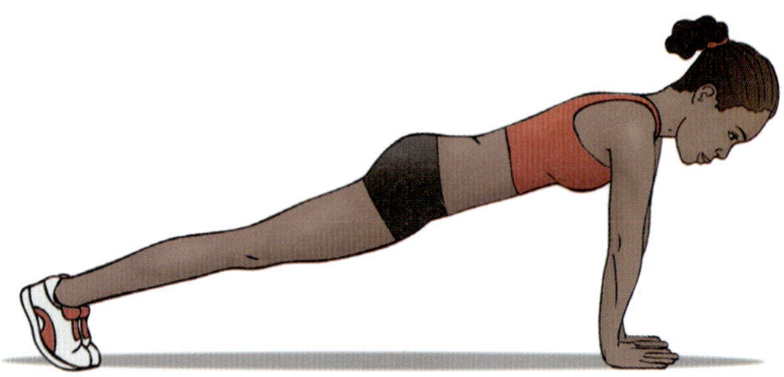

그림 6.65: 플랭크 자세

측면 플랭크 자세 (Side Plank Position)

1. 몸통, 목, 머리 모두 반드시 중립을 유지해야 한다.
2. 대상자의 팔꿈치는 어깨아래로 직선이어야 한다.
   - 몸통은 머리에서부터 발까지 일직선이어야 한다.
   - 회전은 허락하지 않는다.
   - 허리의 가쪽굴곡은 하지 않는다.
   - 머리는 중립위치를 유지시킨다.
3. 10초 동안 3회 반복하는 작은 세트를 시작으로 거기서부터 만든다.
4. 연장된 시간만큼 자세를 유지할 수 있을 때, 모음된 팔을 90° 정도 그리고 다리 벌림을 대략 40~50°에서 동시에 시도할 수 있다.
   - 보상 작용은 반드시 일어나지 않아야 한다.

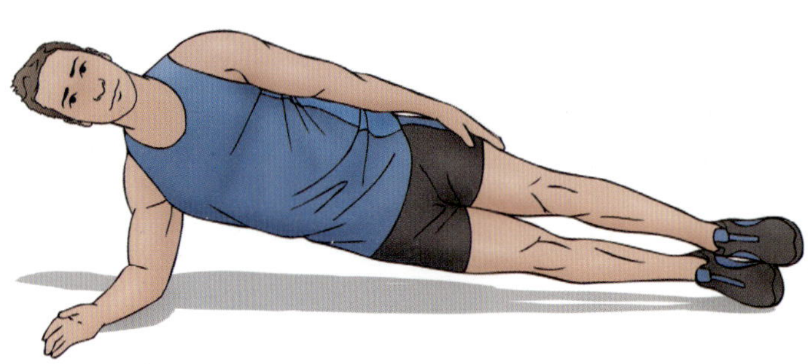

그림 6.66: 측면 플랭크 자세

브릿지 평가(Bridge Assessment)

브릿지 자세의 평가에 가장 첫 번째는 보상 작용이 없어야 한다.

- 회전(rotation)
- 흔들림(shaking)
- 한쪽으로 떨어지는 엉덩이(hips dipping)
- 일직선의 자세를 유지할 수 없음

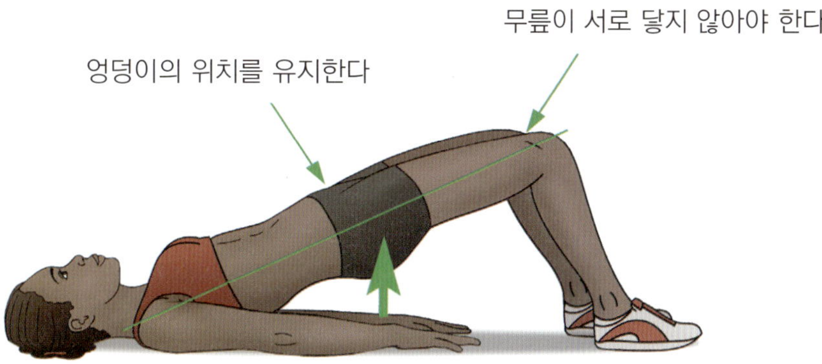

그림 6.67: 브릿지 자세(Bridge position)

중간볼기근(중둔근) 운동

1. 우선 브릿지 평가가 완료되어야 한다.
2. 엉덩관절(고관절, hip)이 뒤쪽으로 돌기 전까지 위쪽다리를 올린 다음 다섯을 센다.
3. 해당 자세를 다섯을 셀 동안 유지한다.
4. 다섯보다 적게 센다.
5. 20회 반복, 3세트, 하루에 세 번
6. 단계
   - 40번 반복
   - 쎄라 밴드를 무릎 주위에 적용
   - 대상자는 다른쪽 다리에 체중을 실을 수 있다.
   - 다른 쪽 다리는 신전(폄)과 안쪽돌림을 할 수 있다.

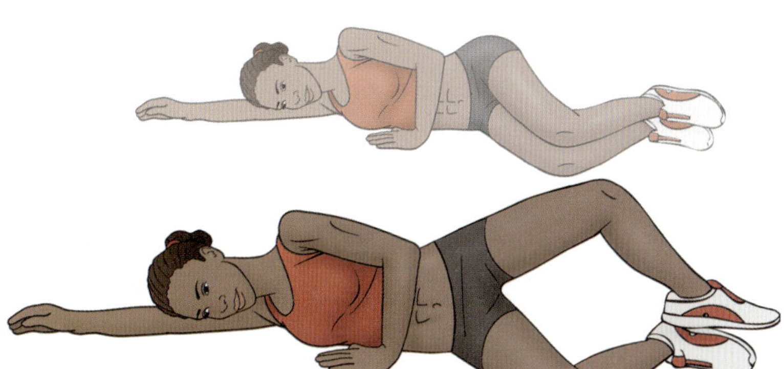

그림 6.68: 중간볼기근(중둔근) 운동

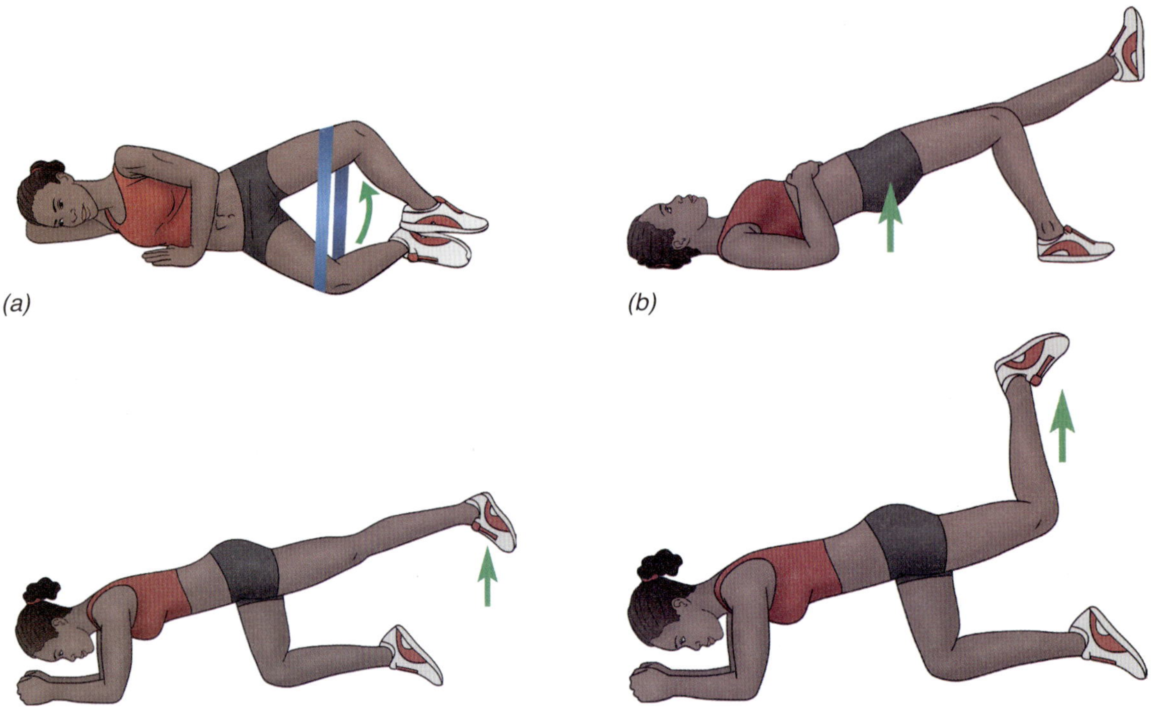

(a) (b) (c) (d)

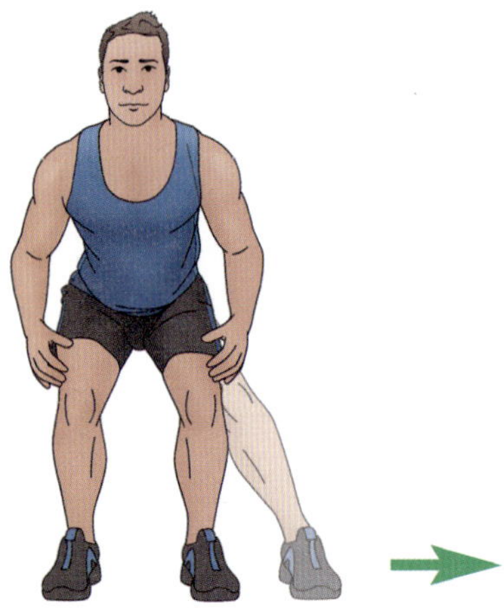

(e)

그림 6.70: 힙(hip) 운동.
(a)클램 운동: 추가적인 저항을 위해 밴드를 사용한다.
(b)싱글 레그 브릿지: 대상자는 자세를 위치시킬 때, 위에서 언급한 보상 작용을 확인해야 한다.
(c 그리고 d) 힙 신전 운동: 손과 무릎을 고정하는 동안 한쪽 다리를 위로 든다. 이 운동은 다리를 똑바로(강하게) 또는 무릎을 구부려서(약하게) 운동할 수 있다.
(e) 사이드 스텝 운동: 약간 스쿼트 자세를 유지하고, 발가락을 앞으로 향하게 하여 측면으로 작은 발걸음을 내딛는다.

참고문헌(References)

Gibbons SCT, Pelley B, and Molgaard J (2001) Biomechanics and stability mechanisms of psoas major. Proceedings of 4th Interdisciplinary World Conference on Low Back Pain, Montreal, Canada, November 9–11, 2001

Kay A and Blazevich A (2012) Effect of acute static stretch on maximal muscle performance. Medicine and *Science in Sports and Exercise* 44(1): 154–164

Muller DG and Schleip R (2013) Fascial fitness: fascia oriented training for bodywork and movement therapies. Terra Rosa e-magazine 7. Available online at: http://www.somatics.de/FascialFitnessTerraRosa.pdf. (Accessed June 2015)

Palastanga N and Soames R (2012) *Anatomy and Human Movement: Structure and Function.* Edinburgh: Churchill Livingstone

Schleip R and Müller DG (2013) Training principles for fascial connective tissues: scientific foundation and suggested practical applications. *Journal of Bodywork and Movement Therapies* 17(1): 103–115

Takazakura R, Takahashi M, Nitta N, and Murata K (2004) Diaphragmatic motion in the sitting and supine positions: healthy subject study using a vertically open magnetic resonance system. *Journal of Magnetic Resonance Imaging* 19: 605–609

Taylor K, Sheppard J, Lee H, and Plummer N (2009) Negative effect of static stretching restored when combined with a sport specific warm-up component. *Journal of Science and Medicine in Sport* 12(6): 657–661

7장

이상근증후군
Piriformis Syndrome

이상근증후군(PS)을 나타내는 대상자는 궁둥패임(좌골절흔, sciatic notch, 그림 7.1)이나 허리 부위에 통증을 나타낼 것이며, 궁둥신경(좌골신경, sciatic nerve) 자극(궁둥신경 포착/방사통)이 함께 있을 수 있으며, 임상적으로 궁둥구멍근(이상근, piriform muscle)이 비대해질 것이다(Shapiro and Preston, 2009). 특히 이러한 징후와 증상들은 대상자가 단단한 표면에 오래 앉아있을 때 더욱 분명해진다(Shapiro and Preston, 2009). 사실, 이렇게 앉아있는 것에 대한 증상은 아마도 가장 명백한 지표일 것이다(Papadopoulos and Khan, 2004).

일차성 이상근증후군은 엉덩이 통증을 일으키는 신경근 상태이며 방사통을 포함하거나 포함하지 않으며, 일반적으로 근육 자체의 해부학적 기형에 의해 발생한다.

이차성 이상근증후군(일차보다 흔한)은 외상과 관련이 있고, 또한 허혈과 연관이 있으며, 근육이나 신경의 견인, 근육의 힘이나 유연성의 변화, 하지의 생체역학적 부정렬 등이 하지 평가를 매우 중요하게 만든다.

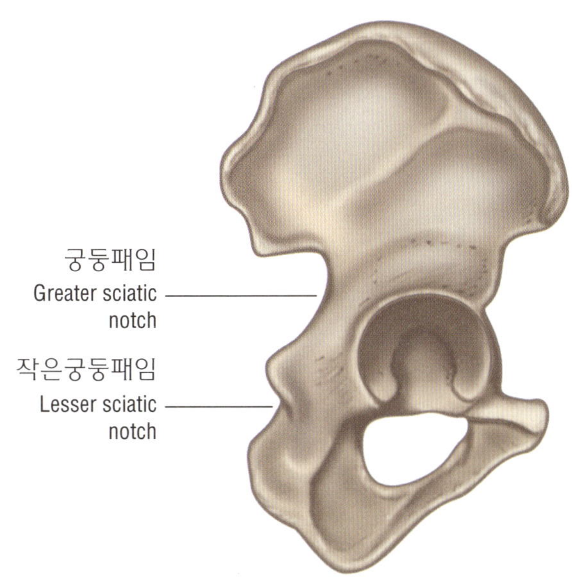

그림 7.1: 궁둥패임(좌골절흔, *sciatic notch*)

일반적인 사람들에게 이러한 특징을 나타내 보인다.

- 회내된 동측의 발(그림 7.2b)
- 기능적 다리길이 불일치(그림 7.3), 보통 환측이 길어진다.
- 동측 고관절 외회전 및 내전 근육이 단단해진다.
- 동측의 외전 근육의 약화

엉덩관절을 내전과 내회전시키는 것은 (궁둥구멍근의 근긴장을 증가시키는), 놀랍지 않게도, 대상자의 통증을 증가시키는 것으로 나타났다(Papadopoulos and Khan, 2004; Shapiro and Preston, 2009; Hopayian et al., 2010). 일반적으로, 증가된 Q각(그림 7.4)과 무릎 외반 자세(그림 7.5) 또한 그러하다.

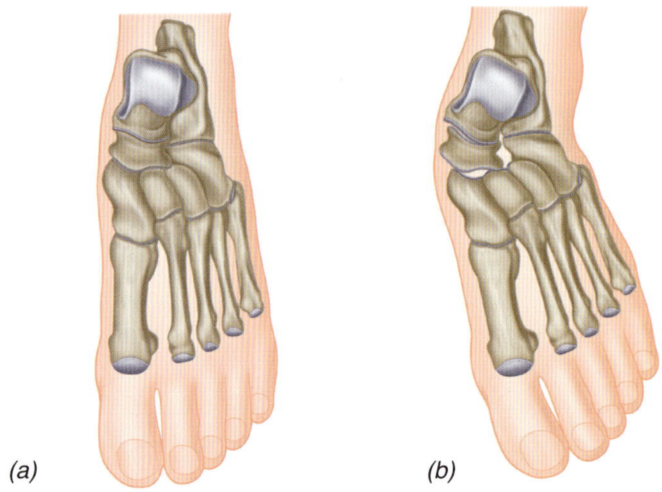

그림 7.2: (a) 정상적인 발의 위치, (b) 엎침(회내, pronated)된 발

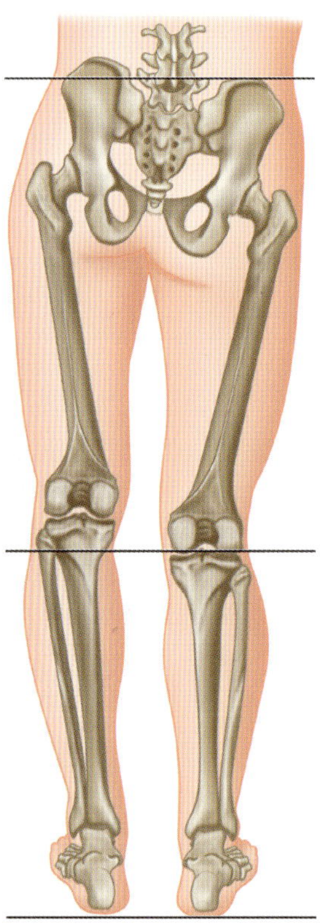

그림 7.3: 기능적 다리길이 차이. 이 예시에서는 일반적으로 왼쪽이 환측일 것이다.

보행을 평가할 때 흔히 관찰되는 비정상인 점:

- 중간입각기 후반부의 과다회내는 대퇴의 외회전이 요구될 때 내회전 되도록 한다.
- 반대쪽 다리의 유각기 시 골반은 외회전하여, 대퇴 머리쪽으로 전단 스트레스를 이동시키는 것을 조장한다.
- 궁둥구멍근(이상근, piriform muscle)의 증가된 긴장은 뒤쪽의 궁둥신경 압박을 일으킨다.

궁둥신경 압박은 하지의 다양한 신경학적 증상들을 일으킬 수 있다. 그러나, 이상근증후군(piriformis muscle syndrome)의 경우, 전형적으로 신경학적 검사에서 신경병증이나 신경뿌리 손상은 보이지 않는다. 심부건반사, 감각, 근력도 대개 영향을 받지 않는다.

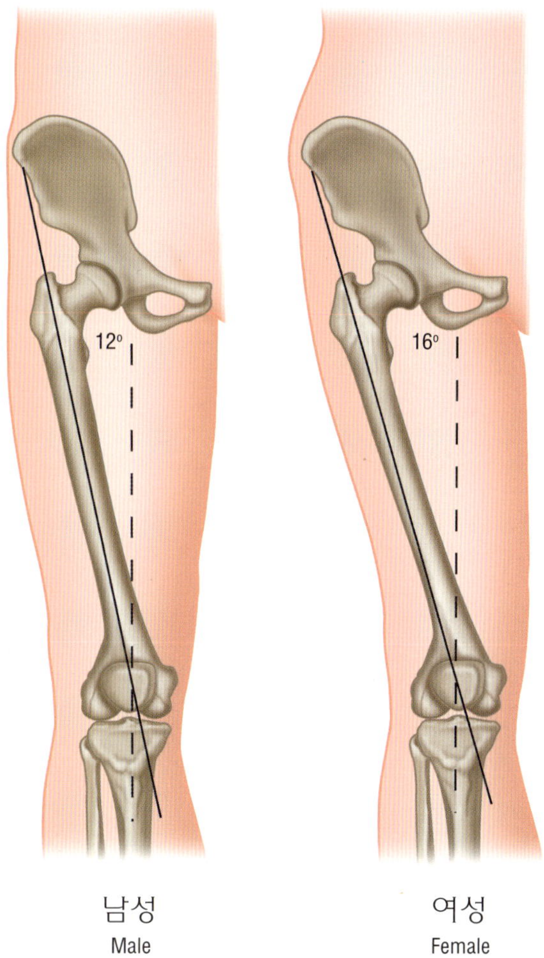

그림 7.4: 남성과 여성 Q각의 차이

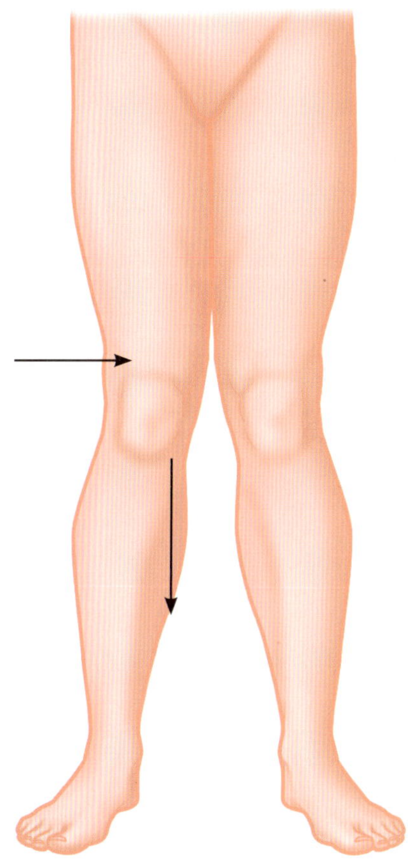

그림 7.5: 외반된 무릎(Valgus knee position)

궁둥구멍근 (이상근) (Piriform Muscle)

부착

- 궁둥구멍근(이상근)은 S2–S4 전방을 둘러싼 골막 근막에서 시작한다.
- 그 후 엉치뼈 앞쪽 엉치뼈구멍(anterior sacral foramina) 가쪽 사이로 이동한다.
- 엉치결절인대의 골반 표면과 엉덩뼈의 둔부 표면을 둘러싼 골막 근막으로부터 추가적인 부착이 있다.
- 골반에서 큰궁둥구멍(대좌골공, greater sciatic foramen)을 통해 둔부로 빠져나간다.
- 섬유는 계속해서 하방, 외측, 전방을 통과하여 힘줄로 좁아지며, 이는 대퇴의 큰돌기(대전자, greater trochanter)를 감싸고 있는 골막 근막의 내측부와 위쪽 모서리에 정지한다.

신경지배

- 엉치신경얼기(천골신경총, sacral plexus)의 앞쪽가지 (L5, S1, S2)
- 이 부위를 덮고 있는 피부(L5,S1,S2)

작용

- 해부학적 자세–대퇴의 외회전
- 넙다리뼈머리를 절구 안에 고정한다.
- 앉을 때는 외전근 역할이 된다.
  - 일어서지 않고 벤치를 따라 슬라이딩
  - 일어서기 전에 차에서 다리를 꺼냄
- 상체가 회전할 때 골반을 안정화시킴
- 움직이는 버스에서 서있을 때 골반 균형을 조절한다.

대항근(antagonists)

- 고관절 신전근: 중간볼기근(중둔근), 작은볼기근(소둔근)(내회전 근육)

협동근(synergists)

- 고관절이 굴곡되고 외전되었을 때:
  - 큰볼기근(대둔근)의 중간섬유들
  - 중간볼기근(중둔근), 작은볼기근(소둔근)
  - 넙다리근막긴장근(대퇴근막장근)
  - 넙다리빗근(봉공근)
- 외전은 모든 모음근(내전근, abductors)(길항근), 큰볼기근(대둔근, gluteus maximus)의 아래섬유, 큰허리근(대요근, psoas major muscle), 엉덩근(장골근, iliacus muscle)에 의해 반대된다.

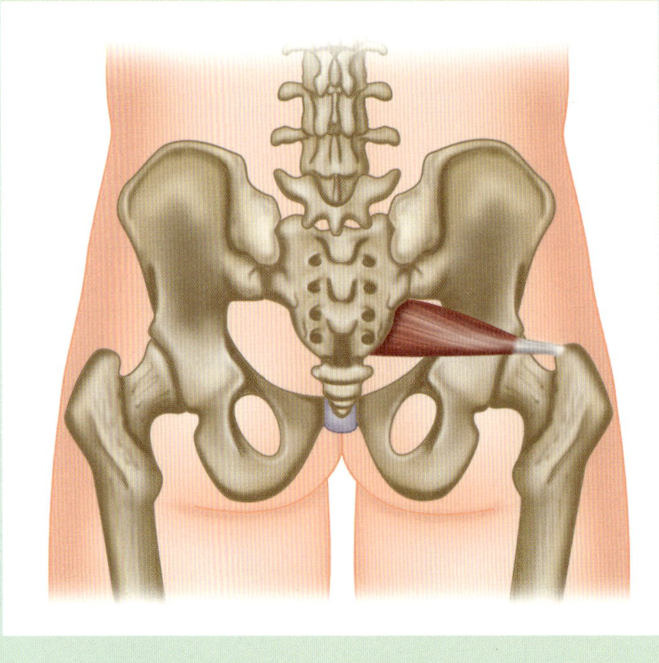

그림 7.6: 궁둥구멍근(이상근, *piriform muscle*)

이미 언급한 바와 같이 이상근증후군은 많은 증상과 징후가 있으며, 가장 일반적으로 15분~20분 이상 앉은 후에 근육의 근막 부착 주변의 통증이 증가한다(Boyajian et al., 2008).

- 엉치뼈부터 둔부, 대퇴 뒤쪽, 무릎(슬관절, knee) 바로 위쪽으로 방사되는 통증 +/− 감각이상(Foster, 2002; DiGiovanna et al., 2005)
- 걸을 때 통증이 감소한다.
- 움직임이 없으면 통증이 증가한다.
- 반대쪽 엉치엉덩관절 통증
- 쪼그리고 앉은 자세나 앉은 자세에서 일어날 때 통증
- 자세를 변경해도 통증이 완전히 사라지지 않음
- 걷는 것의 어려움(진통 보행이나 족하수)
- 하지의 약화(동측)
- 발의 저림(동측)

과다긴장된 궁둥구멍근(이상근, piriform muscle)은 동측의 고관절을 외회전하게 만든다(대상자가 편하게 똑바로 드러누울 때 이 증상을 주의하라). 발을 정준선에 위치시키려는 능동적인 시도는 종종 통증을 초래한다(Frieberg and Vinke, 2008).

궁둥구멍근의 연축에 따른 엉치뼈 비틀림은(종종 반대쪽 사선축을 따라 동측의 전방회전) 보상적으로 하부 요추가 반대 방향으로 돌아가도록 만든다(이중 분쇄 증후군)(그림 7.7 참고). 엉치결절인대의 익숙치 않은 보상적인 부하는 음부신경의 압박을 이끌어 내거나, 골반에 기계적인 스트레스가 증가하여 사타구니나 골반에 통증이 증가한다(Chaitow, 1988). 엉치엉덩관절 기능부전의 평가에 관한 5장의 소개는 "이중 분쇄 증후군"을 배제하는 것에 도움을 줄 것이다.

MRI(자기 공명 영상), CT(전산화 단층 촬영), EMG(근전도), 초음파는 이상근증후군과 비슷한 증상을 유발하는 조건을 제외시키는 데 유용하다. 궁둥신경 자극의 여부는 자기 공명 신경조영술로 감지할 수 있지만, 거의 필요하지 않다.

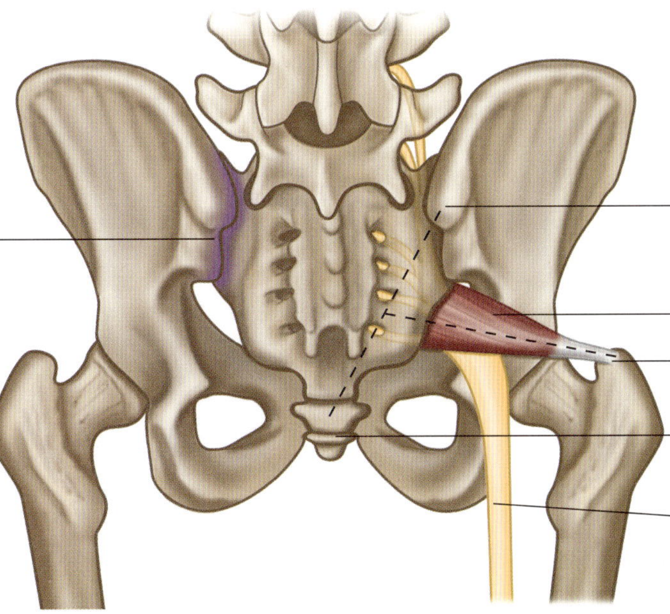

그림 7.7: 엉치엉덩관절(엉치엉덩관절, sacroiliac joint)과 궁둥구멍근(이상근, piriform muscle)의 "이중 분쇄" 통증

촉진 (Palpation)

궁둥구멍근은 큰볼기근(대둔근, gluteus maximus)의 깊은 곳, 대부분의 경우 궁둥신경의 표면에 위치하고 있다.

1. 대상자는 엎드려 눕는다.
2. 꼬리뼈(미골, coccyx), 위뒤엉덩뼈가시(후상장골극, PSIS), 큰돌기(대전자, greater trochanter)를 찾는다.
3. 위뒤엉덩뼈가시(후상장골극, PSIS)에서 꼬리뼈(미골, coccyx)까지 가상의 선을 그리고, 큰돌기(대전자, greater trochanter)로부터 이 선에 수직이 되도록 선을 그린다.
4. 궁둥구멍근(이상근, piriform muscle)은 이 수직선을 따라 놓여있다.
5. 큰볼기근(대둔근, gluteus maximus)을 통해 촉진 (2장 근막에서 논의한 것을 기억한다).
6. 위치를 확인하기 위해, 대상자는 90°로 무릎을 구부리고 촉진자는 엉덩관절(고관절, hip) 외회전에 저항을 주며 대상자는 외회전을 한다.
7. 궁둥구멍근의 수축은 큰볼기근(대둔근, gluteus maximus) 수축의 깊은 곳에서 느낄 수 있다.

검사 (Testing)

종합적인 주관적 평가를 수행하고, 객관적 단계에서, 허리뼈(요추, lumbar vertebra)와 골반 평가, 근육 길이와 근력의 관계, 관절 운동범위, 그리고 근육 발현 순서를 포함할 것이다(5장 엉치엉덩관절 기능장애-평가에서 찾을 수 있음).

당신의 평가와 임상 추론에서 이상근증후군을 확인했을 때, 신경 압박을 줄이거나 완화시키는 도수치료 기술을 시작할 수 있다.

FAIR 검사(이상근증후군 검사)

많은 진단 방법 중 "Flexion Adduction Internal Rotation(FAIR)" 방법은 특히 기능적 근전도 검사와 함께 사용될 때 가장 높은 특이도(specificity)[1](0.881)와 민감도(sensitivity)[2](0.832)를 나타낸다(Fishmen et al., 2002; Filler et al., 2005; Hopayian et al., 2010; Kean Chen and Nizar, 2012). 궁둥구멍근(이상근) 주위 둔부의 압통(라세그 징후)은 이상근증후군에서 가장 일관된 임상 소견으로 나타났다(Durrani and Winnie, 1991).

1. 대상자는 바로 눕는다.
2. 검사자는 대상자의 반대측에 선다.
3. 수동적으로 대상자의 무릎을 90°, 고관절을 60°로 굽힌다.
4. 동측의 고관절을 안정화 시킨다.
5. 대상자의 고관절을 내전(모음), 내회전시키며 무릎에 하방 압력을 가한다.
6. 엉덩이 부위 통증이 재발하면 이상근증후군 검사의 양성을 의미한다.

---

1. 개인이 질병이 없는 것으로 올바르게 분류하는 검사의 능력을 검사의 특이성이라고 한다. 최선의 특이성 점수는 1.0 이며, 증상이 없는 사람들의 100%가 검사에 의해 정확하게 식별된다. 또한 True Negative Rate(TNR)이라고도 불린다.
2. 민감도는 개인을 정확하게 "병에 걸린" 것으로 분류하는 검사의 능력이다. 다시 말해, 질병에 걸린 사람들의 100%가 검사에 의해 정확하게 식별된다. 또한 True Positive Rate(TPR) 이라고도 불린다.

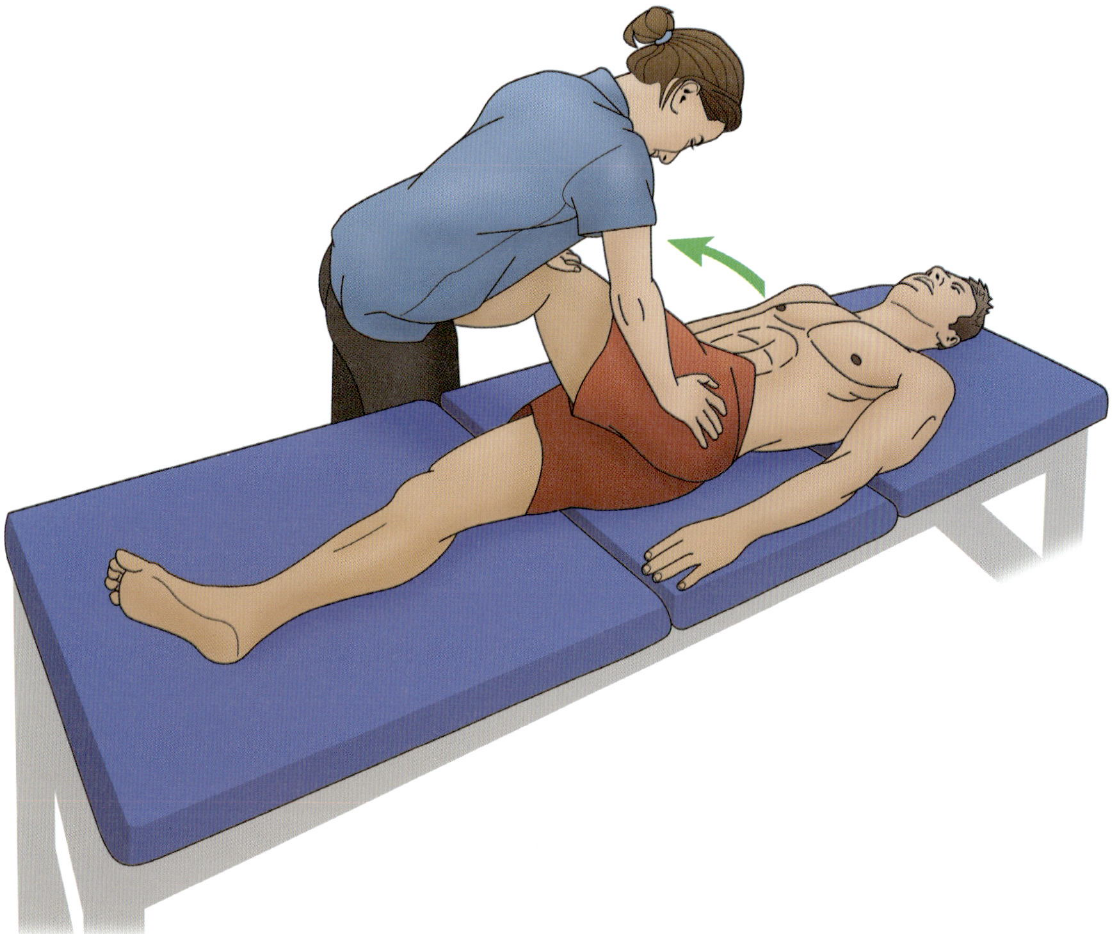

그림 7.8: 이상근증후군을 위한 FAIR 검사

궁둥구멍근(이상근) 길이 검사 1

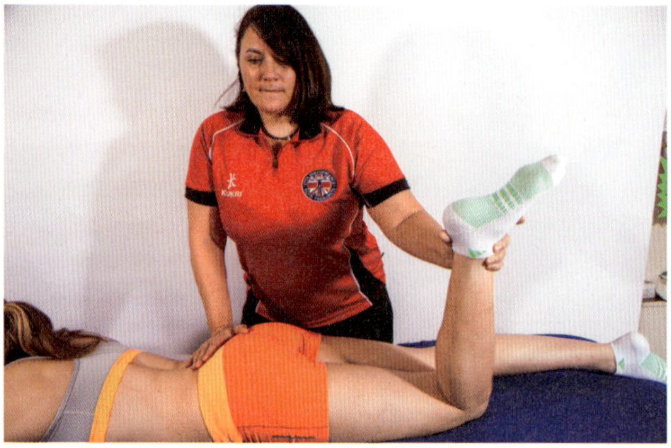

1. 대상자는 이완된 바로 누운 자세를 취한다.
2. 발의 위치를 관찰하라: 건측보다 더 외회전되어 있는가?

궁둥구멍근(이상근) 길이 검사 2

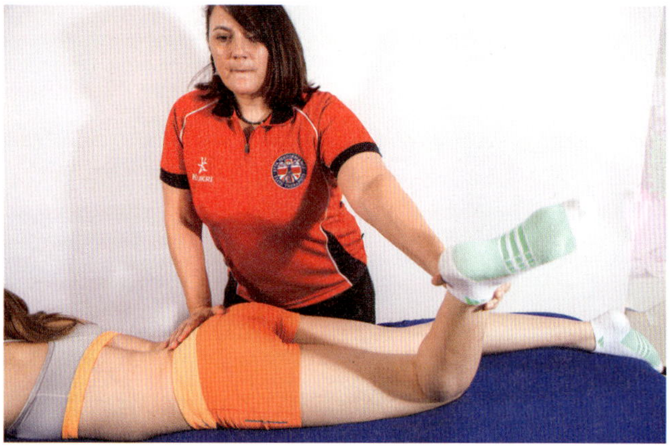

1. 대상자는 엎드려 눕는다.
2. 대상자의 무릎을 90° 굽히고 동측 발을 잡는다.
3. 동측의 골반은 안정화 시킨다.
4. 수동적으로 동측의 고관절을 내회전 시키며 반대쪽과 비교한다.
5. 범위의 감소는 궁둥구멍근(이상근, piriform muscle)의 단축을 나타낸다.

궁둥구멍근(이상근) 길이 검사 3

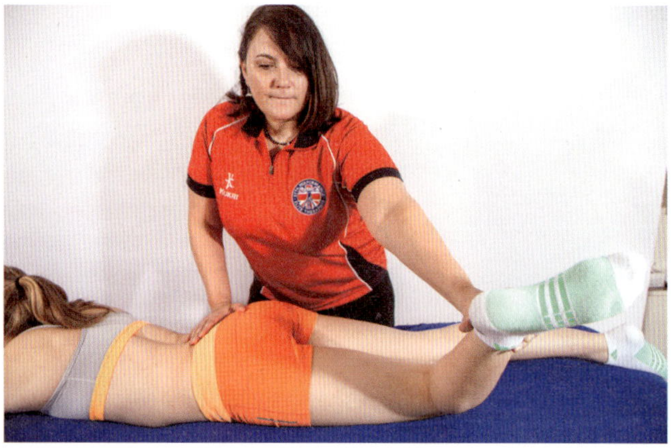

1. 대상자는 엎드려 눕는다.
2. 대상자는 양쪽 무릎을 90°로 굽혀 유지한다.
3. 대상자는 발을 천천히 바깥쪽으로 내림으로써 고관절이 내회전되도록 한다.
4. 왼쪽과 오른쪽의 범위 차이가 있는지 확인한다.
5. 주각에 더 수직인 쪽이 궁둥구멍근(이상근, piriform muscle)의 단축을 나타낸다.

치료 (Treatment)

다시 강조하면, 어떤 치료 적용에 앞서, 증상이 유사한 다른 병리가 있을 수 있기 때문에, 대상자의 증상을 재현하기 위한 시도에서 완전하고 철저한 평가가 수행되어야 하는 것은 필수적이다(그리고 차별적인 진단에 대한 인식이 있어야 함). 2장 근막 장을 읽어보고, 건강과 질병 모두에서 신체에 커다란 영향을 끼치면, 신체의 한 부분이 손상될 때(외과적 수술, 찢겨짐, 골절, 감염, 염증 등) 보상적인 패턴이 발생한다는 것을 알 수 있다.

주의: 격리 상태에서 손상은 발생하지 않는다; 모든 상처에서, 신체는 기능을 계속해서 유지하기 위한 다른 방법들을 적응할 수 있는 방법을 찾는다.

이상근증후군 환자의 보상적 또는 촉진적 메커니즘은 다음과 같이 나타날 수 있다:

- 상부 흉추의 운동 범위 감소
- 네 번째 흉추 주변 조직의 변화
- 요천추 통증
- 반대쪽 두 번째 경추와 동측 후두부—첫 번째 경추의 운동범위 감소
- 위장 장애
- 두통

보존 치료는 다음과 같이 구성될 수 있다:

- 진통제
- NSAIDs[3] (Papadopoulos and Khan, 2004; Shapiro and Preston, 2009)
- 생체역학적인 기형의 교정 (Brukner and Khan, 2014)
- 특별한 스트레칭 (Papadopoulos and Khan, 2004; Shapiro and Preston, 2009)
- 연부조직 치료(Brukner and Khan, 2014)
  - 통증과 경련을 줄이고, 신체의 다른 부위의 관련된 긴장을 줄이는데 도움이 되는 마사지
  - 보조 기구 방법
  - 동적 테이핑
- 관절/근육 자극을 줄이기 위한 생활 습관 개선 (Byrd, 2005)
- 침술; 경련을 줄이고 수동적인 관절 가동 범위 회복에 도움이 되는 건침(Brukner and Khan, 2014)
- 보툴리늄 독소 주사 후 스트레칭 (Fishman et al., 2002)
- 물리치료(Papadopoulos and Khan, 2004; Shapiro and Preston, 2009)
  - 동적 신경 테크닉
  - 골반과 척추 재정렬
  - 수동적 전체 운동범위 회복을 위한 관절가동술
  - 전신을 위한 근력 증가 운동 프로그램(필라테스)
  - 고유감각 운동
  - 생체 역학적 분석
- 민첩성 및 스포츠-특별한 평가와 운동 (달리면서 걷기)
- 코어 안정화 운동 프로그램 (Byrd, 2005; Cramp et al., 2007).
- 신발 평가

그러나, 이 상태의 가장 효과적인 보수적 관리방법과 관련하여 이용할 수 있는 포괄적인 가이드 라인이 없는 것 같다. 보수적 관리방법이 실패하면, 주사 또는 외과적 수술이 더욱 진보된 선택이 되어야 한다는 것도 언급할 필요가 있다(Papadopoulos and Khan, 2004; Shapiro and Preston, 2009).

3. 비 스테로이드성 항염증제

도수 치료 (Manual Therapy)

그럼 어디서부터 시작해야 하는가? 아래의 제안을 진행하기 전에 구조가 너무 기능이상일 때, 신체에서 일어나는 일에 대해 잘 생각해 봐야 한다(이전에 논의한 바와 같이). 통증을 유발하고 관절가동범위 또는 보행을 변경하고, 신체가 어떻게 적응하는지 생각을 해봐야 한다. 부하를 분산시키고 추가 기능이상이나 통증을 유발함으로써 이러한 기능장애를 예방한다.

스스로에게 질문하라: 궁둥구멍근(이상근)은 어떻게 이렇게 되었는가? 궁둥구멍근 자체가 주된 문제인지, 생체역학적 기형인지, 최근 바뀐 보행과 함께한 증가된 훈련, 최근 발목 염좌, 골반 또는 요통, 어깨 또는 흉부 기능이상 등으로 인한 이차적 적응인지?

연부조직 기술은 치료사마다 다양하다. 내가 당신에게 나누려고 하는 것은 내가 찾은 가장 효과적인 방법이다. 나는 다른 기술을 과소평가하거나 제쳐 놓으려고 시도하거나 현재의 관행을 바꾸도록 권유하지 않는다. 나는 당신이 필요로 하는 결과를 얻지 못한다면 당신이 고려하고 싶어할 수 있는 당신의 성장된 툴박스를 위한 추가 도구로서 이 기술들을 소개해주고 싶을 뿐이다.

나는 엉치엉덩관절 또는 엉치뼈(천골, sacrum) 기울기(5장을 참고)를 먼저 언급하고, 궁둥구멍근과 직접 또는 간접적인 관계가 있는 각 근육에 대한 연부조직을 목표로 하는 것을 추천한다.

큰볼기근(대둔근)(Gluteus Maximus)

상세한 해부학은 6장(90쪽 참고)에서 찾을 수 있다.

큰볼기근은 엉덩뼈(장골, ilium)과 엉치뼈(천골, sacrum), 허리근막(요추근막, lumbar fascia), 엉치결절인대(sacrotuberous ligament)의 둔부 표면을 둘러싼 근막에서 기시한다. 이것은 넙다리뼈(대퇴골, femur)의 볼기근거친면(둔근조면, gluteal tuberosity)의 골막 내로 들어가고, 엉덩정강근막띠(장경인대, iliotibial tract)에서 정지하고, 볼기신경(하둔신경, Inferior gluteal nerve)이 신경지배를 한다. (L5,S1,S2 신경뿌리)

근막 부착의 이완을 부추기려면 다음 기술을 사용한다(6장 참고). 환자의 불편함 이상 범위에서는 절대 사용하지 말아야 한다(시각적 분석지표 [VAS][4]를 기억하라)!

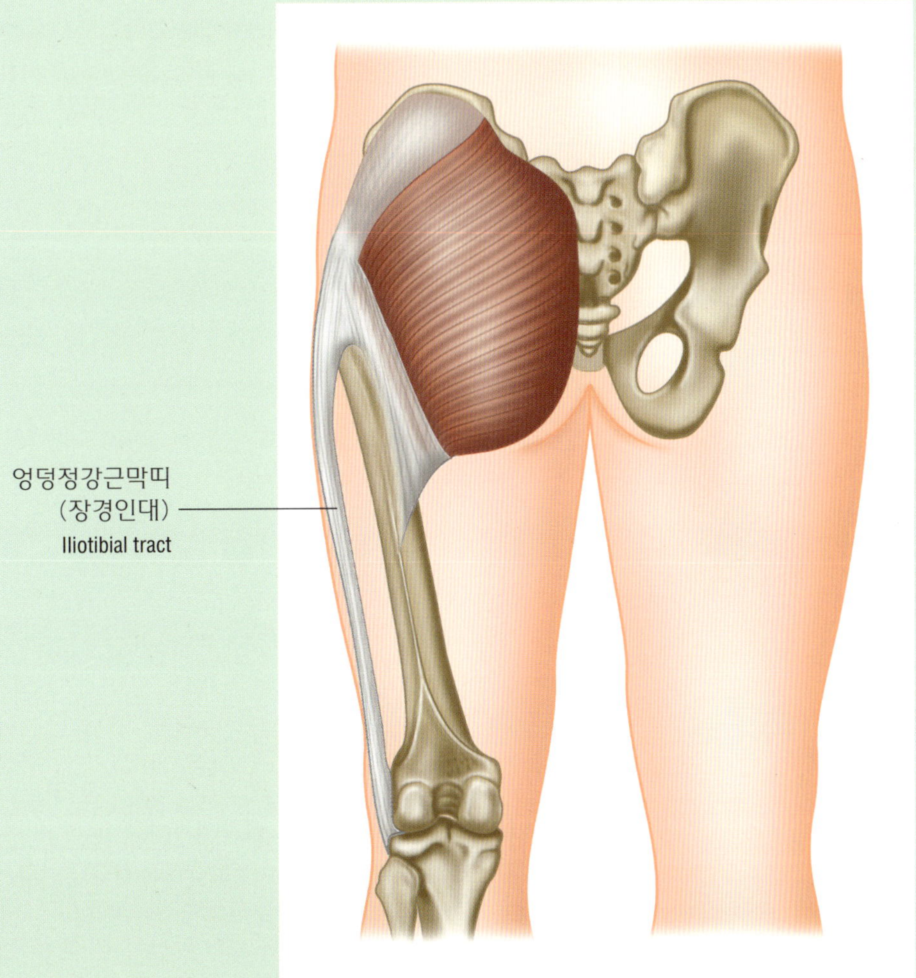

그림 7.9 : 큰볼기근(대둔근, *gluteus maximus*)

4. 시각적 분석지표 (VAS) – Visual Analogue Scale, 시각 분석지표 (1장 용어 참고).

연부조직 치료 : 엎드린 자세

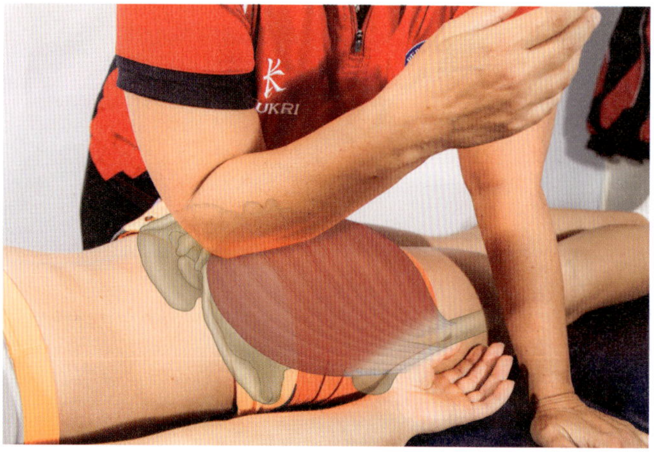

1. 이 방법은 옷 위에도 할 수 있다.
2. 대상자의 발은 가장자리에 놓는다.
3. 주무르기/압박의 기술을 사용하여 근육 부피를 느슨하게 한다.
4. 위뒤엉덩뼈가시(후상장골극, PSIS) 바로 아래와 엉치뼈능선 부분에 팔꿈치를 놓고 시각적 분석지표 (VAS) 6/10 이하까지 그들이 허용하는 속도로 조직을 천천히 누른다.
5. 불편함이 약 2/10 로 떨어질 때까지 압력을 유지한다.
6. 대상자는 동측 골반을 떨어뜨린다.(하방 경사)
7. 팔꿈치를 들어 올리고 시작한 지점에서 약 0.5 인치 떨어진 위치로 이동한 다음 반복한다.
8. S5에 접근할 때까지 계속 반복한다.
9. 이제, 동일한 기술을 사용하여, 엉덩뼈능선 바로 아래에서 실행하고 대략 4인치 정도 측면으로 이동한다.

연부조직 치료 : 옆으로 누운 자세 1

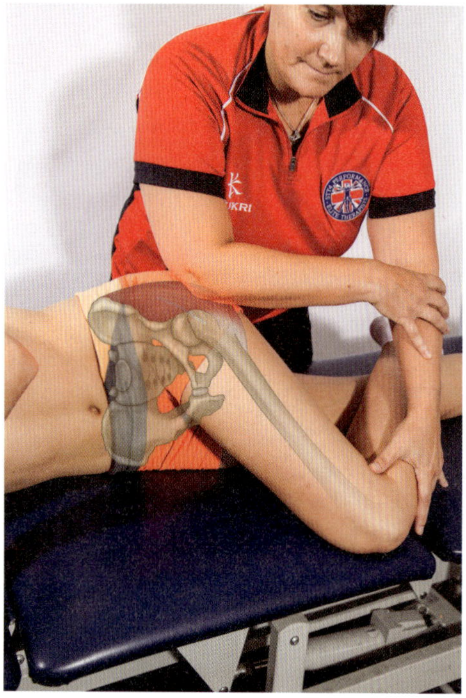

1. 이 방법은 옷 위에도 할 수 있다.
2. 큰돌기(대전자, greater trochanter)를 찾는다.
3. 가장 위쪽 부분에 팔꿈치를 올리고 "근막 싱크" 방법을 쓴다.
4. 대상자는 골반을 부드럽게 전방, 후방 경사하고, 외측 위아래로 움직인다.
5. 큰돌기(대전자, greater trochanter)의 구형 표면을 시계 반대 방향으로 움직여 골반 움직임을 반복한다.

연부조직 치료 : 옆으로 누운 자세 2

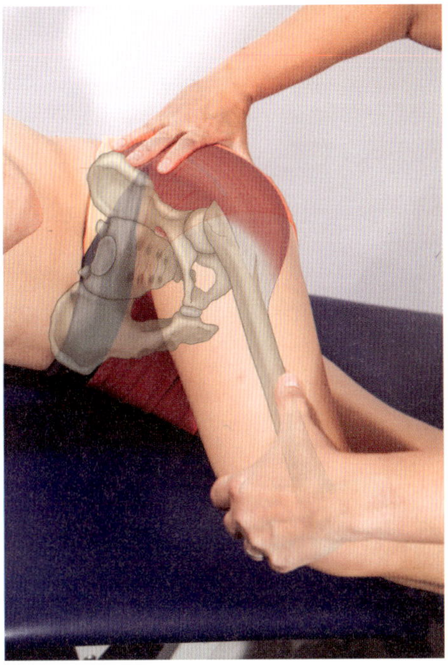

1. 위쪽 다리의 무릎과 엉덩관절(고관절, hip)는 45° 굴곡(굽힘)한다.
2. 당신의 바깥 쪽 허벅지에 대응하는 대상자의 위쪽 다리의 발쪽에서 환자의 머리쪽을 보고 서라.
   - 근육 부피를 시각화하고, 손의 두덩쪽/아래팔 또는 엄지의 과압을 사용하여 조직을 가라앉힌다(잠금).
   - 시각적 분석지표(VAS)가 6/10을 넘지 않도록 한다.
   - 시각적 분석지표(VAS)가 2/10 까지 떨어질 때까지 기다린다.

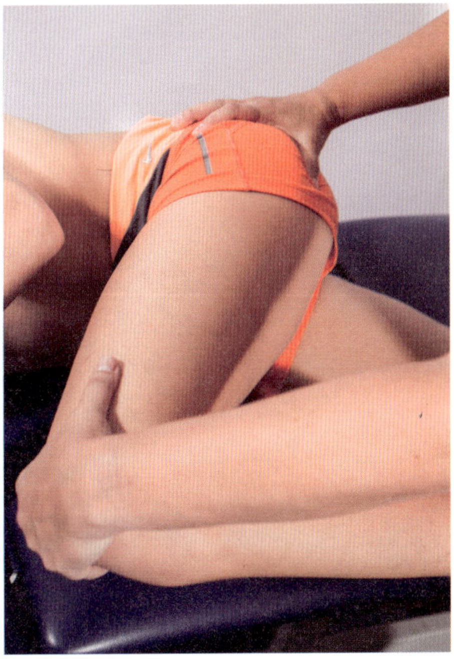

3. 대상자의 엉덩관절(고관절, hip)과 무릎을 앞으로 내밀면서 수동적으로 구부린다.
   - 조직과 함께 이동하여 움직임을 촉진시킨다.
   - 움직임에서 멀리 잠그면서 조직을 스트레칭 시킨다(핀과 스트레칭).
   - 근육 부피가 덮일 때까지 반복한다.

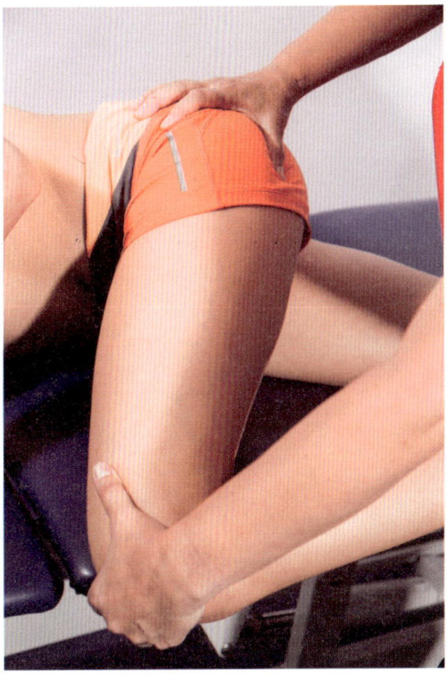

4. 볼기근거친면(둔근조면, gluteal tuberosity)을 찾는다.
   - 볼기근거친면을 둘러싼 조직을 이용한다.
5. 엉덩관절을 깊숙이 굴곡(굽힘)시켜 앞으로 내민다.
   - 천천히, 부드럽게 내전을 추가한다.
6. 이상근증후군 검사를 통해 재평가한다.

넙다리네모근(대퇴방형근)(Quadratus Femoris)

부착점

- 아래쌍둥이근(하쌍자근, gemelus inferior)와 큰모음근(대내전근, adductor magnus muscle)의 위쪽 모서리 위쪽에 위치
- 외폐쇄근(external obturator muscle)에 의해 엉덩관절(고관절, hip)에서 분리된, 편평한 사변형 근육
- 하부 섬유는 절구의 아래쪽 가장자리 바로 아래의 궁둥뼈결절을 둘러싸고 있는 골막 및 근막으로부터 나온다.
- 섬유는 방형근 결절 주변 조직에 들어가기 위해 외측으로 통과하며, 뼈 주위 부분과 전자간능선 중간 아래에 위치한다.

신경지배

- 넙다리네모근 신경(nerve to quadratus femoris), 신경뿌리 L4, L5, S1

작용

- 해부학적 자세에서, 고관절 외회전 역할을 함
- 고관절 굴곡 시, 고관절 모음근 역할을 함

기능적 활동

- 골반을 조절하는 해부학적 자세에서 모든 외회전 근육 기능과 함께 작용하며, 특히 한발이 바닥에서 떨어져 있을 때 더욱 더 작용한다.
- 걷는 경우에도 그렇다.
- 보행의 전방 유각기에서 하지의 외회전을 생성할 때 작은볼기근(소둔근, gluteus minimus muscle) 아래부와 큰볼기근(대둔근)과 함께 외회전 역할을 한다.
- 그러나, 앉아 있을 때, 네발기기 시, 누워 있을 때, 근육들은 완전히 다른 역할을 하여 고관절 외전(벌림)을 일으키고 굴곡(굽힘)된 대퇴에서 골반의 움직임을 억제한다.

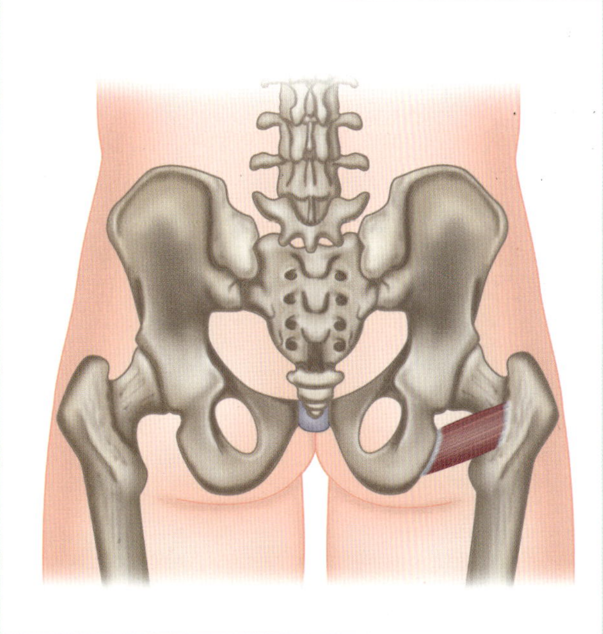

그림 7.10: 넙다리네모근(대퇴방형근, quadratus femoris)

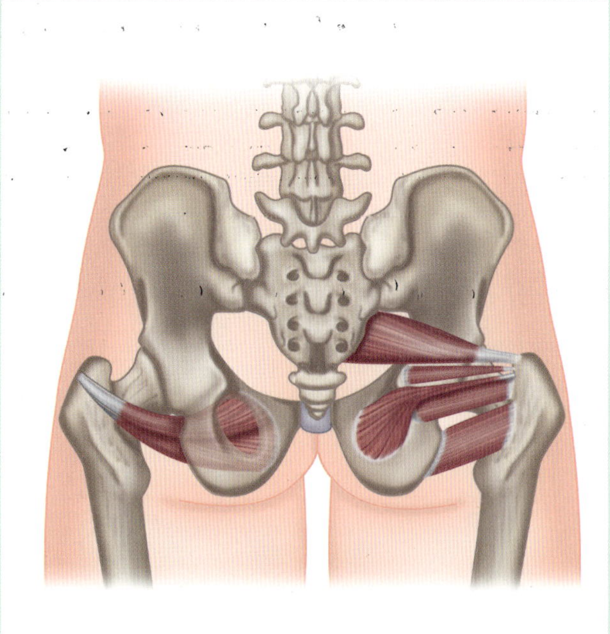

그림 7.11: 외회전 근육들

연부조직 치료 : 엎드린 자세

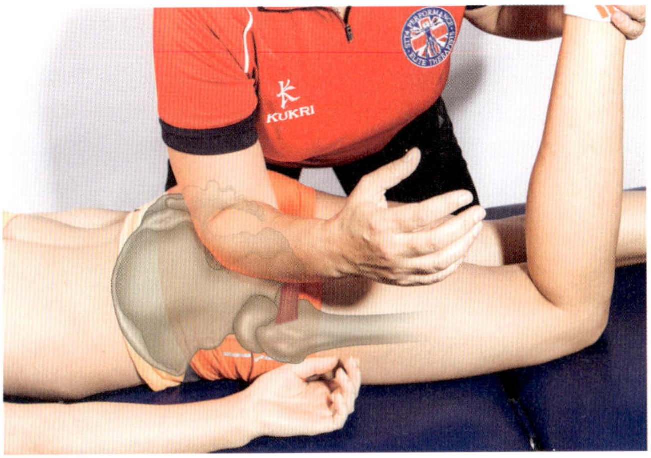

1. 대상자의 동측 무릎을 수동으로 구부리고 발을 잡는다.
2. 궁둥뼈결절(좌골결절, Ischial tuberosities)과 큰돌기(대전자, greater trochanter) 사이의 조직으로 천천히 눌러준다(시각적 분석지표[VAS]는 6/10 이하).
3. 시각적 분석지표 (VAS) 2/10 까지 기다린다.

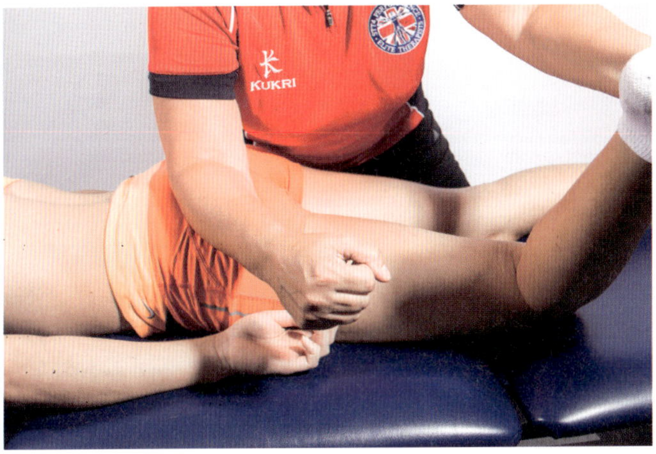

4. 시각적 분석지표 (VAS)가 6/10으로 증가할 때까지 환자의 발을 이용하여 수동적으로 대퇴를 내회전 시킨다.

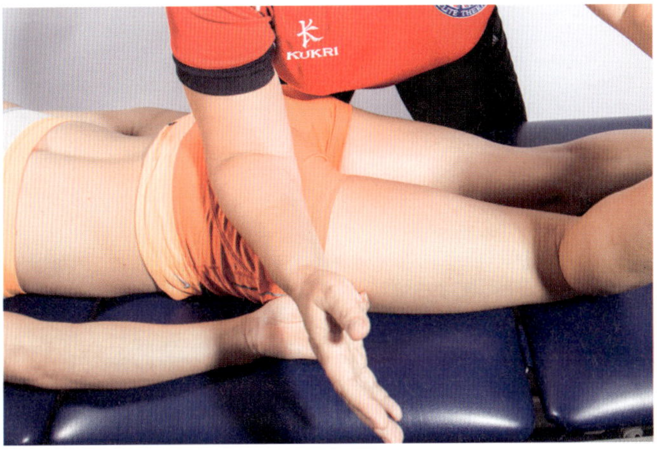

5. 시각적 분석지표 (VAS)가 2/10 으로 떨어질 때까지 이 자세를 유지한다.
6. 더 이상 범위를 확보할 수 없거나 완전 운동 범위 상태가 될 때까지 반복한다.

연부조직 치료 : 서 있는 자세

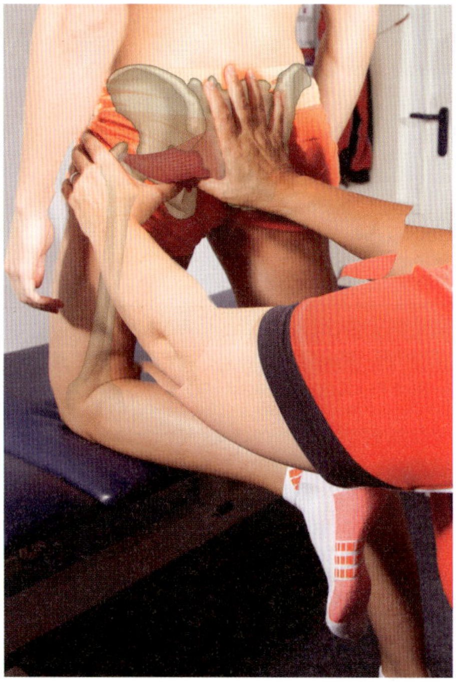

1. 대상자는 의자나 침대 위에 무릎을 올리고 선다.
2. 큰돌기(대전자, greater trochanter)를 찾고 후외측으로 활주한다.
3. 압력을 유지하거나 이동을 촉진시킨다.
4. 대상자는 엉덩관절(고관절, hip)을 신전한다 (무릎을 선택한 표면에 유지).

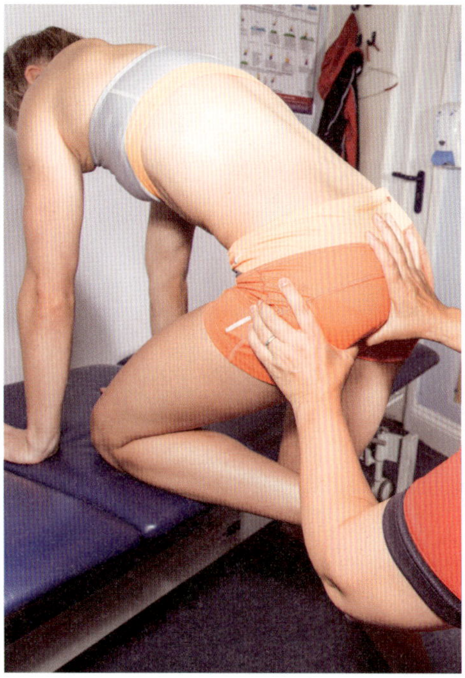

5. 대상자는 전방으로 구부리고, 엉덩관절(고관절, hip) 외회전으로 이끈다(약 60° 굴곡 후에, 궁둥구멍근 [이상근, piriform muscle]은 내회전 근육이 된다).
6. 이상근증후군 검사를 통해 재평가한다.

궁둥구멍근(이상근)을 위한 건침(Dry Needling)

1. 대상자는 엎드리거나 옆으로 눕는다.
2. 신체 기준점을 확인한다(168쪽 촉진 부위 참고).
3. 유발점의 위치를 확인한다.
4. 주위의 근육 조직에 따라 2~3 인치(50~75mm)의 바늘을 사용한다.
5. 대전자에서 근육 표면에 수직 또는 엉치뼈 바로 외측에 수직으로 바늘을 놓는다.
6. 촉진으로 확인된 팽팽한 띠(taut band)에 직접적으로 바늘을 집어 넣는다.
7. 궁둥신경(sciatic nerve)을 피한다.

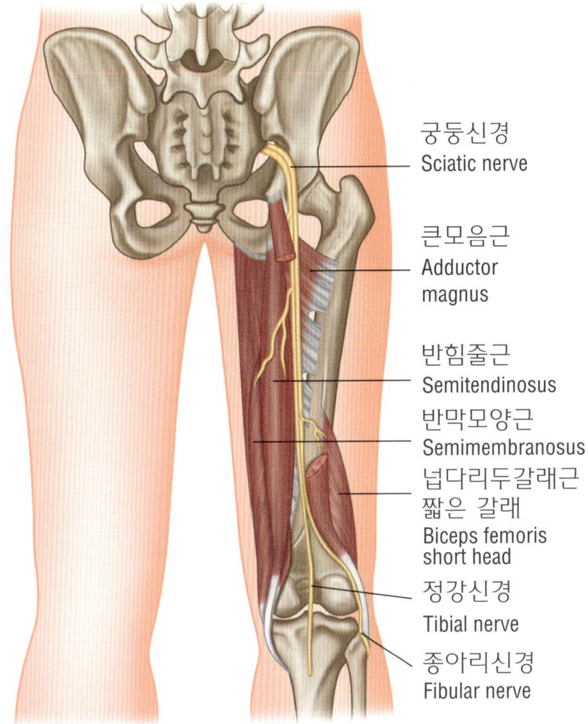

그림 7.12 : 궁둥신경(좌골신경, *sciatic nerve*)

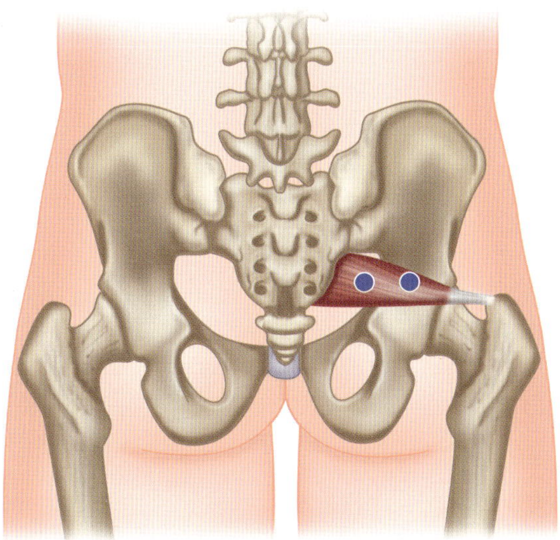

그림 7.13: 궁둥구멍근(이상근, *piriform muscle*) 통증유발점과 전이 패턴

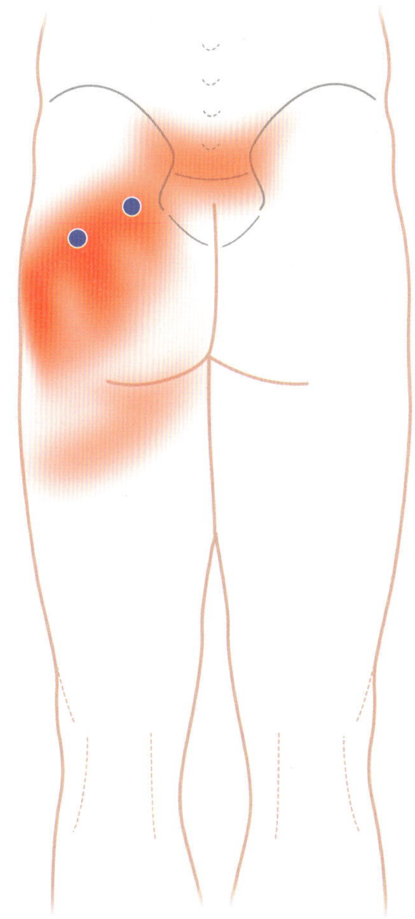

근에너지 기법(MET) : 바로 누운 자세

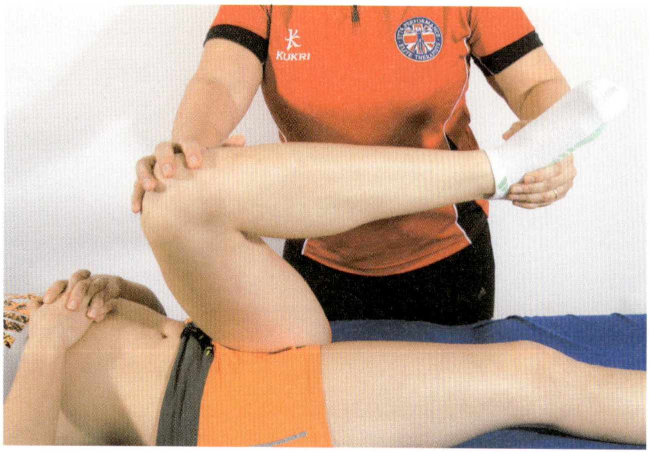

1. 대상자는 짧은 것으로 평가된 쪽의 무릎을 능동적으로 구부린다; 대상자의 발을 잡는다.
2. 다리를 내회전으로 이끈다.
(몸의 다른 부분에서 보상작용은 없어야 함)
3. 이 자세를 유지한다.

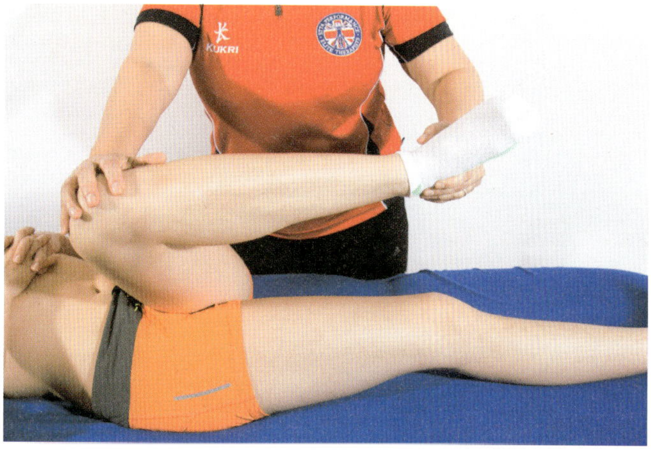

4. 대상자는 10~12초 동안 전체 강도의 약 20~30%를 사용하여 넙다리뼈(대퇴골, femur)를 외회전 시킨다.

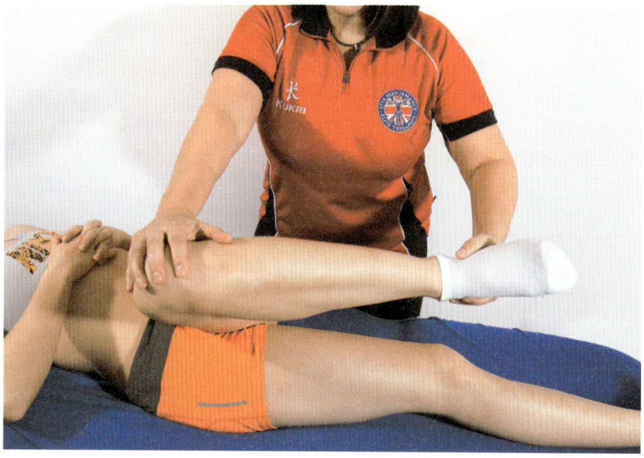

5. 등척성 이완 시간(대략 20초)을 활용하고, 넙다리뼈(대퇴골, femur)를 내회전으로 더욱 가져간다.
6. 다음 절차가 완료될 때까지 이 과정을 반복한다:
   - 더 이상 얻는 것이 없을 때
   - 완전 관절 가동 범위
   - 통증이 나타나면 멈춘다.
   - 전신의 보상작용 "치팅" 이 나타날 때

근에너지 기법(MET): 엎드린 자세

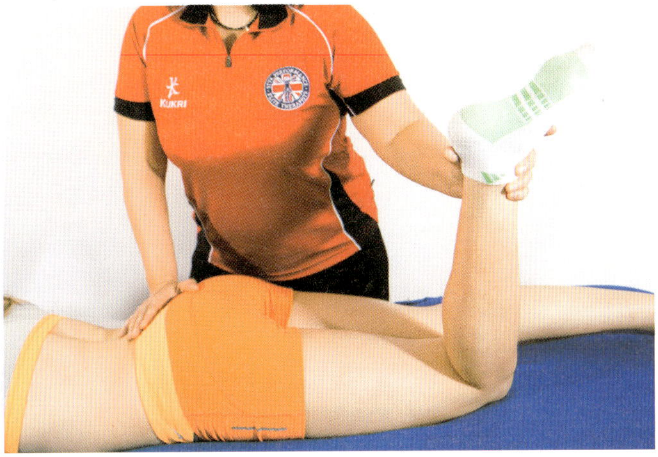

1. 대상자는 엎드린 자세에서 무릎을 90°로 구부린다.

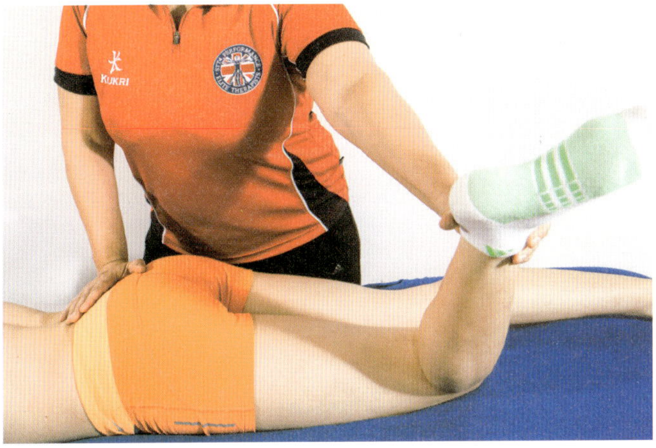

2. 대상자의 다리는 저항이 느껴질 때까지 수동적으로 내회전 한다.
3. 대상자는 10~12초 동안 전체 강도의 약 20~30%를 사용하여 넙다리뼈(대퇴골, femur)를 외회전 시킨다.

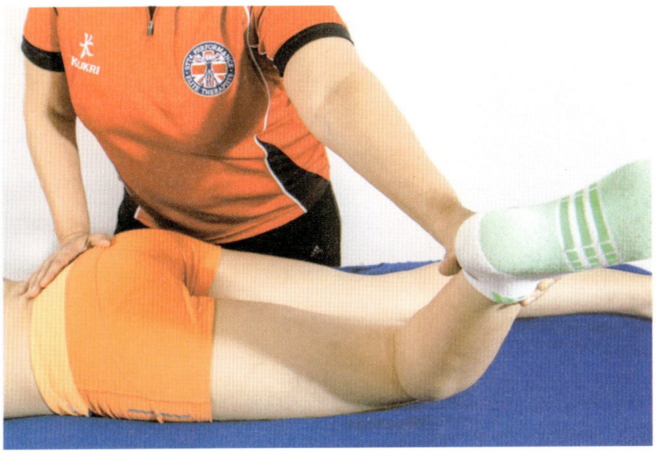

4. 등척성 이완 시간(약 20초)을 활용하고, 넙다리뼈(대퇴골, femur)를 외회전으로 더욱 가져간다.
5. 다음 절차가 완료될 때까지 이 과정을 반복한다:
   - 더 이상 얻는 것이 없을 때
   - 완전 관절가동범위
   - 통증이 나타나면 멈춘다
   - 전신의 보상작용 "치팅" 이 나타날 때

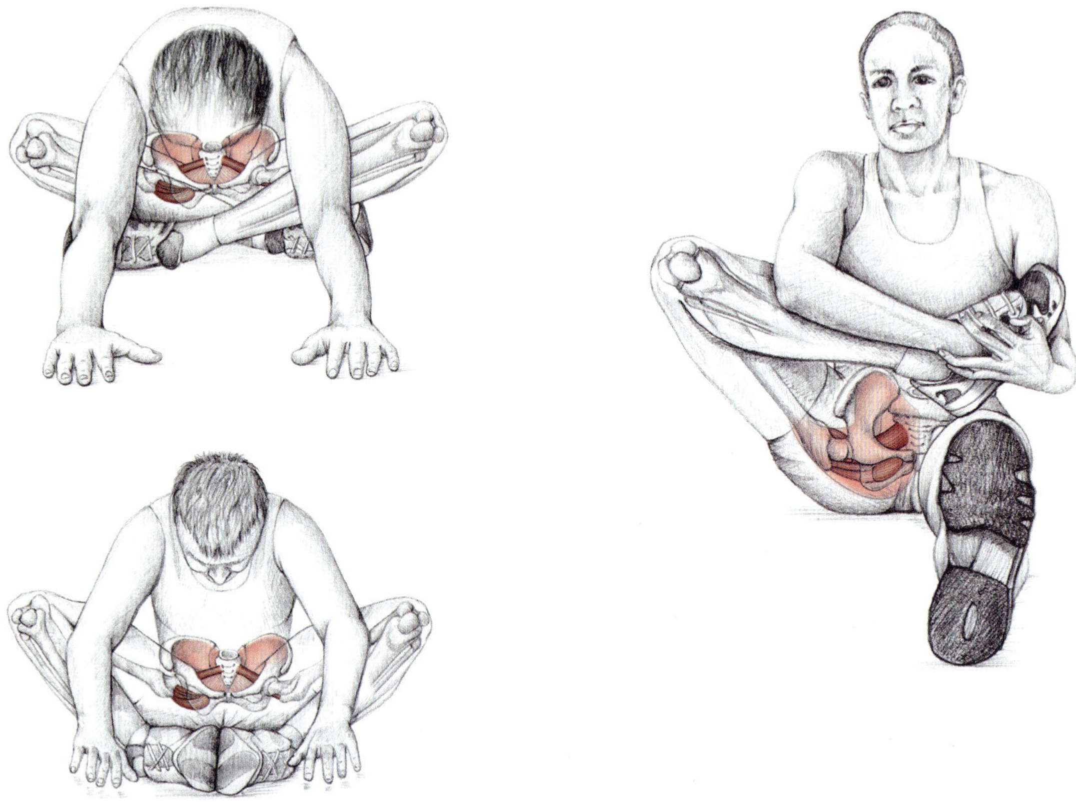

그림 7.14 : 궁둥구멍근(이상근, piriformis muscle) 스트레칭 방법

참고문헌(References)

Boyajian-O'Neill LA, McClain RL, Coleman K, and Thomas PP (2008) Diagnosis and management of piriformis syndrome: an osteopathic approach. *Journal of the American Osteopathic Association* 108(11): 657–664

Brukner P and Khan K (2014) *Clinical Sports Medicine, 4th edition*. London: McGraw-Hill

Byrd JWT (2005) Piriformis syndrome. *Operative Techniques in Sports Medicine* 13: 71–79

Chaitow L (1988) *Soft Tissue Manipulation: A Practitioner's Guide to the Diagnosis and Treatment of Soft-Tissue Dysfunction and Reflex Activity, 3rd edition*. Rochester: Healing Arts Press

Cramp F, Bottrell O, and Campbell H (2007) Non-surgical management of piriformis syndrome: a systematic review. *Physical Therapy Reviews* 12(1): 66–72

DiGiovanna EL, Schiowitz S, and Dowling DJ (2005) *An Osteopathic Approach to Diagnosis and Treatment, 3rd edition*. Philadelphia: Lippincott Williams and Wilkins

Durrani Z and Winnie AP (1991) Piriformis muscle syndrome: an underdiagnosed cause of sciatica. *Journal of Pain and Symptom Management* 6: 374–379

Filler AG, Haynes J, and Jordan SE (2005) Sciatica of non-disc origin and piriformis syndrome: diagnosis by magnetic resonance neurography and interventional magnetic resonance imaging with outcome study of resulting treatment. *Journal of Neurosurgery. Spine* 2: 99–115

Fishman LM, Dombi GW, Michaelsen C, Ringel S, Rozbruch J, and Rosner B (2002) Piriformis syndrome: diagnosis, treatment, and outcome—a 10-year study. *Archives of Physical Medicine and Rehabilitation* 83: 295–301

Foster MR (2002) Piriformis syndrome. *Orthopedics* 25: 821–825

Freiberg AH and Vinke TH (2008) Sciatica and the sacroiliac joint. *Journal of Bone and Joint Surgery.* American Volume 16: 126–136

Hawker GA, Mian S, Kendzerska T, and French M (2011) Measures of pathology and symptoms. *Arthritis Care and Research* 63(11): 240–252

Hopayian K, Song F, Riera R, and Sambandan S (2010) The clinical features of the piriformis syndrome: a systematic review. *European Spine Journal* 19(12): 2095

Kean Chen C and Nizar A (2012) Prevalence of piriformis syndrome in chronic low back pain patients: a clinical diagnosis with modified FAIR test. *Pain Practice* 13(4): 276–281

Palastanga NP and Soames R (2012) *Anatomy and Human Movement: Structure and Function.* Edinburgh: Churchill Livingstone

Papadopoulous EC and Khan SN (2004) Piriformis syndrome and low back pain: a new classification and review of the literature. *Orthopedic Clinics of North America* 35: 65–71

Shapiro BE and Preston DC (2009) Entrapment and compressive neuropathies. *Medical Clinics of North America* 93: 285–315

부록: 도구를 이용한 연부조직 가동술(IASTM)

Appendix: Instument-Assisted Soft Tissue Mobilization

Donna Strachan, Kinnective™의 문헌이 작성되어 제공되었으며 감사를 표한다.

IASTM이란 무엇인가?

IASTM은 도구를 이용한 연부조직의 조정이나 가동의 약어이다. 이 글의 주된 목적은 IASTM이 일반가동술보다 더 성공적인 가동술이라는 결과로 보고 있다. 이것은 추후에 논의될 것이다. IASTM은 Terry Loghmani에 의해 정의되고 만들어 졌다. "단단한 도구를 이용하여 연부조직에 기계적인 힘을 전달하여 조정이 가능하게 만든다"(Loghmani and Warden, 2009).

IASTM의 역사

IASTM은 새로운 개념이 아니다. 실제로, 3000년 전부터 많은 나라에서 사용되었다. 가령 중국 Gua Sha에서는 뼈, 나무, 상아, 옥 등과 같은 다양한 재료로 만든 도구를 활용했다(Nielsen, 1995). Strigli은 기원전 2 세기에 로마와 그리스에서 사용되었고 흑단, 뼈 또는 나무 기구를 사용하였고, Lomi Lomi 는 하와이 섬에서 통나무와 막대기를 사용하였다(Stillerman, 2009).

IASTM은 스테인리스 스틸의 발전으로 최근 수기 치료에서 사용빈도가 증가하였다. 스테인레스 스틸의 사용으로 기술에 대변혁을 일으켰다. 스테인리스 스틸은 다른 도구보다 훨씬 더 많은 피드백을 제공한다. 도구가 잘 만들어지고 적절하게 사용되었을 때, 손만으로는 이룰 수 없는 조직에 대한 느낌과 정보를 전달하고 효과를 만들어낸다. IASTM은 조직에 대해 새로운 이해를 만들어냈다. 이는 다시 임상적 이해를 높이고 궁극적으로는 구체적이고 집중적인 치료로 더 나은 결과를 얻을 수 있게 한다.

Kinnective IASTM

IASTM는 Kinnective에서 개발한 결과를 기반으로한 기술접근 방식이다. 이것의 전제는 좋은 기술과 적절한 임상적 이론적 근거와 함께 즉각적인 결과를 나타낸다. 영국의 럭비, 축구를 포함하여 육상 선수들과 스포츠 연구소에서 영국의 엘리트 스포츠에서 많이 사용되어져 왔다. IASTM는 2012년 런던 올림픽 선수촌에 선택되어 공급되어지기도 했다. 이 분야를 이끄는 전문가 임상의들에 의해 개발되었기 때문에 도구의 성과와 기술에 사용되었다. 모든 치료사는 손을 가지고 있지만 적절한 도수 치료를 하는 것은 다년간의 경험과 연구가 필요하며 섬세함과 정밀함에 몰두해야 한다.

작용을 하는가?

적절하고 좋은 기법으로 사용될 경우 IASTM은 특정 결과를 달성하는 데 매우 효과적이다. 임상적으로 이러한 결과는 근기능의 범위를 늘리고 적절하게 개선되어진다. 잠재적으로 조직의 생존 능력을 향상시키기 위해 세포 기능에 영향을 줄 수 있다고 나타낸다. 결국 임상적 근거는 여러모로 개인이 임상적으로 달성한 결과를 증명하거나 반증하는 문제이다. 자신만의 증거를 만든다. 이렇게 하는데는 여러 가지 방법이 있지만 Kinnective는 "3-rep 규칙"을 지지했다.

"3-Rep 규칙"

처음에는, 조직의 문제가 있는 부분에 방향과 움직임을 확인하여 연관성을 찾는다. 그런 다음 통증에 요구되는 결과 측정 방법을 선택해라.

예: *요추의 관절가동범위(ROM)에서 굴곡 문제를 나타낸다. 검사결과 등허리근막(TLF)의 안쪽에서 바깥쪽으로 제한이 있는 장력 구역이 나타난다. 치료는 IASTM M-L이며, 환자가 요추굴곡을 하고 천천히 조절하며 중립위치로 돌아온다. 조직이 결합하는 동안 굴곡/중립동작을 3회 반복하고 환자에게 이 동작을 "재검사"를 요구한다.*

멍은 적색으로 시작하고 점상 출혈반응이 나타나며 계속해서 진행하면 멍이들 것이다. 멍을 방지하기 위해서는 이러한 변화가 얼마나 빨리 발생하는지 기록하고 불필요한 멍이 생기지 않도록 기법을 개선하고 조정해라.

"Graston"은 종종 IASTM과 동의어로 사용되지만, 당신은 Graston에 맞는 도구로 숙련된 치료사이어야 한다. 그렇지 않은 경우 당신은 IASTM을 사용하고 있다.

3-Rep 규칙을 2번 반복해도 영향이 없다면, 이것은 치료가 잘못된 영역에 있거나 잘못된 근거로 적용되고 있다는 신호다. 정확한 체계를 다루고 적절한 치료법이라면 개선이 있을 것이다. 개선없이 계속해서 치료를 하지 말아라. 이 접근방법은 조직을 혹사시키는 것을 피하는 구체적이고 효과적인 치료를 가능하게 한다.

용어(Terminology)

다음 사항을 고려해 볼 수 있다: "당신이 무엇을 하는지 말하라." 당신이 설명하고 있는 것과 당신의 의도가 무엇인지 생각하라. 피부를 "긁는" 것이 당신이 취할 행동이다. 라고 당신이 말하는 경우 이것이 당신의 의도한 것인가? 멍이 들거나 피부에 자극을 주게 될 것이다. 대신에, 도구의 피드백에 주의를 기울이면서 조직을 검사하고 조직을 건설적인 방식으로 "결합"시킨다. 이러한 방법으로 조직을 고려하는 것은 도구 사용에 영향을 미칠 것이다. 마찬가지로, 많은 사람들이 기구(instrument)를 "도구(tool)"라고 부른다. 도구(tool)는 둔탁한 도구가 둔탁한 영향을 줄 때 사용한다. 기구(instrument)는 세밀하고 정밀하게 사용된다.

타박상은 어떤가?

타박상을 일으키고 싶다면 딱딱한 기계를 사용하면 훨씬 쉽다는 사실에 놀라지 말아라. 그러나 이것은 IASTM과 동의어가 되어서는 안된다. 타박상이 당신의 목표이거나 예상되고 고려된 결과가 아니라면 일어나지 않아야 한다. 광범위한 타박상은 조직에 "들어가는" 기구를 배운 훌륭한 실무자에 의해 야기되었으며 결과적으로 타박상 이 발생했다. 그림 A.1은 피상적 반점 반응으로 발생할 수 있는 밝은 황변이 아니라 심오한 타박상을 보여준다. 이 조직들 매우 많은 노력을 기울였으며, 이 타박상은 관련된 조직에 상당한 양의 신진대사 스트레스를 줄 것이며, 이는 의도된 결과가 될 수 없다. 목표는 이론적 근거로 개인에게 접근하는 동안 조직에 진정으로 관여하기보다는 조직에 "작업"하는 것이 목표일 때 타박상이 발생한다.

궁극적으로 멍은 즉시 또는 경고 없이 발생하지 않는다. 빌드 업이 진행될 것이며, 작업 중인 조직이 어떻게 반응하는지 알고 있어야 한다. 무분별한 기술 또는 IASTM의 목적이 조직에 더 열심히 노력하고 더 깊이 들어가는 것이라는 믿음은 타박상을 초래할 것이다. 그러나 이것은 기술의 결합이 아닌 실무자로서의 결정이다. 당신이 정기적으로 또는 의도하지 않고 사람들이 멍이 든다면, 당신은 이 기술을 잘못 사용하고있으며 이것은 조직을 과잉치료하는 결과를 낳고있다.

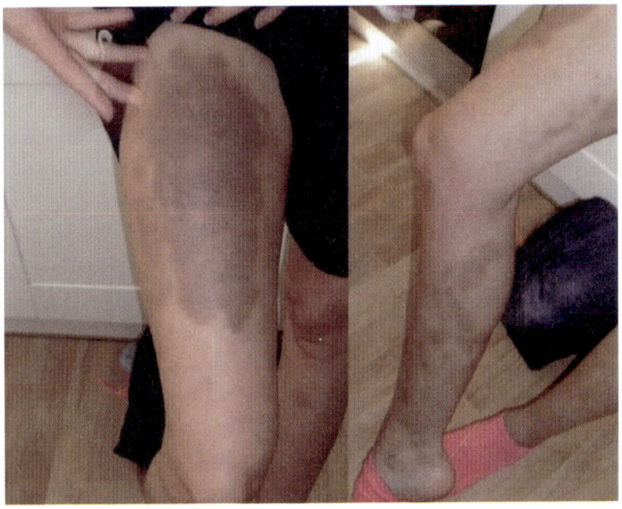

그림 A.1: 조직으로 "파고들도록" 지시 받은 실무자들이 과도한 힘을 사용하여 발생하는 광범위한 타박상

연구(Research)

IASTM에 대해 가장 일반적으로 인용되는 연구는 Terry Loghmani(Loghmani and Warden, 2009)가 수행한 것으로 쥐의 내측 측부인대(MCL)를 절제한 다음 한쪽을 치료하고 한쪽을 치료하지 않고 양측으로 수리한 것이다. 수술 후 7일에, 기기 보조의 교차 마찰 마사지가 1분 동안, 3주 동안 3회 내측 측부인대에서 사용되었다. IASTM으로 치료 된 인대는 치료되지 않은 인대보다 31% 더 강력하고 30% 더 딱딱한 것으로 밝혀졌다. 쥐에서 이러한 결과로부터 인간에게 추정된 의미는 치유의 2~12주 단계에서 조직이 부하를 수용하고 견딜 수 있는 능력이 크게 개선될 수 있다는 것이다(그림 A.2 참고).

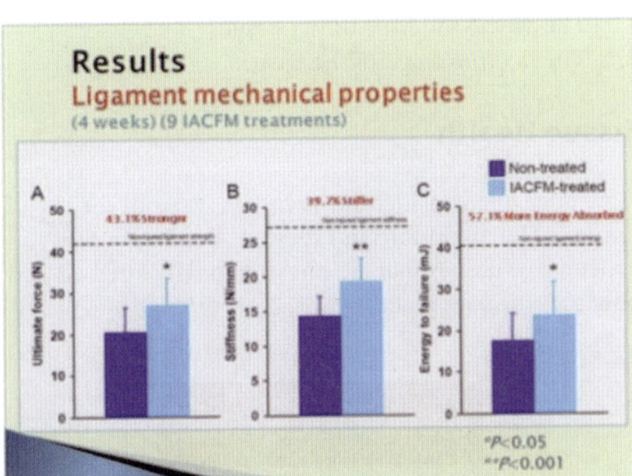

그림 A.2: 인대 기계적 성질(4주, 9개의 IASTM 치료)

이것은 인대에도 언급된 세포 및 전체 구조적 변화에 의해 설명될 수 있다. 연구 결과에 따르면, "상처 4주 후 IASTM으로 치료된 인대의 흉터 부위는 세포성이 더 큰 것으로 보이며, 콜라겐 섬유 다발은 반대쪽의 비처리인대에서 관찰되는 것보다 인대의 종축을 따라 더 배양되어 있는 것으로 보인다." (그림 A.3 참고)

처리된 조직의 세포 활성 변화의 이미지는 상당히 현저하며, 인간 치유의 맥락에서 직접 취한다면 달성될 수 있는 잠재적인 이득은 확실히 중요하다. 또한, 피험자(쥐)는 치료 중인 인간 피험자처럼 어떠한 물리적 재활도 수행하지 않았다. 쥐가 적절한 부하 운동을 겪었다고 추측할 수 있다.

추가 작업은 Gehlsen 등(1999)에 의해 수행되었다. 다른 압력에서 IASTM을 사용하는 다른 효과를 조사한 결과 압력이 증가하면 섬유아세포 활성이 증가하는 것으로 나타난다.

임상 상황으로 전환되면, 이것은 사용된 압력의 양에 영향을 줄 수 있다. 임상의는 치료 시점에 세포 수준에서 얼마나 많은 활성이 존재할지, 그리고 어떤 반응을 유도하는 것이 적절한지를 고려할 수 있다. 더 깊은 조직 작업은 잠재적으로 이미 염증성인 경우 조직을 악화시킬 수 있는 세포 활성의 증가를 초래할 수 있거나, 만성적으로 상처를 입은 조직에서 치유를 재개할 수 있다.

Davidson 등(1997)은 연구의 IASTM 그룹에서 증가된 섬유아세포 증식을 발견했다. "이 연구는 IASTM이 증가된 섬유아세포 모집을 통해 치유를 촉진할 수 있음을 시사한다."

IASTM에 대한 대부분의 출판된 연구는 쥐 대상의 세포 수준 연구에 관한 것이다. 나머지는 주로 사례 연구이다. Kinnective는 IASTM이 달성할 수 있는 임상적 효과를 검토하고 싶기 때문에 아직 발표되지 않았지만 흥미로운 결과를 보여주는 일부 시험 연구를 수행했다. 연구 설계는 실제로 보여지는 임상 효과에 기초하였다. 첫 번째는 Kinnective 기술의 영향에 대한 조사이다: 뒤넙다리근 길이에 대한 IASTM. 결과는 시험군에서 평균 길이 증가율이 대조군의

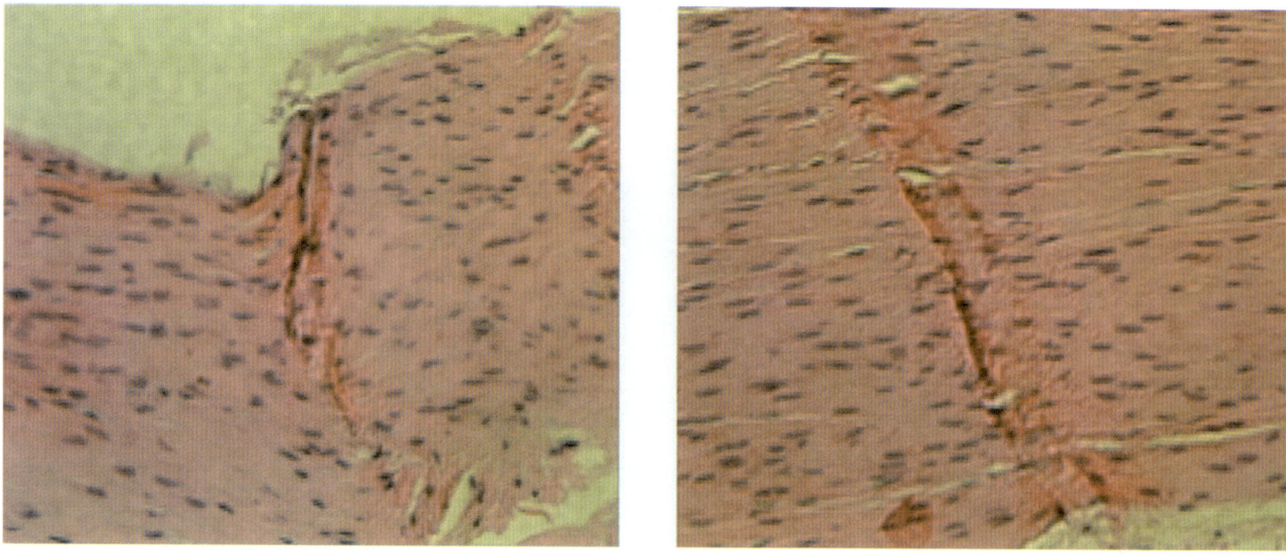

그림 A.3: *세포 활동의 변화에 대한 이미지: (a) IASTM으로 치료하기 전, (b) IASTM으로 치료한 후*

11.44%와 비교하여 49.66% 였다. 두 번째 시험 연구는 뒤넙다리근(슬괵근)의 근전도 활동에 대한 IASTM의 영향을 조사했다. 흥미롭게도, 대조군과의 비교는 IASTM이 뒤넙다리근(슬괵근)에서 근전도 활동을 증가시켰음을 시사했다.

IASTM은 어떻게 작동하는가?

이론적으로, IASTM 사용에 대한 이론적 근거, 적응증 및 금기사항은 수동 연부조직 치료와 동일하다. 그러나 잘 설계된 스테인리스 스틸기구는 감각을 높여서 손으로 느끼는 것보다 조직에서 더 많은 정보를 전달한다. 또한 깊이와 특이도를 높이고 움직임을 사용하여 더 빠르고 효과적인 이완을 제공한다. 기능적 움직임 패턴으로 작업하거나 움직임으로 치료하고 싶다면, 이것은 완벽한 기술이다.

IASTM 사용 시 고려사항

무엇을 달성하려고 노력하고 있는가?

치료의 목표는 무엇입니까, 즉 조직이 어떻게 잠재적으로 영향을 받는가? 연부조직으로 달성할 수 있는 것을 전 세계적으로 고려하면 5가지 범주의 유익한 효과가 있을 수 있다.

1. 슬라이딩 및 글라이딩 개선
2. 유착 및 제한의 고장
3. 세포 활동의 증가
4. 근육의 활성화/촉진
5. 근육의 비활성화/억제

이것들은 임상 목표로 간주된다. 그들은 수행되는 뇌졸중의 유형과 사용된 기구의 가장자리, 그리고 앞에서 논의된 바와 같이 조직에 유도된 압력을 결정할 것이다.

이 5가지 옵션 중 하나를 선택한 후 임상 목표와 관련하여 고려한다.

1. 통증 감소
2. ROM 증가
3. 민감도 감소
4. 근육 경련의 감소
5. 근육 활동 촉진

이는 또한 스트로크, 속도, 압력 깊이 및 사용된 접촉 표면에 관한 임상 결정 사항에 영향을 미친다. 이외에도 결정된 기술의 적용을 결정하는 임상 고려사항을 알고 있어야 한다. 가장 중요한 임상 고려사항 중 하나는 조직 건강이며, IASTM 사용 시 고려해야 할 두 가지 주요 결정 요인이 있다.

1. 조직의 **대사 상태**
2. 조직의 **치유 단계**

조직 건강

그림 A.4의 알고리즘은 생리적으로 스트레스를 받는 조직의 개념과 이러한 조직이 어떻게 반응하는지를 뒷받침한다.

이러한 조직들은 특히 IASTM에 대한 변경된 접근법을 필요로 하는데, 이는 주관적인 증상 방식, 즉 통증 및 민감도, 그리고 객관적으로, 즉 타박상이나 붉은색을 띄는 방식으로 반응하기 쉽기 때문이다.

관절 가동 범위를 늘리는 임상 목표를 통해 슬라이딩 및 글라이딩을 개선하는 임상 목표를 고려한다. 이 작업은 보통 더 큰 접촉 표면에서 더 높은 깊이의 빠르고 긴 스트로크를 사용하여 수행된다. 이 기술을 적용하는 동안 조직에 움직임을 추가하는 것은 조직의 글라이딩(gliding)과 슬라이딩(sliding)을 도울 수 있다. 예를 들어, 급성 단계에서 조직이 신진대사 스트레스를 받는 것에 대해 우려했다면, 조직 과압을 피하기 위해 관련 부위에서 원위부와 근위부에서 일하게 된다. 반면에, 여러분이 최적화를 진행하는 좋은 신진대사 조직 건강을 가진 사람에게 이 작업을 수행한다면, 여러분은 기능적 부하 패턴 하에서 관련된 영역을 직접 넘나들게 될 것이다.

따라서 수행된 치료는 특히 조직 건강을 고려하여 임상적 고려사항 내에서 임상 목표를 달성하기 위해 선택된 임상 목표의 조합이다. 다른 효과를 얻기 위해 다른 기술을 사용할 수 있으며, 그 중 일부는 이 부록의 뒷부분에서 논의될 예정이다.

어떤 수동기법을 사용하든지 간에, 그것을 개인에게 고소하는 것은 실무의 "예술"의 본질적인 일부이며, 이러한 점에서 IASTM도 다르지 않다. 이것은 경험과 결합된 우수한 초기 기술로 재배된다.

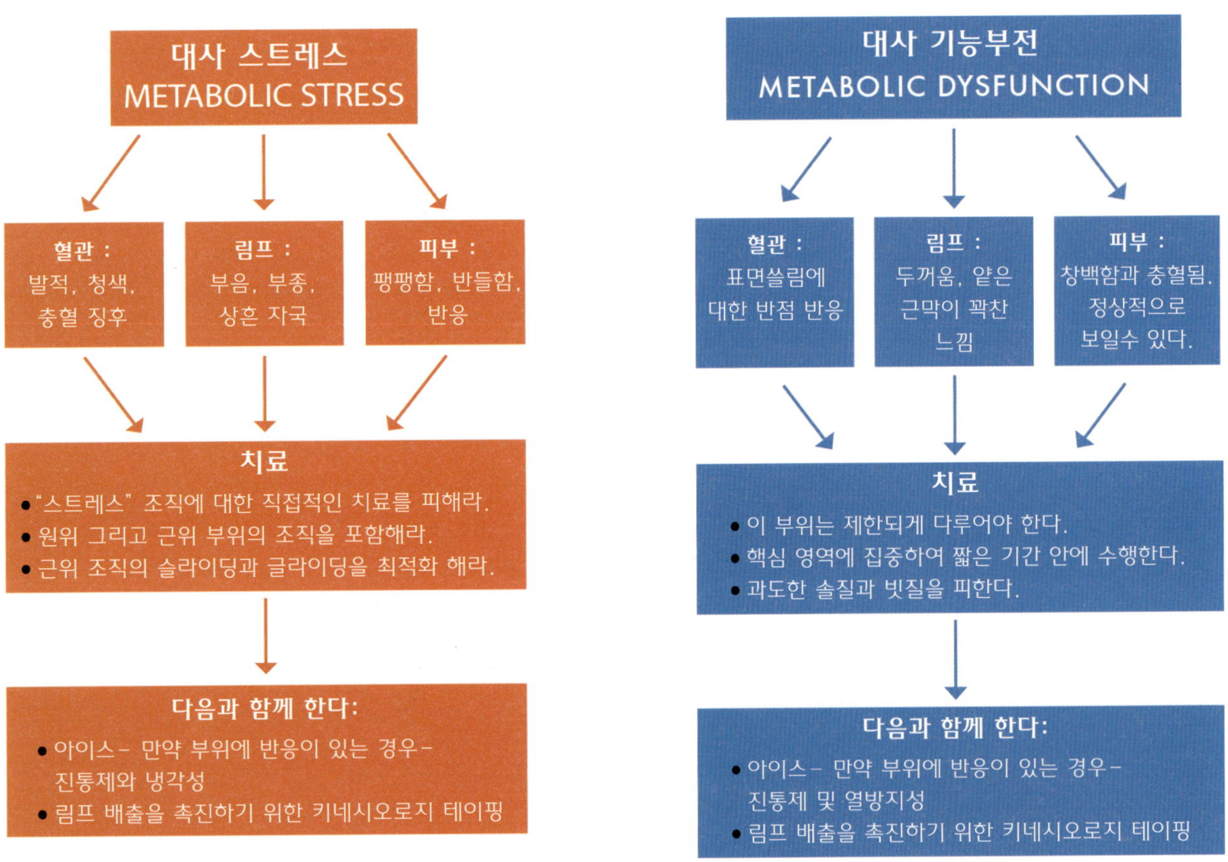

그림 A.4: *생리적으로 스트레스를 받는 조직의 개념을 뒷받침하는 알고리즘과 이러한 조직의 반응 방식*

이 책에 수록된 기법에 대한 설명에서는 그림 A.5의 이미지를 참고하여 Kinnective 도구의 임상 가장자리로 방향을 잡아 주어라. 피부에 계측기의 "올바른" 방향이 있어 최상의 느낌과 피드백을 제공한다. 계측기의 다양한 스트로크 및 홀드 및 올바른 방향으로 사용하는 방법은 쓰기가 혼란스럽다. 이에 대한 자세한 내용은 기본 도구 사용이라고 하는 Kinnective 웹 사이트의 비디오를 참고하기 바란다.

개인 메모: 나는 많은 치료사들이 거의 모든 것에 IASTM를 사용한다는 것에 감사하지만, 나는 이것이 필요하다고 느낄 때에만 IASTM을 연부조직 기법의 보조물로 사용한다. 나의 치료 경험에 따르면, 전신 치료에 앞서 사전-과정으로 감각을 깨우고 관절 주변의 닿기 어려운 부위에 IASTM을 효과적으로 사용해왔다.

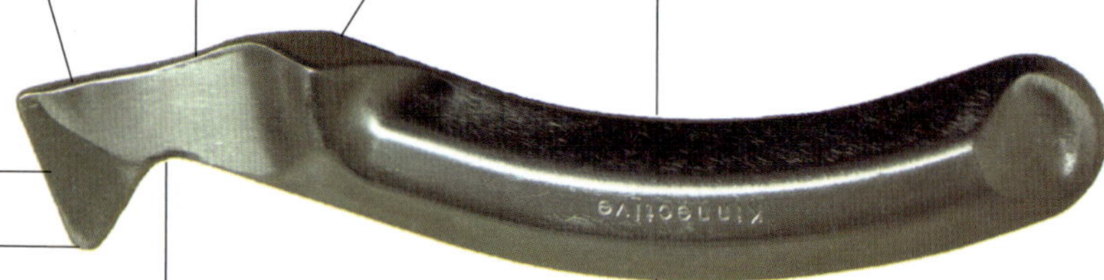

그림 A.5: *Kinnective 도구*

참고문헌(References)

Davidson CJ, Ganion LR, Gehlsen GM, Verhoestra B, Roepke JE, and Sevier TL (1997) Rat tendon morphologic and functional changes resulting from soft tissue mobilization. *Medicine and Science in Sports and Exercise* 29(3): 313–319

Gehlsen GM, Ganion LR, and Helfst R (1999) Fibroblast responses to variation in soft tissue mobilization pressure. *Medicine and Science in Sports and Exercise* 31(4): 531–535

Loghmani MT and Warden SJ (2009) Instrument-assisted cross-fiber massage accelerates knee ligament healing. *Journal of Orthopaedic and Sports Physical Therapy* 39(7): 506–514; doi: 10.2519/jospt.2009.2997

Nielsen A (1995) Gua Sha: *Traditional Technique for Modern Practice*. Edinburgh: Churchill Livingstone

Stillerman E (2009) *Modalities for Massage and Bodywork*. Edinburgh: Mosby Elsevier. pp. 115–126

찾아보기(Index)

로마자

I

Q

한국어

ㄱ

ㄴ

ㄷ